Parto Natural

Parto Natural

Mesmo após uma CESÁREA

Hélène Vadeboncoeur

*m.*Books
M.Books do Brasil Editora Ltda.

Rua Jorge Americano, 61 - Alto da Lapa
05083-130 - São Paulo - SP - Telefones: (11) 3645-0409/(11) 3645-0410
Fax: (11) 3832-0335 - e-mail: vendas@mbooks.com.br
www.mbooks.com.br

Dados de Catalogação na Publicação

Vadeboncoeur, Hélène
Parto natural: mesmo após uma cesárea / Hélène Vadeboncoeur.
São Paulo – 2015 – M.Books do Brasil Editora Ltda.

1. Saúde   2. Medicina   3. Pais e Filhos

ISBN: 978-85-7680-250-1

Editor: Milton Mira de Assumpção Filho
Tradução: Sonia Augusto
Produção Editorial: Carolina Evangelista
Coordenação Gráfica: Silas Camargo
Editoração: Crontec

2015
M.Books do Brasil Editora Ltda.
Proibida a reprodução total ou parcial.
Os infratores serão punidos na forma da lei.
Direitos exclusivos cedidos à M.Books do Brasil Editora Ltda.

Aviso

Este livro, escrito por uma pesquisadora em perinatalidade, propõe um balanço dos conhecimentos científicos disponíveis em relação ao PNAC (Parto Natural Após Cesárea) e à cesárea repetida, a fim de que as grávidas e os casais que esperam um filho possam ser mais bem informados e consigam fazer escolhas esclarecidas. As informações contidas nesta obra não constituem um conselho médico.

Uma versão anterior também foi publicada em 2011, em tradução para o inglês, pela editora Fresh Heart, sob o título *Birthing normally after a cesarean or two – A guide for pregnant women*. Também foi lançado em 2012, em francês, pela editora Fides, sob o título *Une autre césarienne ou un AVAC? S'informer pour mieux décider*.

Para minha mãe, Marie Gaboury, que foi uma das primeiras mulheres em Québec a insistir para dar à luz sem ser anestesiada.

Ao meu saudoso pai, Pierre Vadeboncoeur, de quem herdei o prazer de escrever.

A meus filhos, Nicholas e Isabelle, sem os quais este livro sobre parto não teria sido escrito e eu não teria me tornado pesquisadora em perinatalidade.

Seja qual for seu sonho, comece.
Ousadia tem genialidade, poder e magia.
GOETHE

AGRADECIMENTOS

Maio de 2014

Agradeço, primeiramente, a meu marido, Steve, que me apoiou durante a revisão deste livro e suportou, pacientemente, que a mesa da cozinha e a da sala de jantar fossem invadidas por documentos, mais uma vez! E, em especial, agradeço por ele ter preparado regularmente o jantar, com amor, a fim de que eu pudesse trabalhar até o início da noite. Esse apoio fica especialmente admirável quando se sabe que, há alguns anos, me foram necessários cinco anos para concluir minha tese de doutorado. Felizmente, a revisão deste livro não demandou tanto tempo!

Agradeço a todas as mulheres que me escreveram ou telefonaram depois do lançamento da primeira edição deste livro. Senti-me honrada com a confiança que elas demonstraram, e seus relatos sobre um PNAC (Parto Natural Após Cesárea) — que, muitas vezes, só conseguiram com dificuldade — me incentivaram muito a reeditar esta obra. Alguns dos relatos escritos por mulheres brasileiras encontram-se (com a permissão delas) nestas páginas, e esses partos ocorreram, de modo geral, depois do ano 2000. Obrigada a todas.

Agradeço à editora Fides (do Canadá), que me permitiu usar o *script* da edição de 2012 para a publicação da edição brasileira.

Agradeço aos queridos brasileiros e brasileiras que me incentivaram a publicar esta edição do meu livro no Brasil, especialmente à Daphne e à Kleyde, minhas "doulas" por terem passado muitas horas revendo a versão brasileira:

- **Kleyde Ventura de Souza**, minha primeira grande amiga brasileira, professora da Escola de Enfermagem, da Universidade Federal de Minas Gerais e vice-presidente da Abenfo (Associação Brasileira de Obstetrizes e Enfermeiros Obstetras).
- **Daphne Rattner**, professora na Faculdade de Ciências da Saúde, da Universidade de Brasília; presidente da Rehuna (Rede pela Humanização do Parto e do Nascimento), amiga e colega no Conselho da Iniciativa Internacional para o Nascimento Mãe-Bebê.

- **Ana Cris Duarte**, obstetriz formada pela Escola de Artes, Ciências e Humanidades da Universidade de São Paulo, educadora perinatal, que me ajudou a encontrar a editora M.Books e auxiliou com as várias histórias do PNAC no Brasil.
- **Heloisa de Oliveira Salgado**, psicóloga e doula, mestre e doutoranda pela Faculdade de Saúde Pública da Universidade de São Paulo, que revisou o Capítulo 4.
- **Simone Grilo Diniz**, professora da Faculdade de Saúde Pública e da Universidade de São Paulo, que respondeu ao meu chamado das histórias de pesquisa brasileiras.
- **Milton Assumpção**, editor-chefe da M.Books, por concordar em publicar o meu livro em seu País, e sua equipe: um agradecimento especial a Carolina Evangelista, responsável pela produção do meu livro, por suas habilidades e paciência durante as revisões das provas e para Sonia Augusto, que fez a tradução brasileira que gostei muito de ler!

Agradeço também ao meu comitê de leitura (médicos, parteiras, enfermeiras, doulas e mulheres grávidas), que, depois de sucessivas edições, aceitaram de bom grado ler capítulos ou toda esta obra: **Dr. Guy Paul Gagné**, ginecologista e obstetra; **France Lebrun**, enfermeira; **Lise Gosselin**, enfermeira; **Catherine Chouinard**, coordenadora de projetos em perinatalidade; **Sylvie Thibault**, doula; **Josette Charpentier**, doula; **Audrey Gendron**, mãe de cinco crianças (uma cesárea, dois PNAC, uma cesárea e outro PNAC); **Célyne Purcell**, grávida.

Também sou grata aos seguintes órgãos, do Canadá e do exterior, que me autorizaram a reproduzir, nos anexos, documentos importantes e que farão avançar a reflexão sobre o PNAC:

- **The Best Birth Clinic**, BC Women's Hospital & Health Center, Vancouver (permissão para incluir páginas de seu site — um instrumento de ajuda à tomada de decisão em relação ao PNAC).
- **White Ribbon Alliance for Safe Motherhood**, Washington (permissão para incluir a carta *Cuidados maternos respeitosos: os direitos universais das mulheres grávidas*, em inglês *Respectful maternity care: The universal rights childbearing women*).
- **International Mother-Baby Childbirth Organization** (IMBCO), permissão para incluir a lista das dez condições da Iniciativa Internacional para o Nascimento Mãe-Bebê (IMBCI, 2008).

PREFÁCIO

No Brasil, em 2013, 54% dos partos aconteceram por cesárea, e entre as mais ricas e escolarizadas – supostamente com mais direito à escolha – essa porcentagem vai bem acima dos 80%, chegando perto dos 90%. A cesárea é um recurso médico essencial no caso de algumas complicações, e ainda uma escolha válida quando devidamente informada – o que é raro. As mulheres, em geral, "escolhem" a cesárea em alternativa a um parto agressivo e doloroso. Ou pior, diante da superestimação irracional de riscos do parto normal, não raro sob a ameaça de que seu filho morrerá se ela insistir no seu "capricho". Diante deste modelo de "cesárea obrigatória", muitas mulheres e famílias se deram conta de que existe um "curral" que empurra todas à uma cesárea (as que querem, e as que não querem), e se organizam para desenvolver alternativas inovadoras, incluindo a criação de redes, presenciais e virtuais, que apoiem sua busca.

Nesse sentido, a tradução e adaptação para o português do livro de Hélène Vadeboncoeur *Parto natural – mesmo após uma cesárea* chega em uma hora mais do que bem-vinda. O livro é um recurso precioso, enormemente inspirador para mulheres que ficaram insatisfeitas com uma primeira cesárea, ou mesmo que terão o primeiro parto natural, e querem uma experiência de parto na qual se sintam respeitadas, tratadas como adultas, pensantes, mulheres com necessidades e valores. É o que mostra este livro, a partir da experiência de Hélène (e de seu marido), e de outras mulheres, que contam seu percurso em busca do seu PNAC. Muitos recursos, livros, vídeos e websites nacionais e internacionais farão a leitora que deseja um parto natural se sentir em ótima companhia.

Hoje compreendemos que tanto o trabalho de parto quanto o parto, não são fenômenos meramente mecânicos como pensávamos até recentemente, mas sim, potentes processos neuroendócrinos, que ativam ou desativam a expressão do genoma humano, ou seja, nossa epigenética, no que diz respeito à respiração, à regulação do stress, à imunidade e ao metabolismo, entre outros aspectos da saúde. Nos últimos anos, estudos epidemiológicos deixam claro que os nascidos de cesárea têm um risco maior de desenvolver doenças crônicas, como obesidade, asma, diabetes tipo 1, alergias alimentares ou cutâneas, e alterações inflamatórias em geral. Estudos da microbiologia mostram que os nascidos de parto vaginal desenvolvem seu microbioma a partir do contato com as bactérias vaginais, enquanto os nascidos de cesárea recebem este inóculo primordial de bactérias hospitalares, por isso desenvolveriam um microbioma mais inflamatório, criando uma resposta imune disfuncional. Tais diferenças podem ser atenuadas com a amamentação e outros cuidados, mas os estudos têm mostrado que essas diferenças de prognóstico de saúde dos nascidos tendem a persistir até a idade adulta. Em outras palavras, o modo de nascer tem repercussões na saúde para toda a vida, e toda cesárea que puder ser prevenida será uma forma de promoção da saúde.

O direito a um parto fisiológico e respeitoso, inclusive depois de uma cesárea, é mais do que um capricho ou um luxo, deve ser considerado um investimento fundamental na saúde das gerações futuras, uma prioridade de saúde pública. Este livro é imperdível – boa leitura!

Simone G. Diniz, MD, Ph.D.
Professora associada do Departamento de Saúde Materno-Infantil da
Faculdade de Saúde Pública (USP)

APRESENTAÇÃO

O livro escrito por Hélène é recomendado para as mulheres que desejam ter seu primeiro parto natural, seja após uma cesárea ou não. Assim como é altamente recomendado para os pesquisadores, que mantêm a chama da curiosidade da academia e do mundo da pesquisa, baseado em fontes de estudos descritivos para ensaios clínicos randomizados e meta-análise.

Ele é escrito de uma forma tão coloquial, clara e transparente que será fácil para os usuários dos serviços de saúde e suas famílias aproveitá-lo. Demonstra informações confiáveis, que podem ser incorporadas para ajudar a mulher a tomar as melhores decisões e, especialmente, para assumir o papel de protagonista na sua própria saúde. Além disso, serve também como fonte de informações para os profissionais de saúde tomar decisões fundamentadas em evidências científicas e sólidas, ou nutrir do direito à informação a relação profissional de saúde-paciente.

Os usuários dos sistemas de saúde e suas famílias devem ter acesso a este excelente nível de informação, pois ela os empodera para tomar as melhores decisões e quebrar mitos e medos, muitas vezes infundados e suportados pelos próprios profissionais de saúde, que deixam de olhar em profundidade as consequências importantes de uma cesárea desnecessária em uma mulher saudável.

Enfrentar a "epidemia global de cesáreas desnecessárias" levando a graves consequências para a saúde das mulheres e de seus filhos, e que também aumenta desnecessariamente os custos de saúde e torna o sistema menos eficiente, saudável, justo e equitativo: este livro é uma chave capaz de abrir portas para soluções em todos os níveis, em muitos países do mundo.

O acesso universal ao sistema de saúde equitativo e justo, baseado em provas científicas sólidas e profundas, com raízes nos direitos humanos e processos humanizados é a meta para a qual este livro contribui, sem dúvida, por isso, recomendo sua leitura e discussão.

Dr. Rodolfo Gómez Ponce de León, Obs. Gin., MSPH, PhD.
Assessor Internacional de Saúde da Mulher.
Organização Pan-Americana da Saúde (OPAS/OMS).

Tabela 1. Relatos de nascimento

Posição	Nome	Idade no momento do parto	História da cesareana	Ano do PNAC	Acompanhante no PNAC	Nome do bebê
No fim do Capítulo 1	Pat	Desconhecida.	Cesariana em trabalho de parto.	2011	Médico e doula.	Luca
No fim do Capítulo 2	Luciana	17 e 24.	Imposta cesariana sem trabalho em 40 semanas e alguns dias.	2012	Médico e marido.	Alice
No fim do Capítulo 2	Sabrina	17 e 28.	Cesariana por motivos médicos.	2009	Duas enfermeiras obstétras.	Milena
No fim do Capítulo 3	Paty	37, 39 e 40.	Cesariana (bebê com 35 semanas), seguido por um parto vaginal (bebê morreu com 30 semanas de gestação).	2011	Médico e doulas.	Miguel
No fim do Capítulo 4	Priscila	20 anos no primeiro e desconhecida no segundo.	Primeira cesariana imposta, segunda em trabalho de parto.	2007, na Bélgica	Marido e doula.	Rebecca
No fim do Capítulo 5	Marla	26 e 29.	Cesariana por conta de bradicardia.	2012	Médico, doula e marido.	Mariana
No fim do Capítulo 6	Mirian	30 e 36.	Cesariana por motivos médicos.	2011	Médico, doula e marido.	Sophia
No fim do Capítulo 7	Patricia	29, 31 e 34.	Cesariana em trabalho de parto.	2011	Médico, doula, enfermeira e marido.	Vicente

NOTA: Todas as mulheres que escreveram as histórias do nascimento de seus filhos foram muito gratas às pessoas que estavam com elas durante o trabalho de parto até o momento de dar à luz. Elas apreciaram muito o apoio recebido de seus médicos, parteiras, enfermeiras obstetras, e/ou doulas, e seus familiares (marido, irmã, mãe, amigo/a). No final de suas histórias, todas elas agradeceram calorosamente. No entanto, por razões de espaço, e como as histórias são, geralmente, longas, optamos por não reproduzir estes agradecimentos, mas não tínhamos como deixar de mencioná-los.

PRÓLOGO

O NASCIMENTO DE MEUS FILHOS MUDOU MINHA VIDA

Bom dia, Sra. Vadeboncoeur, tenho de lhe agradecer pelo meu parto. Dei à luz pela via natural a um menino em 9 de novembro de 2006, depois de ter tido uma cesárea em 21 de abril de 2004. Meu médico não concordava com a minha escolha de um parto normal. Porém, depois de ler o seu livro, eu tinha os argumentos e a confiança em mim mesma necessários para me opor à cesárea. Foi preciso que eu me ativesse à minha decisão e que insistisse nela até o último momento, mas consegui e isso me permitiu viver uma experiência extraordinária. Meu parto evoluiu muito bem, sem nenhuma complicação. Depois, eu fiquei muito orgulhosa por poder me levantar e estar em condições de cuidar do meu bebê. Em minha opinião, seu livro continua atual. Eu fiquei com a impressão de que a situação continua igual: no hospital em que estive, parecia ser uma extraterrestre por não querer outra cesárea. Quando cheguei à sala de partos, impuseram várias condições para meu parto, que eu não havia discutido com meu médico. No entanto, eu também estava preparada para isso, graças à leitura de seu livro. Sem ele, eu nunca conseguiria ter um parto por via natural.

Marie-Claude, 20 de agosto de 2007

Escrevi este livro, publicado pela primeira vez após o nascimento de meus filhos, a fim de que as mulheres que engravidarem após uma ou mais cesáreas sejam informadas da possibilidade de dar à luz pela via natural. Eu mesma tive uma cesárea e, depois, um PNAC (veja meu relato na página 15) e escrevi esta obra como "usuária".

Desde então, tenho trabalhado há vários anos pela legalização da profissão de parteira; para que as mulheres tenham mais opções em relação ao parto; e especialmente, no que diz respeito ao acompanhamento da gravidez e dos locais para trazerem seus filhos ao mundo. Ensinei doulas, a fim de que se familirizassem com os estudos científicos e pudessem informar melhor sua clientela sobre o parto. Também ministrei a disciplina pesquisa às alunas parteiras do programa universitário de formação de parteiras de Quebec. Por fim, escrevi uma tese de doutorado sobre o parto e me tornei pesquisadora — em Obstetrícia — essencialmente para auxiliar as mulheres e os casais a fazerem opções esclarecidas em relação ao parto e para contribuir com a ampliação do conhecimento nesse campo.

Este livro foi escrito na América do Norte, mas diz respeito a *todas* as mulheres que fizeram uma cesárea e que questionam seu próximo parto. O parto é um assunto universal e um fenômeno fisiológico que é o mesmo para todas as mulheres. E a cesárea é cada vez mais frequente em muitos países. Esta obra é dirigida, assim, a todas essas mulheres, onde quer que estejam, bem como a seus companheiros, preocupados com o nascimento de seu próximo filho. Tanto quanto foi possível, esta edição incluiu informações sobre a situação no Brasil.

Eu sei que pode ser angustiante sentir sobre os ombros o peso da responsabilidade das escolhas feitas, em especial quando se espera um filho, e que existe a tentação de desejar "que o médico decida", que alguém cuide de nós. Porém, creio que as decisões mais importantes cabem essencialmente às mulheres e aos casais.

Pode ser que a leitura de algumas páginas deste livro a perturbe, que emoções relativas à sua cesárea surjam ou que retornem à superfície, mesmo que você ache que elas já haviam sido superadas. Não deixe que isso a bloqueie. Por meio da leitura dos relatos incluídos nesta obra, você constatará que isso é normal, e que podemos auxiliar nossa "cura" de um parto difícil, ou que não foi vivido, ao deixarmos que surjam as emoções que o assunto evoca. Se isso lhe parecer doloroso demais, talvez convenha você consultar um profissional de saúde.

ESTA EDIÇÃO

Esta edição inclui duas partes: a primeira trata sobre o PNAC e a segunda sobre como se preparar para ele. Oito relatos de PNACs, que aconteceram nos últimos anos, foram acrescentados a ela. Esses relatos estão inseridos ao final de cada capítulo.

Na primeira parte, o capítulo 2 foi reescrito à luz dos resultados dos estudos publicados depois de 2008 sobre os fatores de risco e os favoráveis do PNAC e da cesárea. A maneira como percebemos o risco em nossa sociedade justifica que dediquemos muito espaço à sua discussão, já que são sobre eles que os profissionais da saúde falam com frequência quando se pronunciam a respeito do PNAC, embora, geralmente, não abordem da mesma forma os riscos da cesárea. Os outros capítulos do livro também foram revisados. Por exemplo, o capítulo 1 explica o contexto atual do parto; o capítulo 3 apresenta um novo instrumento que pode ajudá-la a tomar uma decisão e que leva em conta o que é importante para você e seus valores, estou falando sobre o "instrumento de ajuda na tomada de decisão"; e o capítulo 4 foi atualizado tendo em vista o impacto que uma cesárea tem sobre o plano psicológico para muitas mulheres. Além disso, novos conhecimentos provenientes de pesquisas foram integrados aqui e ali, quando pertinente.[1] Foram também acrescentados anexos, por exemplo, sobre o que deveria se tornar a norma nas práticas relativas ao parto, a Iniciativa Internacional para o Nascimento Mãe-Bebê, e sobre a carta de 2012 da organização internacional White Ribbon Alliance for Safe Motherhood (Aliança da Fita Branca para uma Maternidade Segura) sobre o respeito aos direitos das mulheres durante o parto. Enfim, a lista de recursos foi revisada minuciosamente.

MEUS PARTOS

Meu relato

Após o nascimento de meus filhos, realizei uma pesquisa sobre um assunto que muito me interessava: o parto normal após cesárea (PNAC). Eu pretendia me limitar a um artigo, mas o destino decidiu que não seria assim!

O destino também zombou de minhas previsões, quando dei à luz a meu primeiro filho por cesárea, depois de 30 horas de trabalho de parto provocado e estimulado. Meu bebê se apresentava de frente (também chamada posição "de face"), o que foi diagnosticado durante a expulsão, e sua cabeça ficou presa nos ossos de minha pelve. Nosso ginecologista obstetra fez todo o possível para que o parto não terminasse em uma cirurgia. Sem sucesso. Esse acontecimento foi um choque brutal e marcou nossa entrada na vida adulta. Depois, a vida retomou seu curso, no início com dificuldade. Durante os anos que se seguiram, eu não me lembro de ter pensado muito na cesárea, exceto para afastar os questionamentos que me surgiam de tempos em tempos.

Foi só quando nós decidimos ter outro filho, quatro anos depois, que o impacto de meu primeiro parto se fez sentir. No dia em que eu soube que estava grávida, o jornal *La Presse* trazia um artigo intitulado: "Após uma cesárea, uma mulher ainda pode dar à luz de modo natural".[2] Eu soube imediatamente que era isso que desejava, sem que a ideia tivesse aflorado anteriormente. Eu soube que nem meus medos, nem minhas dúvidas iriam me impedir.

No entanto, não foi fácil achar um médico que aceitasse. Encontrei dois ou três que teriam aceitado "se, se, e se...". Finalmente, consultei um para quem o PNAC não parecia ser um problema, pelo menos nos primeiros meses de consulta. No entanto, no sétimo mês de gestação, precisei retomar minha busca, pois meu médico se mostrava cada vez mais nervoso. Na véspera do dia em que minha filha nasceu, eu fora ver outro médico que, hesitante, me disse que poderia ser um PNAC se meu bebê não pesasse mais de 2 kg e 900 g ao nascer (meu primeiro filho pesou 3 kg e 300 g). Porém, eu tinha uma pelve normal. Naquela noite, senti-me intensamente desanimada e pensei: "Chega de pesquisa, seja o que Deus quiser", antes de me deitar sem fazer, pela primeira vez, meus exercícios pré-natais e jogando tudo para o alto.

Ignoro quem me ouviu ou se minha filha, no útero, entendeu as palavras do médico, mas às 5 horas da manhã seguinte, minha bolsa rompeu e as contrações começaram; faltava um mês exato para a data prevista para o parto. Trêmulos com a empolgação e nervosos — da primeira vez, o trabalho de parto não havia começado espontaneamente —, meu marido e eu tentamos manter a calma e, então, várias horas depois, quando as contrações ficaram muito intensas, fomos para o hospital.

O trabalho de parto se desenvolveu bem, até que, depois de uns 12 minutos de esforço, meu médico — o que havia me acompanhado durante a maior parte da gestação — decidiu que eu não deveria mais fazer força. Eu protestei um pouco, mas finalmente aceitei que ele tirasse meu filho com a ajuda do fórceps, pois ele insistia que "o bebê é prematuro e ficar muito tempo contra o períneo pode provocar lesões cranianas". Mesmo que eu não ficasse brava pelo parto terminar — depois de 15 horas de trabalho —, aceitar esse atalho foi, em minha opinião, um erro que por muito tempo tive dificuldade de perdoar. Mais tarde, me dei conta de que as palavras dos médicos não tinham nenhuma base científica. E ele tirou meu bebê com o fórceps, como *ele* costumava fazer nos partos, em geral.

Enquanto criava meus filhos e trabalhava, eu passei os anos seguintes tentando digerir a impressão de que me tinham roubado a parte do parto que eu mais desejava, o dar à luz.

Durante todos aqueles anos, sonhei em escrever este livro. Mas demorei a me decidir porque o fato de ter tido um PNAC frustrado, não conseguia me incentivar. A reação de algumas mulheres à publicação de meu estudo sobre o PNAC[3] me convenceu a continuar, para que essa possibilidade fosse conhecida por mais gestantes e casais que haviam sofrido uma cesárea, e para eu mesma fazer as pazes com esse parto. Eu ignorava o que me aguardava...

Escrever meu livro me fez viver uma ampla gama de emoções, mas em especial, tristeza e raiva. Eu tive, muitas vezes, de deixar este trabalho de lado, só sendo capaz de retomá-lo alguns dias ou semanas depois. Muitas vezes, e por muito tempo, sonhava que enfim tinha conseguido trazer meu bebê ao mundo.

Depois desses anos de pesquisa, tenho a convicção de que não existe uma única verdade em obstetrícia, mas várias, e não necessariamente são aquelas que nos são apresentadas frequentemente como as soluções inevitáveis. Sendo as primeiras interessadas no parto, nós, como gestantes, temos de ter voz ativa.

É isso, portanto, que quis testemunhar neste livro. Desejo que, depois de lê-lo, você se sinta mais serena e em paz com a escolha que venha a fazer.

A AUTORA

O nascimento de nossos filhos visto por meu marido

Para nosso primeiro bebê, Hélène e eu nos preparamos para um parto normal. Nós fizemos cursos de preparação pré-natal e encontramos um ótimo médico. Hélène teve uma gravidez excelente, tudo parecia bem. Porém, o parto atrasou. Três semanas após a data provável do nascimento, o médico a internou, em uma segunda-feira pela manhã, pois o líquido estava escorrendo já há alguns dias. Ele a fez passar por um exame que indicou uma leve possibilidade de que uma infecção estivesse acontecendo. Então, ele decidiu provocar o trabalho de parto por meio de prostaglandinas e de oxitocina. Antes de entrar no hospital, Hélène havia tomado óleo de rícino, o que havia provocado algumas contrações, mas não um trabalho de parto verdadeiro.

As contrações começaram, mas tudo progredia muito lentamente. E, aos poucos, com o passar do tempo, fui desanimando e senti que ela também desanimava. Em alguns momentos, fiquei desesperado, sem acreditar que ela conseguiria parir e que um bebê nasceria. Eu me sentia em um mundo irreal. Saía algumas vezes do quarto, e até mesmo do corredor, ia para as escadas, e chorava minha impotência. Voltava e continuávamos. Fizeram-na dormir algumas horas na noite de segunda para terça-feira, para que ela descansasse. Finalmente, depois de cerca de 30 horas de trabalho de parto constantemente sob oxitocina — exceto quando ela dormiu — chegou o momento da expulsão, que não teve grande resultado e, depois, do fórceps, pois o bebê ainda tinha problemas para nascer. Essa última tentativa fez com que ela gritasse de dor e, depois, quando o médico anunciou que seria preciso realizar uma cesárea, eu a acompanhei à sala de cirurgia, pois ela estava muito agitada. Na sala de cirurgia, eu permaneci perto dela até que tudo estivesse pronto. Nosso médico então me perguntou: "Você quer ficar?" Respondi: "Por que não?" E me sentei atrás dela. Assim, eu assisti à cesárea, enquanto ela dormia.

Nesse momento, eu não sentia mais nada, estava além de tudo. Só desejava que tudo terminasse e que saíssemos enfim daquele pesadelo. Quando eles conseguiram soltá-lo, achei que o bebê estava morto. Ele não estava morto, apenas adormecido com a anestesia geral. Soube disso depois. Tiveram de acordá-lo da anestesia geral, e ele abriu os olhos. Com isso, eu voltei um pouco para a terra e vi meu filho. Ele estava muito alerta. Era como se olhasse a mim mesmo; eu me via no olhar dele. Isso não durou muito tempo, mas foi belo e eu ainda me lembro.

Depois houve outros problemas com hemorragias, cerca de uma semana ou 15 dias depois, que exigiram transfusões; eu a via sangrar, e via sua vida se esvair. Dissemos então que tudo isso não acontecera por acaso e que tínhamos algo a aprender. Decidimos nos casar, para nos comprometer um com o outro. Esse era um modo de dar um sentido ao que acontecera, um modo também de buscar a força para ultrapassar o que vivêramos. Nós tínhamos sonhado a ilusão do parto perfeito que tinha se chocado com a realidade. As sucessivas intervenções foram como um trem que acelerava, mas não chegava a lugar algum. Nesse parto eu vivi a impotência como jamais a tinha vivido.

Alguns anos mais tarde, concebemos outra criança e Hélène quis dar à luz por via vaginal. O que descobri, durante os encontros pré-natais coordenados por parteiras, é que não queria outro filho. Tinha medo de reviver tudo aquilo, toda a experiência que tanto me desgastara. Pois, depois da cesárea, durante mais de um ano, Hélène ficara esgotada, sem energia, e eu tive de me encarregar de tudo. E, ao mesmo tempo, eu estava abrindo uma empresa; eu cuidava, portanto, de dois "nascimentos".

Grávida de algumas semanas, Hélène começou a se mexer, em busca de um hospital ou médico que aceitasse realizar seu desejo. Esta foi uma iniciativa dela. Eu estava quase inconsciente. Eu a apoiava, mas foi ela quem "correu atrás". Quando ela encontrava um médico, ia vê-lo também. Eu achava complicado ter de se esforçar tanto e ter de fazer tantas pesquisas para isso. Acho que não fui um apoio muito forte. Para mim, um PNAC era como um privilégio que o médico nos concedia, então, por que exigir também que fosse um parto "sem medicamentos" e afins? Mais adiante na gestação, recebemos muito apoio de parteiras e, então, comecei a acreditar que isso seria realmente possível e a sentir que poderia apoiá-la.

O segundo parto aconteceu antes da data prevista. Nas primeiras horas da manhã, a bolsa se rompeu e o trabalho de parto começou. Foi empolgante. Mas, meu sentimento era: "Eu não quero ir para o hospital". Eu tinha a impressão de que, no hospital, nos arriscávamos a entrar em um processo sobre o qual não teríamos nenhum poder. Mas Hélène não queria ficar em casa. Ela não sentia confiança suficiente. Mesmo assim, esperamos até o final da tarde para ir ao hospital, com uma parteira vindo regularmente verificar o progresso desse trabalho de parto. No carro, as contrações começaram a se intensificar. Nossa doula veio ficar conosco quando estávamos na sala de trabalho de parto. Tudo corria bem, as contrações eram muito intensas e Isabelle, nossa doula, era a principal parceira de Hélène. Isabelle deu um apoio realmente extraordinário e, ao final de algumas horas, a dilatação era completa sem que Hélène tivesse tomado qualquer medicamento. Às 20h30, fomos levados para a sala de parto. Nosso médico havia chegado de mau humor: não só havíamos chegado "tarde" ao hospital (5 cm de dilatação), como a interna havia autorizado, contra o desejo dele, que nossa doula entrasse na sala de parto.

Ele "permitiu" que Hélène fizesse força. Isso era belo e ia bem. Ela se sentia orgulhosa por fazer força. Mas, as coisas não avançavam rápido o bastante para ele. Depois de alguns minutos, sob o pretexto de que o bebê era prematuro (36 semanas!) e de que havia um suposto perigo para seu cérebro se Hélène forçasse por tempo demasiado, disse que tiraria o bebê com fórceps. Ele fez uma grande episiotomia[4] com gestos de regente. Tive a impressão de que quis punir Hélène com essa intervenção. Nossa filha nasceu e foi colocada sobre o ventre de Hélène. Eu não sentia muita coisa. Não sentia muita alegria. Eu me sentia "por fora". É como se a presença e a atitude do médico tivessem "cortado os meus sentimentos". Mais uma vez, uma força externa havia entrado e tomado a direção.

Foi quando entramos na sala de parto que perdemos o poder, e que eu me senti de novo impotente — e nossa doula também. Algumas vezes, eu revi a cena, eu a reconstruí mentalmente, dizendo ao médico: "Não, nada de episiotomia", ou: "Deixe que ela faça força". Eu teria gostado de me impor mais. Eu não sabia quais eram os meus direitos e o que eu podia fazer. Creio que Hélène ressentiu-se por eu não ter me afirmado com força suficiente nesse momento. Não vivemos esse PNAC em paz e harmonia, mas um pouco sufocados e muito fragilizados. Era como se ter um PNAC fosse um pecado. Eu tinha medo de que o médico chegasse e desfizesse nosso sonho. Que fôssemos descobertos. Talvez tenha sido aquele último mês de gestação que nos faltou para completar nossa preparação.

Steve, marido da autora.

SUMÁRIO

PARTE 1
Dar à luz, desta vez, por via vaginal, ou fazer uma cesárea?

Capítulo 1
A CESÁREA E O PNAC: EM QUE PONTO ESTAMOS?..31
O CONTEXTO..31
As autoridades, preocupadas com a medicalização do parto, tomaram
medidas 38
    2010: Primeira Conferência de Consenso sobre o PNAC 40
    Uma iniciativa internacional voltada para as melhores práticas
    durante o parto e para o respeito às mulheres...41
        Iniciativa Internacional para o Nascimento Mãe-Bebê........................41
        Carta *Cuidados maternos respeitosos: os direitos universais das*
        mulheres grávidas 41
O que significa esse novo contexto no que se refere ao PNAC? 42
A BANALIZAÇÃO DA CESÁREA 43
Taxas de cesáreas cada vez mais altas 48
    Taxas de cesáreas no mundo 49
O PARTO NORMAL APÓS CESÁREA (PNAC)..50
    Um pouco de história 50
    As taxas de PNAC 50
    Os governos e as associações de profissionais de saúde se
    pronunciam..52
    A situação no Canadá: cada vez menos PNACs 53
Por que são feitas tantas cesáreas? 54
As mulheres pedem uma cesariana?...55
    A cesárea é mais "cômoda" do que um PNAC 56

O medo dos processos judiciais..57
RELATO DE PAT POLONCA:
O nascimento natural de Luca, 4 kg 58

Capítulo 2
O RISCO DO PNAC E OS RISCOS DA CESÁREA 63
UMA SOCIEDADE FOCADA NO RISCO DO PARTO E DO
NASCIMENTO 64
A ANSIEDADE DAS GESTANTES 64
O RISCO DO PNAC 65
   O risco de ruptura uterina — geral 65
      Definição e constatação principal 65
      O que é perigoso e o que não é? 66
      Qual o risco de ruptura uterina para as mulheres? 66
      E quando há uma ruptura uterina qual o risco para o bebê? 67
      Os sintomas de uma ruptura uterina 68
   O que aumenta o risco do PNAC? 68
      Indução e estimulação artificiais do trabalho de parto 68
      As perigosas prostaglandinas 69
      Outras intervenções ligadas ao início e à aceleração do trabalho
      de parto 70
      A oxitocina 70
      A sonda de Foley (com balão) 70
      A aceleração artificial (ou estimulação) do trabalho (o famoso
      "Syntocinon") 70
      Abordagens alternativas para induzir ou estimular o
      trabalho de parto 71
      Os tipos de incisão uterina 72
      Tipo da sutura utilizada para fechar o útero depois da cesárea 73
      Espessura do segmento uterino (medida por ultrassom) 74
   Fatores que diminuem o risco do PNAC 74
   Posições oficiais em relação ao PNAC 75
      Posição das associações de ginecologistas-obstetras 75
      Posição dos médicos de família: contestar a restrição recomendada
      pelo Acog 76
      Posição das enfermeiras parteiras norte-americanas:
      apoiam o PNAC 77
   O medo dos processos influencia as práticas obstétricas? 78
   Por outro lado, todos os partos apresentam riscos 79
      Riscos médicos e riscos da vida normal 80

RISCOS DA CESÁREA: MAIS NUMEROSOS E CRESCENTES 80
   Riscos para a mãe..81
      O risco de morte da mãe: 3 a 11 vezes maior do que em um
      parto vaginal 81
      Mais riscos de complicações graves em curto prazo 82
      Efeitos no plano psicológico 83
      Efeitos sobre a amamentação 83
      Riscos para as gestações futuras 84
   Riscos para o bebê e sua saúde depois de criança ou adulto.......................84
      Prematuridade, problemas respiratórios, admissão em cuidados
      intensivos, morte...85
      Riscos a médio e longo prazo para quem nasceu por cesárea 86
      Riscos para o bebê em gestações posteriores 86
   Fatores que diminuem os riscos da cesárea para o bebê..........................87
      Deixar ao menos que o trabalho de parto comece 87
      Não fazer a cesárea antes de 39 semanas completas de gestação...........88
   O impacto psicológico sobre o bebê 89
   RELATO DE LUCIANA:
      "Não me arrependo em momento algum de ter sonhado e corrido
      atrás. O parir é nosso!" 91
   RELATO DE SABRINA:
      "Não tive nada que pudesse abalar minha vontade e determinação
      em trazer meu bebê ao mundo"..93

Capítulo 3
UM PNAC OU OUTRA CESÁREA?...**99**
   QUASE TODAS AS MULHERES PODEM TER UM PNAC 100
      O que é benéfico ou prejudicial para o bebê durante o nascimento 100
   COMO AS MULHERES ESCOLHEM 101
   POR QUE EU FIZ UMA CESÁREA? 104
      Minha cesárea foi necessária? 104
      Indicações absolutas 105
      Indicações relativas 106
   AS POSIÇÕES DO BEBÊ NO FINAL DO SÉTIMO MÊS 108
      Apresentações do topo 108
      Mitos sobre os problemas que poderiam ser evitados pela cesárea 109
   UM PNAC É POSSÍVEL PARA MIM? 109
      Quais são as minhas chances de "conseguir" um PNAC? 109
      75 mulheres em 100 concluem um PNAC 110
   SITUAÇÕES QUE PODEM INFLUENCIAR O RISCO OU O PNAC........111

Um instrumento de ajuda à decisão 120
Quando uma mulher se recusa a ter um PNAC 123
Quando se escolhe o pnac no último minuto! 124
E se lhe recusarem a possibilidade de ter um PNAC 125
Três exemplos de instituições ou hospitais preocupados em aumentar o acesso ao PNAC 127
    Uma iniciativa no Quebec para incentivar o PNAC 129
RELATO DE PATY BRANDÃO:
    O arcanjo sentado – relato de um PNAC pélvico 130

PARTE 2
Como se preparar para o PNAC

Capítulo 4
A CESÁREA É UMA CICATRIZ EMOCIONAL? 141
INTRODUÇÃO 141
O impacto subestimado de uma cesárea 141
As mulheres falam pouco com seu médico sobre o parto 143
O IMPACTO EMOCIONAL OU PSICOLÓGICO DE UMA CESÁREA 144
    O impacto da cesárea sobre as mulheres 145
        A pressão social sobre a mãe 145
        Parir: um impacto importante sobre as mulheres 146
        O sofrimento das mulheres 148
        A síndrome de stress pós-traumático (SSPT) 150
    Impacto sobre o casal e a família 151
    Impacto sobre a relação com o bebê 151
    A reação do companheiro 153
    O impacto sobre o bebê 154
A "CURA" É POSSÍVEL DEPOIS DE UMA CESÁREA MAL VIVIDA? 154
    O que fazer para curar um parto difícil? 155
        Um luto a ser feito 155
        Compreender melhor o que ocorreu 155
        Exprimir os sentimentos vividos desde a cesárea 156
        Compreender o processo de cura 156
        Um processo gradual 157
        Meios possíveis para favorecer a cura 158
        Um meio privilegiado: ter um PNAC 159

A importância de se perdoar 160
RELATO DE PRISCILA:
"Roubaram-nos a experiência do nascimento" 161

Capítulo 5
TER UM AMBIENTE FAVORÁVEL E APOIO **168**
POR QUE, QUANDO E COMO SE PREPARAR.. 168
   Informar-se: quando a internet e as redes sociais mudam a mulher 169
   A preparação física.. 170
   A preparação mental... 171
      A visualização do parto e do nascimento....................................... 171
   A participação em encontros pré-natais.. 172
   Pesquisa de profissionais incentivadores e de ambientes propícios........ 174
      Encontrar um médico, parteira ou enfermeira-obstetra................. 174
      Encontrar um hospital 176
O DIREITO DE SABER O QUE OCORRE EM OBSTETRÍCIA 177
   Ter um PNAC em casas de parto ou em casa? 177
   Encontrar uma doula 179
   Inúmeros efeitos benéficos das doulas 180
      Impacto sobre o parto: duração mais breve do trabalho de parto
      e menos intervenções... 181
      Impacto sobre a mãe: taxa de satisfação mais elevada e outros
      resultados sobre o estado emocional e psicológico........................ 181
      Impacto sobre o bebê: um Apgar melhor e uma taxa de
      aleitamento mais alta 181
      Impacto sobre a relação mãe-bebê: maior vínculo e maternagem 181
      Impacto sobre o pai: tranquilidade e vínculo com o bebê 182
   Como lidar com as reações das pessoas à sua volta............................. 182
RELATO DE MARLA STERN:
"E então, PNAC lá fomos nós! Tínhamos
a informação, a paciência e a equipe humanizada" 183

Capítulo 6
PARA FAVORECER O PNAC DURANTE O TRABALHO DE PARTO **190**
INTERVENÇÕES QUE AUMENTAM A PROBABILIDADE DE
TER UMA CESÁREA.. 191
COMO FAVORECER UM PARTO FISIOLÓGICO 192
   Durante a primeira fase do trabalho de parto (dilatação do colo) 192
      Movimentar-se! 192
      Alimentar-se de modo leve 193

Relaxar com água morna ou massagem 193
Verificar se há algum problema no plano emocional 194
Descansar se o trabalho de parto for longo 194
Urinar frequentemente 194
Mudar de posição frequentemente 194
Durante a segunda fase do trabalho de parto (a expulsão) 194
O início da expulsão: por que se apressar? 194
Preferir a posição não deitada para a expulsão 195
Preferir a força fisiológica? 195
A duração da expulsão depende do estado da mãe e do bebê 195
Evitar durante a fase expulsiva: alguém pressionar o
abdômen com força 196
O QUE PODE FAVORECER UM PNAC 196
Devemos ir ao hospital em que momento? 196
E a ruptura da bolsa? 197
E a duração do trabalho de parto? 198
E o soro, é realmente necessário? 198
E a estimulação artificial do trabalho de parto? 199
E os exames vaginais? 199
E a episiotomia? 200
A revisão uterina é útil? 200
OS PROTOCOLOS DE UM PNAC 201
Perguntas úteis 201
Aumento das intervenções nos partos 201
O ritmo cardíaco do bebê deve ser monitorado o tempo todo? 203
É preferível evitar a peridural? 204
É necessária a presença de um médico no hospital durante
um PNAC? 206
Eu tenho o direito de recusar uma intervenção? 206
AMAR A SI MESMA, POUCO IMPORTA COMO FOR O PARTO 207
RELATO DE MIRIAN KEDMA MARQUES PEREIRA:
"Eu estava tão cansada, mas tão feliz!" 208

Capítulo 7
DAR À LUZ, UM DESAFIO EXCLUSIVAMENTE FEMININO 216
DEFENSORES DE UMA NOVA VISÃO DO PARTO 217
O PARTO, UM ACONTECIMENTO CULTURAL E SOCIAL................. 220
Por que dar à luz? 221
O parto é, fundamentalmente, uma experiência de
transformação 221

Quando a violência obstétrica prejudica a experiência de dar à luz 223
Um sentimento de realização... 224
Uma oportunidade de crescimento?.. 225
    Uma ocasião de superação exclusivamente feminina......................... 227
RELATO DE PATRICIA BORTOLOTTO:
"Estava plenamente realizada. Uma sensação de vitória"................... 228

Anexo 1 – RECURSOS **235**

Anexo 2 – PARA AJUDÁ-LA A TOMAR UMA DECISÃO **240**
O QUE É MAIS IMPORTANTE PARA VOCÊ?.. 240
TOMAR UMA DECISÃO.. 242

Anexo 3 – INICIATIVA INTERNACIONAL PARA O NASCIMENTO MÃE-BEBÊ **243**
RESUMO DOS 10 PASSOS DA IMBCI 243

Anexo 4 – A CARTA *CUIDADOS MATERNOS RESPEITOSOS: OS DIREITOS UNIVERSAIS DAS MULHERES GRÁVIDAS* **245**

NOTAS E REFERÊNCIAS **246**

ÍNDICE REMISSIVO... **287**

Parte 1

Dar à luz, desta vez, por via vaginal, ou fazer uma cesárea?

Capítulo 1

A CESÁREA E O PNAC: EM QUE PONTO ESTAMOS?

O CONTEXTO

Em 1980 e em 1985, na América do Norte, duas Conferências Científicas de Consenso[1] sobre a Cesárea concluíram que o parto normal após cesárea (PNAC) se constituía em uma opção completamente recomendável.

 Atualmente, desde o final do século XX, a taxa de cesáreas continua, de modo geral, a aumentar, e as autoridades da área da saúde começam a se preocupar mais ativamente. Por exemplo, em 2010, ocorreu a primeiríssima Conferência de Consenso Científico relativa ao PNAC, organizada pelos Institutos Nacionais da Saúde (National Institutes of Health – NHI).[2] Segundo a Organização Mundial da Saúde, a taxa de cesáreas quase dobrou durante a última década em países como Canadá, Itália, Espanha, e atingiu um nível muito elevado em alguns locais, como o Brasil e a China. Um pouco mais da metade das mães brasileiras já fizeram uma cesárea: segundo os dados de 2014 do Ministério da Saúde do Brasil,[3] dos partos realizados em 2012, 55,7% forma cesareanas, e correspondeu a uma taxa de pelo menos 82% nos hospitais e clínicas privadas em 2010. Isso significa que, em alguns estabelecimentos, praticamente 100% das mulheres fizeram cesárea, enquanto que em 1986 essa taxa era de 32%. Nos hospitais públicos brasileiros, taxas de cesárea são muito elevadas nos hospitais federais (mais especializados), medianamente elevadas nos estaduais (especializados) e menores nos municipais. Na China, em 2007-2008, 46% das mulheres haviam sido submetidas à cesárea, com taxas que se aproximavam de 90 a 95% nas grandes cidades.[4]

Veja abaixo mais dados do Canadá e do Brasil:

Tabela 2.[5] Evolução das taxas de cesáreas no Canadá

1997	1999	2001	2003	2004	2005	2006	2007	2008	2009
18,7	19,9	21,4	23,7	25,6	26,3	26,4	26,7	26,9	26,8

Gráfico 1.[6] Evolução das taxas de cesáreas no Brasil (1994 a 2012).

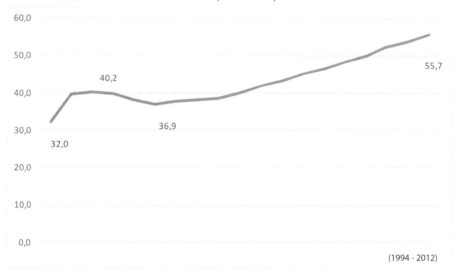

De acordo com dados da Organização Mundial da Saúde (OMS), o Brasil é campeão mundial de cesarianas,[7] ainda que a tendência de aumento das taxas seja internacional. Se cerca de 3 milhões de brasileiras dão à luz a cada ano, e mais da metade delas (55%, em 2012) por cesariana, serão mais de 1,5 milhão de cesáreas. Os Mapas 1 e 2 mostram a importante mudança ocorrida na distribuição das taxas de cesárea no Brasil entre 1996 e 2010.

Enquanto alguns médicos se queixam de que cada vez mais as mulheres se recusam a ter um PNAC, muitos obstetras e centros hospitalares, por sua vez, recusam-se, a deixar que as grávidas tenham parto por via vaginal depois de uma ou duas cesáreas,[8] embora associações médicas incentivem o PNAC. Nós veremos, neste livro, que o risco de base do PNAC não mudou, desde os anos 1980, mesmo que saibamos muito mais agora em relação às situações que influenciam esse risco.

A CESÁREA E O PNAC: EM QUE PONTO ESTAMOS? ▪ 33

Mapa 1.[9] Taxas de cesárea no Brasil em 1996.

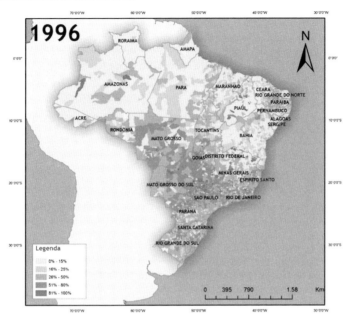

Mapa 2.[10] Taxas de cesárea no Brasil em 2010.

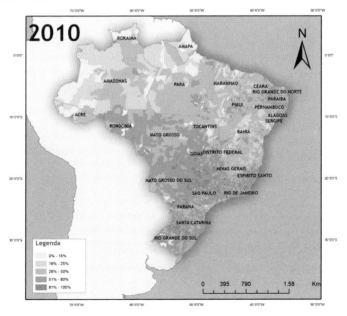

No Brasil, o Ministério da Saúde e a Fundação Oswaldo Cruz (Fiocruz) divulgaram em maio de 2014, os resultados de uma grande pesquisa, intitulada Nascer no Brasil:[11] Inquérito Nacional sobre Parto e Nascimento, com um panorama da situação de atenção ao parto e nascimento no País. Esses dados apontam para o alarmante índice de cesarianas que foi de 52% (2010), atingindo 88% na rede privada. Mesmo entre as adolescentes a opção pela cesariana foi muito alta (42%).

Ainda que preliminares, os resultados desse importante estudo demonstraram que quase 70% das entrevistadas desejavam ter um parto vaginal no início da gravidez. No entanto, poucas mulheres foram apoiadas nessa decisão durante a gestação. O medo da dor, como demonstrou o estudo, foi a principal razão apontada pelas gestantes que optaram pela cesariana desde o início da gestação.

A proporção de nascimentos prematuros (antes de 37 semanas), encontrada no estudo Nascer no Brasil, foi de 11,5%. É uma média 60% superior à verificada na Inglaterra e no País de Gales, como afirmou, em entrevista, a Dra. Maria do Carmo Leal. O agendamento de cesarianas antes do trabalho de parto, como foi verificado na maioria dos hospitais da rede privada, tem como consequência uma elevada proporção de bebês no limite da prematuridade. Colocando o Brasil diante de uma situação perigosa: uma epidemia de quase prematuros, com todas as suas consequências.

Outros dados remetem a discussão da qualidade da atenção obstétrica e neonatal oferecida:

- práticas inadequadas continuam a ser realizadas na assistência aos recém-nascidos saudáveis na sala de parto, como a aspiração de vias aéreas superiores, que ocorreu em alto percentual, de 62% a 77%, dependendo da região do País;
- a depressão pós-parto foi detectada em 26% das mães entre 6 e 18 meses após o parto.[12]

Entretanto, no Canadá, em mais de 20 anos, o contexto geral em obstetrícia mudou. Diferentemente do Brasil, em que há estabelecimentos de saúde públicos, privados e mistos, o sistema de saúde canadense é inteiramente público, o que significa que a assistência hospitalar, as consultas médicas e os partos são gratuitos (afora o quarto particular, em alguns hospitais). Os médicos são cada vez menos atraídos pela obstetrícia, o que faz com que aqueles que se dediquem a essa área sempre tenham muitas clientes e pouco tempo. Além do que, vários obstetras se aposentam cedo. Os prêmios de seguro que os médicos devem pagar aumentaram muito na América do Norte, o que desestimulou a muitos. Não é raro hoje, em Quebec, ter de esperar alguns meses até conseguir uma primeira consulta com um médico, quando se está grávida, ou até mesmo ter dificuldades para encontrar um obstetra ou uma parteira durante a gestação.[13] Incluindo o fato de existirem cada vez menos médicos de família que atuam em obstetrícia,[14] o que pode ter contribuído para a elevação da taxa de cesáreas.[15] Por outro lado, depois de anos de reivindicações por parte dos movimentos de mulheres e de parteiras, a atuação das parteiras agora foi legalizada em várias províncias canadenses. Em Quebec, surgiram aproximadamente dez casas de parto, onde as parteiras trabalham desde 1994.[16] Essas profissionais podem também ajudar às mulheres que desejam dar à luz em casa, bem como em hospitais, quando existem acordos nesse sentido. Elas também podem ter em sua clientela mulheres que desejem ter um PNAC.

Além disso, existe em Quebec uma falta acentuada de enfermeiras, o que não deixa de ter consequências na obstetrícia. Elas têm, por exemplo, cada vez menos tempo para se dedicarem ao apoio das mulheres durante o parto, como demonstraram dois estudos feitos em hospitais canadenses (apenas cerca de 6% a 9% do tempo de suas tarefas são dedicados ao apoio das mulheres em trabalho de parto).[17] Aconteceram cortes de orçamento que afetaram, também, os serviços que eram oferecidos a todas as mulheres grávidas pelos antigos Centros Locais de Serviços Comunitários do Quebec (CLSC), que já há alguns anos foram unificados com outros estabelecimentos. E mesmo que as mulheres possam ter acesso à informação mais facilmente, por meio da internet, elas estão, talvez, menos preparadas do que antes para o parto. O recurso cada vez mais frequente à peridural pode, também, dar a entender às gestantes que não é necessário se preparar para o parto.

Desde a primeira edição deste livro, não só a profissão de parteira foi reconhecida legalmente no Canadá, mas o acompanhamento do parto e do nascimento[18] se desenvolveu, uma ajuda que pode se mostrar preciosa para as mulheres que não tiveram a experiência de um parto vaginal, e um auxílio cujos múltiplos benefícios para o parto foram demonstrados por numerosos estudos científicos.

O clima ao redor da gestação e do parto também mudou. Atualmente, os testes pré-natais durante a gravidez se multiplicaram. Podemos até operar um bebê no útero e tentamos salvar bebês cada vez menores, mesmo que possamos questionar a ética de salvar aqueles nascidos prematuramente, tendo em vista os elevados riscos de sequelas importantes. Por outro lado, se as taxas de algumas intervenções baixaram, outras como a taxa de episiotomia, a taxa de partos assistidos por instrumentos, as taxas de início artificial do trabalho de parto (comumente chamado de "indução"), as taxas de peridural e as taxas de cesáreas não param de aumentar. Além disso, alguns medicamentos que não foram concebidos para o parto são agora utilizados em obstetrícia, como o misoprostol,[19] enquanto as técnicas operatórias se modificaram para a cesárea. Além disso, a tendência é, tanto da parte das associações médicas quanto dos ministérios da saúde, à uniformização das práticas, em geral, a partir das evidências científicas. Isso certamente terá efeitos benéficos, mas poderá negar a singularização do cuidado que permanece necessária, levando em conta as necessidades individuais das mulheres, as escolhas que elas desejam fazer e a autonomia dos profissionais. Algumas dessas mudanças certamente terão um impacto sobre o PNAC, como veremos neste livro.

E, em nossas sociedades, um elemento cada vez mais presente e que afeta as atitudes de quase todos em relação ao parto é o medo, como destacou a médica obstetra e pesquisadora Vania Jimenez na palestra de abertura de um colóquio sobre obstetrícia, realizado em Montreal em 2004. A elevação das taxas de cesáreas e a baixa dos índices de PNACs poderiam estar ligadas ao clima de medo que cerca o parto em nossa sociedade,[20] do qual trataram diversos estudos.[21]

Esse clima de insegurança no qual estamos todos imersos, como disse a dra. Jimenez, não pode deixar de ter um efeito sobre as novas gerações, quer se trate de mulheres grávidas, de enfermeiras obstétricas, de médicos ou de parteiras. E isso, em minha opinião, tem um impacto sobre o desejo das mulheres por ter ou não um PNAC. O stress crescente que acompanha a vida moderna e o desejo das mulheres de controlarem sua vida podem explicar o fato de gestantes recorrerem a medicamentos como a peridural durante o parto.[22] E a cesárea tornou-se tão frequente que foi banalizada; em certos meios, ela é até considerada como a solução para diversos males, sem que seja dada, sempre, a atenção necessária aos riscos que essa operação apresenta para a mãe e para o bebê. Além disso, insiste-se muito em conscientizar as mulheres em relação ao risco do PNAC, sem, necessariamente, fazer a mesma coisa no que diz respeito aos riscos das cesáreas. Embora, nos anos 1980, um médico devesse se justificar quando realizasse uma cesárea, é o contrário o quê ocorre 30 anos depois. Os médicos sentem-se protegidos no plano médico-jurídico quando agem — sua formação os preparou nesse sentido —, e não quando deixam de intervir.

Parece, portanto, que entre os profissionais, tanto quanto entre as mulheres grávidas, existe, atualmente, cada vez mais medo do parto,[23] e, paralelamente, nos dois grupos há cada vez menos confiança na capacidade das mulheres em trazer seu bebê ao mundo. A parteira Isabelle Brabant me disse ter constatado essa mudança na clientela, mesmo nas usuárias das casas de partos. Ela salientou todo o trabalho de "reconstrução" que precisa ser feito durante as consultas ou encontros pré-natais para que as mulheres se tornem mais confiantes em sua capacidade de parir. Parece, também, que as gestantes estão atualmente mais dispostas a aceitar intervenções durante o parto do que estavam há vinte anos.[24] Além disso, as novas gerações de médicos (40 anos ou menos) têm uma atitude diferente em relação ao parto, segundo o estudo publicado pelo dr. Michael Klein e seus colegas. Eles tendem a ser mais favoráveis a um parto "dirigido",[25] no hospital, e ao recurso rotineiro à peridural. Eles apoiam menos o PNAC, e dão pouca importância ao papel da mulher em seu parto. Mostram-se mais temerosos diante do parto vaginal e mais inclinados a escolher a cesárea para o nascimento dos filhos de suas pacientes.[26] Tudo isso influencia a situação, no que diz respeito ao PNAC.

Além disso, entre a primeira edição deste livro e a atual, a internet entrou em nossas vidas. Portanto, temos cada vez mais alcance a todo tipo de informações, em especial no campo da Medicina e no que diz respeito à gravidez e ao parto. Poderíamos acreditar que o acesso a todos esses conhecimentos fortalece as gestantes e lhes permite fazer escolhas bem informadas. Embora a consulta a sites e a participação em fóruns de discussão possam ter um impacto muito positivo entre muitas mulheres (ver o artigo de Romano *et. al.* publicado em 2010[27]), infelizmente nem sempre é esse o caso no que diz respeito ao conhecimento sobre os efeitos negativos das intervenções, como evidenciam a revisão da literatura que realizei sobre esse assunto em 2004 para minha tese de doutorado, e como estudos recentes revelaram.[28] De fato, era difícil, até recentemente, encontrar informações sobre os efeitos negativos das rotinas que cercam o parto ou das intervenções obstétricas, mesmo que houvesse estudos aqui e ali sobre esse assunto. Felizmente, duas publicações e revisões de literatura em 2007 e 2012 (ver as referências 21 do capítulo 1 e 91 do capítulo 2) fizeram avançar nossos conhecimentos. E, nos últimos vinte anos, cada vez mais estudos têm sido publicados, indicando a pertinência de evitar tal intervenção ou tal rotina obstétrica, e revelando, depois de tanto tempo, as bases científicas do que o movimento pela humanização do parto e nascimento, que surgiu na América do Norte nos anos 1970 e no Brasil nos anos 1990, afirma em relação ao parto. Por exemplo, pesquisas recentes mostram os benefícios do precoce contato pele a pele entre a mãe e o bebê desde o nascimento, os benefícios para o bebê ao se retardar o corte do cordão umbilical depois do nascimento, as vantagens das abordagens alternativas aos medicamentos para aliviar a dor[29] ou ainda a existência e o impacto negativo das atitudes e práticas pouco respeitosas para com as parturientes e o parto.[30]

No que se refere aos cursos pré-natais — também chamados de encontros pré-natais ou grupos de gestantes —, a informação que fornecem e o próprio acesso a esses encontros é desigual. As mulheres muitas vezes ignoram que poderiam dar à luz com uma parteira e fora dos centros hospitalares.[31] As canadenses não sabem, também, que um médico de família poderia acompanhá-las durante a gestação, e ser o responsável pelo parto.[32] As gestantes não conhecem os efeitos secundários dos medicamentos administrados durante o parto. Diversos fatores podem explicar as falhas nas informações fornecidas às futuras mães: os profissionais da saúde nem sempre estão informados sobre os últimos estudos científicos referentes às práticas; de modo geral, falta tempo aos médicos para informar as mulheres adequadamente; as enfermeiras dos departamentos de obstetrícia hesitam em dar essas informações enquanto as mulheres estão em trabalho de parto, pois temem que as informações sobre os efeitos secundários possíveis façam as gestantes se sentirem culpadas se, por acaso, aquilo que ouviram se concretizar.[33] Geralmente, ouvimos dizer que as mulheres devem ser informadas durante a gravidez, pois durante o parto, quando estão tomadas pela dor, não é um bom momento para bombardeá-las com informações. E, não só os cursos pré-natais gratuitos são cada vez mais raros, como nem todas as mulheres julgam necessário se preparar para o nascimento, acreditando que poderão receber uma peridural desde o início do trabalho de parto, o que é contraindicado na maioria dos casos.

Mesmo nos cursos pré-natais, muitas vezes, não são abordados os efeitos secundários da peridural, essa intervenção cada vez mais presente e que pode provocar efeitos negativos sobre o trabalho de parto. Em 2006, três quartos das norte-americanas receberam peridural no parto (Centers for Disease Control) e Quebec não ficou muito atrás (68% das mulheres receberam peridural em 2006, segundo o Institut Canadien d'Information sur la Santé, e a taxa não para de crescer). As mulheres desejam receber uma peridural para aliviar a dor do parto sem saber, necessariamente, o que ela implica nas rotinas hospitalares ou o possível impacto que pode ter, demonstrado pelos estudos: probabilidade de lentidão do trabalho de parto, aumento dos partos com fórceps ou vácuo extrator, efeitos negativos sobre o posicionamento do bebê ou sobre a rotação de sua cabeça, recurso talvez mais frequente à cesárea, etc. Um estudo de 2011 também revelou que as mulheres sob peridural correm mais risco de ruptura uterina.[34]

Mesmo com tantos perigos, fala-se pouco dos riscos das cesáreas em comparação aos riscos do PNAC.

As autoridades, preocupadas com a medicalização do parto, tomaram medidas

Nos anos 1980, apenas o movimento feminista e, em particular, o movimento pela humanização do parto e nascimento[35] reclamava mudanças na obstetrícia: nas práticas, nos profissionais que intervêm junto às mulheres grávidas ou parturientes, nos locais de nascimento, no modo como vemos o parto. Desde essa época, muitos órgãos, alguns tão prestigiosos quanto a Organização Mundial da Saúde, ou os governos de alguns países tomaram posicionamento quanto ao que se constituem nas melhores práticas relativas ao parto.

Segundo o Ministério da Saúde do Brasil, muitas têm sido as iniciativas governamentais para qualificação da atenção ao parto e redução das cesarianas, entre 1984 e a atualidade (ver a lista no Apêndice do *Saúde Brasil 2011*, Quadro 2[36]). Há portarias sobre práticas em obstetrícia, parcerias com grupos de interesse, novas políticas, formação profissional como os Seminários de Atenção Obstétrica e Neonatal Humanizada e Baseada em Evidências Científicas, programas como o Programa de Humanização no Pré-Natal e Nascimento (2000), publicações e documentários. Algumas das iniciativas governamentais podem ter contribuído para fazer baixar a taxa de cesáreas durante um curto período, a partir de 1998:

> O início do declínio coincide com as medidas adotadas pelo Ministério da Saúde em 1998 para qualificar a atenção ao parto, introduzindo a remuneração da analgesia de parto, e da assistência ao parto sem distócia por uma enfermeira-obstetra e, notadamente, a Portaria MS/GM n. 2.816, de 2 de junho de 1998, remunerando as AIHs dos hospitais até determinado percentual de cesáreas.[37]

No Brasil e em outras partes do mundo, há alguns anos, surgiu um movimento para chamar a atenção sobre a importância do parto normal, fisiológico, tanto no âmbito dos governos quanto das associações médicas e universitárias (assistimos, por exemplo, à criação de centros de pesquisas universitárias a respeito da normalidade do parto). É assim que, em especial no Reino Unido, foram feitos esforços marcantes para que se responda melhor às necessidades das mulheres durante o parto: um relatório governamental, *Changing childbirth*,[38] de 1993, recomendava que as mulheres fossem informadas sobre a possibilidade de darem à luz em casa ou em uma clínica e, em 2008, foi publicado um relatório unânime endossado pelo Royal College of Midwives e pelo Royal College of Obstetricians and Gynecologists: *Making normal birth a reality*;[39] desde o início dos anos 2000, uma conferência anual sobre a pesquisa do parto normal é organizada pela Universidade Central de Lancashire, e foram publicadas obras sobre o parto natural e a pesquisa científica. No Canadá, a Société des Obstétriciens et Gynécologues du Canada participou de uma definição, com outras associações profissionais, da normalidade do parto.[40] Tal sociedade também assume regularmente posição sobre diferentes assuntos, e criou programas de formação para seus membros (Ampro,[41] Gesta etc.), a fim de aumentar a qualidade das práticas que cercam o parto, e para que elas sejam baseadas em resultados de pesquisas. Em Quebec, na introdução da Politique de Périnatalité (2008),[42] destaca-se a importância do parto fisiológico e, enquanto este livro está sendo escrito, há um estudo em vias de ser terminado, o ensaio clínico randomizado Quarisma,[43] visando a colocar em ação medidas que poderão contribuir para baixar a taxa de cesáreas nos hospitais e também verificar a eficácia de tais medidas. Todas essas mudanças recentes só podem ajudar as mulheres que desejam ter um PNAC a obter o apoio das autoridades médicas.

2010: Primeira Conferência de Consenso sobre o PNAC[44]

Em 2010, um acontecimento importante ocorreu nos Estados Unidos: a Primeira Conferência de Consenso de Desenvolvimento do PNAC, organizada pelos Institutos Nacionais da Saúde, na qual estive presente. Para essa Conferência, foi realizada uma revisão sistemática da literatura científica (releitura dos estudos publicados) e, depois, os especialistas se pronunciaram diante de uma mesa formado por 21 profissionais de diferentes disciplinas, e do público que podia fazer perguntas e comentários. A contribuição do público, dos órgãos de informação sobre a cesárea e sobre o PNAC, dos clínicos que apoiam o PNAC e dos pesquisadores em obstetrícia, desempenhou um papel crucial durante toda a Conferência e, provavelmente, beneficiou o relatório final. O NIH também havia previsto a possibilidade de participação (comentários e perguntas) à distância, pela internet. Em um artigo interessante sobre o papel das mídias sociais na capacitação das mulheres em relação ao PNAC, a parteira e comunicadora Amy Romano e seus colegas destacaram o caráter extraordinário da participação do público nesse evento.[45]

A Conferência concluiu que o PNAC se constitui em opção razoável para a maior parte das mulheres que tiveram uma cesárea por incisão transversal baixa. O relatório recomenda que os hospitais revejam suas políticas no que se refere ao PNAC e que tomem medidas para aumentar a eficácia do sistema em termos das possibilidades de escolha para as mulheres. O documento incentiva os profissionais da saúde a incluírem as mulheres nas decisões que lhes dizem respeito, como a de optar por um PNAC.

Além disso, sublinha que os seguintes fatores não clínicos influenciam as práticas em relação ao PNAC:

- diretrizes das associações profissionais;
- possibilidade de processos jurídicos contra os médicos ou centros hospitalares;
- natureza e extensão do processo de decisão esclarecida;
- as questões que se referem aos cuidadores e ao ambiente para o nascimento;
- a questão do seguro-saúde;
- as preferências das mulheres e dos cuidadores.

Essa Conferência de Consenso levou o American College of Obstetricians and Gynecologists (Acog) a rever suas diretrizes sobre o PNAC e, atualmente, elas apoiam a realização do PNAC: mesmo depois de duas cesáreas; para as mulheres que esperam gêmeos; e para as mulheres cuja incisão uterina não é conhecida.

No nível internacional, duas iniciativas muito importantes também aconteceram nos últimos anos: uma foi o retorno às boas práticas durante o parto e a outra relativa aos cuidados da maternidade e do parto. Trata-se respectivamente da Iniciativa Internacional para o Nascimento Mãe-Bebê (International Mother-Baby Childbirth Organization — IMBCI) e da carta *Cuidados maternos respeitosos: os direitos universais das mulheres grávidas.*

Uma iniciativa internacional voltada para as melhores práticas durante o parto e para o respeito às mulheres

Iniciativa Internacional para o Nascimento Mãe-Bebê[46]

Surgiu em 2008 uma iniciativa internacional voltada para as melhores práticas durante o parto e para o respeito às mulheres. O texto dessa iniciativa, em inglês conhecida como International Mother-Baby Childbirth Initiative (IMBCI), com uma estrutura similar à Initiative Hôpitaux Amis des Bébés (Iniciativa Hospital Amigo da Criança ou IHAC, da OMS, 1991) foi desenvolvido com a contribuição de representantes de cerca de 15 organizações internacionais que, a princípio, se reuniram em Genebra, em 2006. O objetivo era desenvolver práticas que se tornassem a norma em obstetrícia, em relação ao parto, do mesmo modo que a IHAC se transformou em referência no que diz respeito ao aleitamento. A lista das 10 condições da IMBCI está no Anexo 3. Essa iniciativa destaca a díade Mãe-Bebê: a importância de não separá-los logo após o parto, o respeito às mulheres durante esse acontecimento que se reveste de grande importância para elas, a importância de respeitar e apoiar a fisiologia do trabalho de parto e a necessidade de haver, nos estabelecimentos em que as mulheres dão à luz, práticas baseadas nos resultados das pesquisas científicas. No Brasil, o Hospital Sofia Feldman, em Belo Horizonte, é um estabelecimento que escolheu implantar a IMBCI.

Carta Cuidados maternos respeitosos: os direitos universais das mulheres grávidas[47]

Em 2011, a organização internacional Aliança da Fita Branca para a Maternidade Segura (White Ribbon Alliance for Safe Motherhood) reuniu um grupo de pessoas provenientes de diversos países, que trabalham nos campos da pesquisa, da qualidade da assistência em saúde materna e infantil, da educação, das áreas jurídicas e da defesa dos direitos. Essas pessoas estavam preocupadas com a atualização mais recente (2010) da Agência dos Estados Unidos para o Desenvolvimento Internacional (USAID, sigla em inglês) International em relação à ocorrência de maus-tratos e da falta de respeito em relação às mulheres quando dos cuidados de maternidade. Como não existia uma carta dos direitos das mulheres durante o período perinatal (embora a International Planned Parenthood Federation (IPPF) tivesse produzido uma a respeito dos direitos sexuais e reprodutivos), o trabalho desse comitê resultou em uma carta: *Cuidados maternos respeitosos: os direitos universais das mulheres grávidas.*

Essa carta tem o objetivo de aumentar a conscientização para o fato de que os direitos dos seres humanos, reconhecidos por declarações, convenções e pactos das Nações Unidas ou de outros organismos internacionais se aplicam também às mulheres durante a gestação, o parto e o período pós-natal. Em outras palavras, que uma mulher não perde seus direitos fundamentais quando está grávida ou dá à luz! Todos os parágrafos contidos na carta foram estabelecidos a partir de dispositivos internacionais relativos aos direitos da pessoa. Os direitos universais que figuram nessa carta estão no Anexo 3.

A IMBCI e a carta que acaba de ser mencionada são extremamente importantes no que se refere ao parto, pois uma define as condições que o favorecem e o respeito às mulheres durante esse fundamental acontecimento de suas vidas, e a outra se constitui na primeira carta a ser criada sobre os direitos das mulheres durante o parto. E em setembro, de 2014 a OMS apresentou uma declaração sobre isso na Assembleia Geral da ONU.[48]

O que significa esse novo contexto no que se refere ao PNAC?

Todos esses anos, estamos assistindo a uma tomada de consciência das autoridades do Canadá, do Brasil e de alguns outros países sobre a necessidade de retornar ao parto normal, ao parto fisiológico (pois, a maioria das mulheres pode vivê-lo), e isso cria um contexto favorável para o PNAC. No Brasil, as políticas federais sobre a humanização do parto e nascimento, sobre as práticas que os cercam (em que sempre se coloca a questão da frequência das cesarianas) e sobre a presença de acompanhante de escolha da mulher durante seu parto também são elementos favoráveis. Todavia, como o PNAC é difícil de conseguir tanto na América do Norte como na do Sul, as mulheres que tiveram um parto por cesárea devem estar especialmente bem preparadas, em particular se optarem por um parto com um médico em um centro hospitalar. E, muitas vezes, elas devem demonstrar muita determinação.

Se, para algumas mulheres, depois de sua cesárea o PNAC se impõe desde o início em seu espírito, para outras a escolha é menos fácil de ser feita, devido à "música do medo" (usando as palavras da dra. Jimenez), que é o pano de fundo não só para o parto em geral, mas para o PNAC em particular. Nem sempre é fácil para uma mulher tomar uma decisão dessa natureza, para ela e para seu bebê, mas não podemos esquecer as muitas decisões importantes que as mães e os pais terão de tomar durante os vinte anos do desenvolvimento de seu bebê até a idade adulta. Sem contar que, no que se refere ao PNAC, hoje temos muito mais elementos para nos ajudar a decidir do que era o caso nos anos 1980, quando apenas começávamos a tomar consciência dessa possibilidade e havia poucos estudos publicados.

É por isso que este livro foi estruturado de maneira a informá-la adequadamente, e a lhe permitir uma escolha esclarecida em uma gravidez posterior a uma cesárea. Ele também tem o objetivo de permitir que você se prepare para um PNAC. Aqui se encontram oito relatos de PNACs feitos por mulheres que os vivenciaram nos últimos anos, que saberão, por sua diversidade e pela determinação de suas autoras, incentivá-la, se necessário. Esta obra, ainda, foi documentada de modo minucioso, depois da leitura de centenas de artigos que apresentavam os resultados de estudos científicos, como demonstra a longa lista de referências em seu final. E mais, numerosas notas de rodapé foram incluídas, para aumentar a clareza do que apresentamos. Você encontrará, portanto, nesta edição, como encontraram as milhares de mulheres que me escreveram desde a primeira publicação desta obra, o que é necessário para refletir sobre a possibilidade de dar à luz por via vaginal depois de uma ou mais cesáreas. Isso irá ajudá-la a se preparar, como também uma lista de recursos aqui apresentados que pode auxiliá-la a prosseguir em sua reflexão.

A BANALIZAÇÃO DA CESÁREA

> Ao medicalizar as preocupações sociais e psicológicas em relação ao parto vaginal e reforçar a ideia de que cesarianas são seguras, eficientes e desejáveis, os médicos gradualmente transformaram um procedimento de emergência em uma prática de rotina... Aparentando responder a preocupações éticas na relação médico-paciente, os médicos mascararam outros motivos mais insidiosos para tal quantidade de partos cirúrgicos: seus próprios interesses, a popularidade e a conveniência.[49]

Apesar dos desenvolvimentos positivos que têm ocorrido, a evolução das taxas de cesáreas continua muito preocupante. Já em 1984, o dr. Shulman destacava que era:

> difícil acreditar que chegamos ao ponto em que 20 a 25%[50] de nossos rebentos devem vir ao mundo por uma operação, e isso por motivos médicos. Será que a natureza construiu o corpo feminino de tal modo que é preciso, em um quinto das vezes, ser operado para dar à luz?[51]

Como as cesáreas são mais frequentes do que nunca, as reflexões do dr. Schulman continuam muito atuais. Vivemos em uma época em que a cesárea se tornou banal. Ela é realizada, muitas vezes, por motivos que nada têm a ver com a urgência médica. A maioria dos profissionais de saúde que consultei (obstetras, clínicos gerais, enfermeiras em pré-natal, em obstetrícia, pesquisadores em perinatalidade etc.) concorda quanto ao fato de que muitos partos são induzidos artificialmente, e muitas cesáreas são realizadas porque isso convém a todos: ao hospital, ao médico e até mesmo às mulheres.

Esse é, evidentemente, o caso das cesáreas de repetição, que são realizadas, na maior parte das vezes, porque as mulheres tiveram um parto anterior desse modo, mas esse é também o caso de algumas cesáreas realizadas pela primeira vez. Elas podem ser feitas não porque o bebê ou a mãe estejam em sofrimento, mas porque o parto está demorando, a mulher já não tolera o trabalho de parto, os médicos estão sobrecarregados ou ninguém deseja correr o risco de perturbar o anestesista no meio da noite.

Disseram-me que "as mulheres pedem cesáreas". Uma enfermeira em um CLSC (Centre Local de Services Communautaires [Centro Local de Serviços Comunitários]), Janelle Marquis, esclareceu, para a primeira edição deste livro, que

> as mulheres não pedem necessariamente uma cesárea da primeira vez. Mas elas, muitas vezes, desejam um parto programado, isto é, induzido artificialmente no dia e no horário que sejam convenientes para todas as partes. O médico interna sua paciente no início da manhã, rompe a bolsa e, depois, são administradas prostaglandina[52] e oxitocina[53] em solução, conforme necessário. Isso nem sempre consegue desencadear o trabalho de parto, mas como a bolsa foi rompida, não se pode esperar mais de 24 horas, e acontece a cesárea.

Marlyse, uma enfermeira de pré-natal, recebeu de sua médica a proposta de um parto desse modo: "Ouça, você já tem dois outros filhos, eu vou interná-la com 38 semanas, em uma segunda-feira, e você poderá encontrar alguém para cuidar de seus filhos." Estupefata, Marlyse lhe respondeu: "Vejamos, então, eu sei o que isso é; as contrações são insuportáveis e isso pode provocar uma cesárea." Depois de amadurecer sua reflexão, ela decidiu dar à luz em casa, o que, entre outras vantagens, resolveu o problema de alguém que cuidasse das crianças.

> *Por toda parte, há a emergência, tão súbita quanto suspeita de um discurso sobre "a escolha das mulheres", pronta para aceitar a cesárea ou a supressão das menstruações. Onde está, então, a "escolha das mulheres" quando nós recusamos a episiotomia e ela é feita mesmo assim, e onde está ela quando queremos, hoje, dar à luz de cócoras? Em todo lugar também, ouvimos um discurso sobre os riscos que nos limitam mais do que nos protege, especialmente quando se fala dos riscos para o bebê.[54]*

Se, na época da primeira publicação deste livro, as mulheres que esperavam seu primeiro filho não pediam cesárea, nos últimos anos, ao contrário, assistimos ao surgimento de um fenômeno pouco constatado anteriormente, ou seja, o pedido de cesáreas por parte das gestantes de primeira viagem e que preferem não dar à luz por via vaginal. Várias celebridades norte-americanas como Britney Spears, Madonna ou Elizabeth Hurley, por exemplo, agiram assim.[55] Mas esse fenômeno foi muito impulsionado pelas mídias,[56] e estudos recentes revelaram que um número muito pequeno de mulheres, de fato, pediam uma cesárea sem um motivo médico.[57] Em nome da escolha das mulheres, os médicos aceitam fazer a cesárea,[58] mesmo que as associações que os representam não aprovem necessariamente essas decisões.[59] O American College of Obstetricians and Gynecologists (Acog), que exerce uma importante influência sobre as práticas obstétricas na América do Norte, adotou, porém, em 2003, uma posição justificando, no plano ético, as cesáreas sem razão médica.[60] Essa recomendação surpreendeu Nicette Jukelevics, editora do site <www.vbac.com> e autora de *Understanding the dangers of cesarean birth*, considerando-se as provas científicas dos riscos das cesáreas marcadas, e ponderando-se que os riscos dessa operação foram sublinhados pelo Acog em outros comunicados,[61] em especial, com uma preocupação com os riscos da cesárea feita antes das 39 semanas.[62] E ainda mais, constatamos que as mulheres que já fizeram uma cesárea não conhecem necessariamente os riscos ou não os compreenderam bem.[63] Parece-me que seria importante ajudarmos as mulheres que estão tomadas por um grande medo diante do parto, mais do que concordar imediatamente com seu desejo de ter uma cesárea. Os estudos mostraram que o apoio, o aconselhamento e até uma intervenção terapêutica podem fazer com que elas mudem de ideia.[64 e 65]

Na pesquisa norte-americana "Listening to Mothers", uma única mulher entre as 1.600 entrevistadas respondeu que havia feito uma cesárea planejada sem razão médica, a seu pedido.[66]

E no Brasil, pesquisas e estudos sobre cesárea feitas com as pacientes revelam que não é a solicitação das mulheres o fator de base para a cesárea de repetição.[67]

Já, na segunda metade dos anos 1980, a cesárea havia se tornado, como a socióloga Maria de Koninck pôde constatar, ao entrevistar as mulheres algumas semanas depois do parto, um modo para que algumas evitassem ter de viver o trabalho de parto e as contrações dolorosas que geralmente o acompanham. Ela também havia se tornado, constatou surpresa a socióloga, um modo para que algumas mulheres tivessem uma experiência do parto semelhante a de seu parceiro. Como ele, declaravam elas, elas não haviam sentido dor (graças à anestesia); como os pais, as mães haviam apenas "assistido" ao parto. As mulheres estavam mesmo convencidas, como muitas pessoas, que a cesárea era — mesmo para um bebê que não estava de modo algum em perigo — o melhor modo de nascer.

É evidente que os valores de nossa sociedade influenciam nosso modo de ver o parto. Devemos tomar consciência dos caminhos que nos levaram a considerar o parto como um acontecimento médico e, até mesmo, há cerca de 40 anos, como um acontecimento cirúrgico. Vivemos em uma sociedade de pessoas estressadas, onde tudo deve acontecer depressa, em que todas as dificuldades são resolvidas pela tecnologia, e todos os problemas de saúde têm uma solução medicamentosa ou cirúrgica. Gostamos de ser o dono de nossa vida, de nosso corpo e, em determinadas situações, não há nada melhor que isso. Mas a complexidade de um acontecimento como o parto não se acomoda necessariamente às intervenções da conveniência. Talvez esse acontecimento seja muito perturbador, como acredita o dr. Michel Odent, que foi diretor da maternidade de Pithiviers, na França, durante 25 anos e que ajuda em Londres, há cerca de 15 anos, as mulheres a darem à luz em casa.

A frequência elevada das cesáreas a torna muito mais banal do que anteriormente. Mesmo que seja uma operação que apresenta infinitamente menos riscos atualmente para a mãe e seu bebê, e mesmo as mulheres operadas se recuperando mais facilmente do que há trinta anos, permanece o fato de que é, ainda, uma grande cirurgia abdominal, que requer anestesia e, pelo menos por isso, não se deveria recorrer a ela a não ser quando um motivo médico o exigisse, isto é, quando o estado de saúde da mãe ou do bebê a tornasse necessária.

Se as cesáreas são feitas porque os especialistas estão sobrecarregados, poderia haver outras soluções para esse problema, como afirmou, em dezembro de 2007, um dossiê no jornal *Le Devoir*:[68] aumentar o número de parteiras, ampliar o papel das enfermeiras durante a gestação e o parto, dar novamente aos médicos de família o prazer de atuar em obstetrícia. Durante décadas, tem sido dito às mulheres grávidas que ser acompanhada por um ginecologista-obstetra é importante para sua saúde e a de seu bebê e, durante quase vinte anos, os médicos têm se oposto ativamente à legalização da atuação das parteiras. Colhemos agora os frutos daquilo que tem sido há um bom tempo veiculado pelo meio médico. E, o aumento de nascimentos a que assistimos há alguns anos deveria se constituir em uma ocasião para voltar a centrar os cuidados da maternidade nos recursos adequados.

> Vocês sabem que não é necessário um ginecologista de nível III para fazer um acompanhamento de gravidez.[69]

Esquecemos que uma mulher grávida saudável não tem necessidade de que sua gestação seja acompanhada por um especialista, mesmo quando é diagnosticado um diabetes gestacional ou quando ela espera gêmeos ou mesmo em outras situações nas quais é preciso apenas um acompanhamento mais atento. Especialmente onde a proporção obstetras/população é mais elevada, a taxa de cesáreas pode aumentar.[70] Isso é normal, pois o ginecologista-obstetra é, essencialmente, formado para intervir em caso de complicações. Esse não é tanto o caso do médico de família e ainda menos o das parteiras canadenses, ambos muito mais habituados a acompanhar partos normais e que, por isso mesmo, muitas vezes são mais pacientes. Essa atitude contribui para evitar complicações: "Existe uma correlação entre o aumento da taxa de mortalidade materna e infantil entre mulheres com gravidez normal e o aumento do número de intervenções durante o parto."[71] Entre 1990 e 2006, a taxa canadense de mortalidade materna passou da 2ª à 11ª posição mundial, e a taxa de mortalidade infantil passou da 6ª à 21ª colocação.[72] E, mesmo que seja muito raro uma mulher morrer no parto, começa-se a ver, em alguns países, o aumento da taxa de mortalidade materna,[73] por exemplo, nos Estados Unidos, paralelamente ao aumento do número de cesáreas. No Brasil, um estudo publicado em 2012 salienta que mulheres submetidas a uma cesárea correm 3,5 vezes mais risco de morte que aquelas que tiveram parto vaginal.[74]

Paradoxalmente, a humanização da cesárea, que está se espalhando nas instituições hospitalares, depois das pressões feitas pelas mulheres e pelos grupos de apoio à cesárea, provavelmente contribuiu para banalizar essa intervenção. Sim, na maioria dos centros hospitalares pode-se fazer uma "cesárea centrada na família", em que a mulher permanece consciente e tem o parceiro ao lado, pois a peridural[75] é atualmente muito difundida. Isso é infinitamente mais satisfatório para muitas mulheres do que descobrirem seu ventre repentinamente vazio, muitas horas mais tarde, e ter um bebê que não viram nascer, como era frequentemente o caso há duas décadas. Mas isso ainda não diminui o fato de que a cesárea é uma cirurgia e que, como tal, apresenta mais riscos do que um parto vaginal. Riscos imediatos e riscos a longo prazo, tanto para a mãe quanto para o bebê e para os bebês de gestações futuras, como veremos no próximo capítulo. A cesárea priva também o recém-nascido, e até mesmo a mãe, das vantagens do trabalho de parto, e abrevia ou retarda consideravelmente o contato inicial mãe-bebê. Enfim, a cesárea também é um acontecimento que, para muitas, não deixa de ter um impacto doloroso, como veremos no capítulo 4 deste livro.

Taxas de cesáreas cada vez mais altas

As taxas de cesárea na América estão entre as mais altas do mundo. Enquanto nos Estados Unidos cerca de um terço das mulheres realizam atualmente uma cesárea (32,9%, em 2009, segundo o Center for Diseases Control), no Canadá trata-se de mais de um quarto das mulheres. Embora, no ano 2000, 21,2% das mulheres tinham uma cesárea, seis anos mais tarde, a taxa era de 26,3%. Em Quebec, o número oscila perto dos 23%, desde 2006 (dados do Ministère de la Santé et des Services Sociaux [MSSS]), e um terço das cesáreas aconteceu apenas porque havia uma cesárea anterior. E, de fato, 81% das mulheres de Quebec que realizaram uma cesárea anterior fizeram outra, em 2005-2006.[76]

Gráfico 2.[77] Cesáreas por 100 nascimentos vivos, 2009 e mudança entre 2000 e 2009

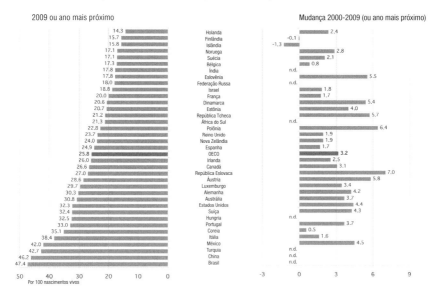

Além disso, a possibilidade de que as mulheres que anteriormente realizaram uma ou mais cesáreas venham a ter um parto natural é bastante limitada, em muitos países, inclusive na América do Norte. Enquanto os profissionais da saúde evocam fácil e frequentemente, de modo alarmista, o risco do PNAC (de ruptura uterina), continuamos evasivos ou nos calamos quanto aos riscos para a saúde provocados pela cesárea.

Taxas de cesáreas no mundo

Como vimos no quadro precedente, as taxas de cesáreas variam muito nas diferentes regiões e nos diversos países do mundo. Em 2007, a OMS[78] publicou os resultados de um vasto estudo internacional sobre as taxas de cesáreas: quase todos os países africanos, exceto dois, têm taxas de cesáreas abaixo do valor recomendado, enquanto na Europa, na América do Norte, na América Latina e no Caribe, a maioria dos países tem taxas superiores ao máximo recomendado. Algumas regiões, como a África, não têm os recursos necessários para fazer as cesáreas que seriam necessárias, já outras regiões, que têm relativa quantidade de recursos, um volume intermediário entre a escassez da África e a abundância do mundo desenvolvido, têm taxas de cesáreas muito elevadas, como é o caso da América Latina, principalmente devido às clínicas particulares. Isso não significa, no caso desta última região, que todas as mulheres que precisariam ter uma cesárea tenham acesso a ela.

Tabela 3.[79] Taxa de cesáreas nas diferentes regiões do mundo (2007)

Região do mundo	Taxa média de cesáreas	Taxas mínima e máxima das sub-regiões
África	3,5%	1,8% a 14,5%
Oceania	14,9%	4,9% a 21,6%
Ásia	15,9%	5,8% a 40,5%
Europa	19%	15,2% a 24,0%
América do Norte	24,3%	22,5% a 24,4%
América Latina e Caribe	29,2%	18,1% a 29,3%

Na Europa, em alguns países como Itália e Portugal, as taxas de cesárea atualmente ultrapassam os índices da América do Norte, enquanto na primeira publicação deste livro, havia uma diferença marcante entre a América do Norte e a Europa, com vantagem para esta última. Se a idade média das mulheres que dão à luz a seu primeiro filho é um pouco mais alta do que antes, permanece o fato de que a queda da taxa do PNAC pode contribuir para a alta da taxa de cesárea. As preferências pessoais dos médicos e o modo como eles percebem as opiniões de suas clientes podem também ter contribuído para fazer subir as taxas de cesáreas.[80]

O PARTO NORMAL APÓS CESÁREA

A partir dos anos 1980, depois de décadas em que o parto normal após cesárea foi "proibido", recomeçamos, na América do Norte, a dar à luz por via vaginal depois de uma cesárea. Aqui está uma breve história da cesárea e do PNAC.

Um pouco de história

Jacob Nufer, educador suíço do século XVI, realizou, segundo se diz, uma cesárea em sua mulher que estava há vários dias em trabalho de parto. Essa lenda é uma das mais difundidas em relação à primeira cesárea feita em uma mulher viva. E, conta-se que a mulher não só sobreviveu, mas que, depois, ela deu à luz por via vaginal quatro outras vezes.[81]

Parece que, na Europa, a situação continuou na mesma linha, pois a expressão PNAC sequer existia antes dos anos 1990. Segundo a dra. Yolande Leduc, do hospital Pierre Boucher, dar à luz na Europa era viver as contrações e a expulsão, mesmo depois de já ter feito uma cesárea (exceto em caso de contraindicação médica). Mesmo que as taxas de cesáreas tenham aumentado nos últimos anos, alguns países como o Reino Unido ainda têm taxas de PNACs bem superiores às do Canadá: aquele país tem uma taxa de PNACs que é quase o dobro da canadense.

As taxas de PNAC

> **Uma "bisavó do PNAC"**
>
> Tive um PNAC em 1933, na França. Meu primeiro bebê nasceu por fórceps e o segundo, por cesárea. Tive uma incisão clássica. Minha terceira gestação foi a mais fácil. Eu continuei a trabalhar até entrar em trabalho de parto. Os cuidados pré-natais não existiam naquela época e eu não consultei nenhum médico. Quando as contrações começaram, eu fui até o hospital e minha filha nasceu depois de um breve trabalho de parto, relativamente sem dor. Ela pesou 3,5 ou 4 kg. A ideia de não dar à luz por via vaginal nem chegou a passar pela minha cabeça.[82]

Até o início dos anos 1980, não existiam estatísticas sobre a taxa de PNAC no Canadá, e essa situação perdura na maior parte dos países do mundo até hoje. Faye Ryder, então militante pelo PNAC na Colúmbia Britânica e redatora do *Ma-*

ternal health news, estimou a taxa canadense da época em 3% ou 4%. No Quebec, o número estimado era em 1% ou 2%. Nos anos 1980, os países europeus declararam ter mais de 33% de partos vaginais depois de uma cesárea. Atualmente, se as taxas de cesáreas de diversos países industrializados são relativamente fáceis de serem obtidas, o mesmo não acontece com as taxas de PNAC.[83] No Quebec, o índice de PNAC[84] foi de 19,6% para o exercício de 2009-2010 (MSSS). E um levantamento das Declarações de Nascidos Vivos do estado do Rio de Janeiro identificou que houve 19,3% PNACs em 2011, entre os nascidos vivos de gestação não gemelar.[85]

Poderíamos nos perguntar se os países que têm mais cesáreas e menos PNACs têm taxas de mortalidade infantil menos altas. Parece que não. Aqui estão os índices de alguns países em meados dos anos 1990, informações obtidas por Diane Korte para um artigo publicado em 1998[86] em relação às taxas de cesáreas e as de mortalidade infantil.

Tabela 4. Taxa de mortalidade infantil em partos

Mortalidade infantil	Cesárea	PNAC	Países (1994-1995)
4,3/1000	27%	70%	Cingapura
4,7/1000	15,4%	40,4%	Finlândia
5,2/1000	12,5%	54,1%	Noruega
6,2/1000	17,6%	33,4%	Canadá
6,2/1000	15%	43,2%	Inglaterra
8,0/1000	20,8%	35,5%	Estados Unidos

Nesse quadro, as duas taxas de PNAC mais altas provêm de países em que a mortalidade infantil é muito baixa. Podemos observar, também, que países escandinavos (Noruega e Finlândia), onde as parteiras são as principais responsáveis pelos partos, não apenas apresentam taxas de mortalidade infantil pouco elevadas, mas suas porcentagens de cesáreas estão entre as mais baixas e têm uma taxa de PNAC bastante elevada.

Foi em meados dos anos 1970 que a demanda das mulheres a favor do PNAC emergiu, enquanto o número de cesáreas crescia bastante. Formaram-se grupos de mulheres que, a princípio, enfatizaram a informação relativa à cesárea e, depois, sua prevenção. Algum tempo depois, no início dos anos 1980, começaram a surgir grupos de apoio ao PNAC na América do Norte.

Os governos e as associações de profissionais de saúde se pronunciam

Depois das ações realizadas por esses grupos e das exigências individuais de mulheres que desejavam ter um PNAC, vários posicionamentos oficiais se revelaram a favor do PNAC nos anos 1980. No início dessa década, pela primeira vez na América do Norte, foi declarado oficialmente que o parto vaginal depois de uma cesárea é seguro e apresenta poucos riscos quando a incisão uterina foi transversal baixa (feita na horizontal, na parte inferior do útero). Até mesmo a Organização Mundial da Saúde, durante uma Conferência sobre a Tecnologia Apropriada ao Nascimento, realizada no Brasil em 1985, posicionou-se e adotou de modo unânime a seguinte recomendação: "Não existem provas de que devemos automaticamente realizar uma cesárea depois de uma primeira cesárea. Devemos incentivar o PNAC em todos os lugares em que uma equipe possa atender a uma urgência obstétrica."[87]

No Canadá, a Conferência de Consenso Nacional sobre os Aspectos da Cesárea[88] recomendou, em 1986, o que se chamava na época "prova de trabalho de parto" — uma expressão não muito encorajadora — para as mulheres que haviam tido uma cesárea por incisão transversal baixa e cujo bebê tinha apresentação cefálica, desde que não existisse nenhuma indicação absoluta para uma cesárea, por exemplo, uma placenta posicionada na entrada do colo.

Em 1988, o American College of Obstetricians and Gynecologists reviu suas políticas em relação ao PNAC e declarou que deveríamos incentivar as mulheres a dar à luz por via vaginal depois de uma ou várias cesáreas, salientando que não seria necessária nenhuma medida especial para esses partos além daquelas que deveriam existir em todos os casos (por exemplo, a possibilidade de realizar uma cesárea depois de 30 minutos). O Acog não se opunha ao uso da peridural ou da oxitocina para um PNAC na época. E, mesmo depois, em 1994, não desaconselhava o uso das prostaglandinas.[89]

A Conferência de Consenso Canadense não julgou indispensável a presença permanente do médico durante o trabalho de parto, nem o monitoramento eletrônico fetal contínuo. Ela também não mencionou que apenas um ginecologista-obstetra poderia assistir a uma mulher durante um PNAC; um clínico geral poderia fazê-lo, se um ginecologista-obstetra e um anestesista estivessem de plantão, e desde que o primeiro tivesse feito uma avaliação pré-natal. E a Conferência concluiu que essas recomendações podem *"servir de base razoável e justificável para a prática clínica"*. Dito de outro modo, elas poderiam servir de normas.[90]

Depois desses posicionamentos, a taxa de cesáreas diminuiu nos Estados Unidos (e também no Canadá) entre 1989 e 1996. O Acog continuou a incentivar o PNAC até julho de 1999,[91] quando publicou diretrizes ambíguas e controversas, desestimulando o PNAC a menos que uma equipe médica e uma sala de cirurgia estivessem disponíveis "imediatamente", em caso de necessidade, sem que nenhum estudo tivesse demonstrado essa necessidade, ainda mais sabendo que isso não corresponde à realidade de todos os estabelecimentos.

Foi preciso esperar até 2010 para que ocorresse a Primeira Conferência de Consenso a respeito do PNAC (ela foi mencionada na seção a respeito do contexto, no início deste capítulo). A conclusão da Conferência foi que o PNAC constitui uma opção razoável para a maior parte das mulheres que tiveram uma cesárea por incisão transversal baixa.

A situação no Canadá: cada vez menos PNACs

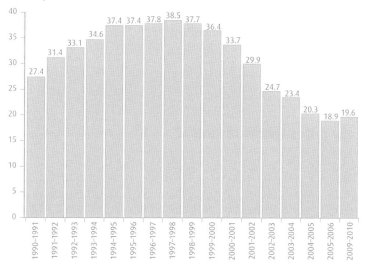

Gráfico 3.[92] Alta e queda da taxa de PNAC de 1990-1991 a 2009-2010

> *Atualmente, um estado de crise ligado aos processos médicos diminui a disponibilidade dos profissionais da saúde e provoca um questionamento sobre o fato de que as pacientes possam ter menos opções, menos acesso aos cuidados e talvez elas corram mais riscos de complicações.*[93]

No Canadá, os serviços de obstetrícia defrontam-se com uma crise, em especial nas regiões rurais ou distantes, segundo o presidente da Society of Obstetricians and Gynaecologists of Canada (SOGC), em 2007, o dr. Donald Davis.[94] Nos grandes centros do Quebec, é possível que uma mulher encontre um médico que concorde em atendê-la para um PNAC, bem como um hospital em que isso seja feito. Mas, as reações dos médicos variam no que diz respeito às situações específicas de cada mulher (uma ou mais cesáreas anteriores, cesárea anterior por distócia ou desproporção céfalo-pélvica, gravidez de gêmeos etc.). Porém, fora dos grandes centros (isto é, Montreal, Quebec e Sherbrooke), a situação não é muito encorajadora. As diretrizes das associações médicas[95] norte-americanas deram lugar a políticas hospitalares de recusa do PNAC, e, portanto, são autorizados menos PNACs nos hospitais de nível I ou II.[96] Por exemplo, um estudo feito na Nova Escócia[97] mostra que nos hospitais de nível III as parturientes que conseguiam realizar um PNAC eram duas vezes mais numerosas. Mas, se o PNAC não é autorizado, sobretudo nos grandes centros, certos hospitais regionais continuam a ajudar as mulheres que desejam um PNAC a consegui-lo, mesmo porque dar à luz em um centro hospitalar com baixo volume de partos não apresenta mais riscos do que dar à luz em um centro hospitalar no qual se façam muitos partos.[98]

Mesmo que tenham acontecido duas Conferências Científicas de Consenso na América do Norte, recomendando o PNAC (nos anos 1980 e em 2010), o parto normal após cesárea foi, e continua a ser, um assunto polêmico nos meios médicos, até porque o parto por via vaginal (sem cesárea anterior) também perdeu terreno diante da cesárea.[99]

Por que são feitas tantas cesáreas?

> *Essa dificuldade em interferir com a tendência ascensional deriva do fato de que a questão das cesarianas é multidimensional. Há um componente da sua determinação que é biológico, porém há muitos outros que a influenciaram historicamente, como: a forma de organização dos serviços de saúde; o pagamento por procedimentos; a associação de sua realização com a laqueadura; a questão cultural; a questão de uma economia de mercado que transformou esse procedimento cirúrgico em bem de consumo; a qualidade da formação profissional; o modelo de assistência a partos e nascimentos; o fato de que muitos profissionais não participam das iniciativas de educação continuada e não balizam as suas práticas em evidências científicas; e outras.*[100]

Fala-se que atualmente as mulheres são mais velhas quando têm seu primeiro filho e, assim, talvez seu parto seja com maior frequência mais complicado, ou que as mulheres de tal ou qual grupo étnico têm filhos com mais frequência por cesárea, ou então que os bebês são maiores do que antes.[101] Ora, a pesquisa nacional norte-americana revelou que a taxa de cesáreas aumentou em todos os grupos de mulheres, sem distinção de idade, número de filhos, estado de saúde, raça ou grupo étnico etc.[102] No Brasil, as taxas de cesariana são altas e ascendentes em todo território nacional, em todas as faixas de idade, incluindo as adolescentes.[103] Isso vai de encontro às razões normalmente evocadas para explicar o aumento da taxa de cesáreas.

Segundo o Ministério da Saúde (2012), Faundes e Cecatti[104] descreveram fatores associados à mulher (medo da dor, busca da integridade vaginal e a crença de que o parto vaginal é mais arriscado para o feto do que uma cesárea), à organização das questões obstétrica (conveniência e segurança do médico) e aos fatores institucionais e legais, como o pagamento mais elevado para a cesárea e durante certo período, a esterilização cirúrgica durante o procedimento operatório da cesárea.[105] E, para Villar e colaboradores, os seguintes fatores contribuíram para o aumento mundial das taxas de cesárea: demográficos e nutricionais, a percepção dos provedores de cuidado e dos pacientes de que o procedimento é seguro, a prática profissional defensiva, as mudanças nos sistemas de saúde e a cesárea a pedido da mulher.

As mulheres pedem uma cesariana?

> Acredita-se que, muitas vezes (...) as mulheres brasileiras pedem, em sua maioria, para realizar uma cesariana. Porém, vários estudos mostram o contrário. Um, publicado em 2011 por Potter et al. demostra, por exemplo, que entre 70 e 80% das mulheres que fizeram uma cesária teriam preferido o parto normal, tenham elas recorrido ao setor público ou privado. Esse estudo mostra também que, no setor privado, 64% das mulheres tinham programado uma cesariana (portanto, decidiram-na durante a gravidez) contra 23% no setor público. Potter et al. também chegaram à conclusão, desta vez em 2008, que são os médicos que persuadem as mulheres a aceitar uma cesariana programada, sob pretextos que podem ser falaciosos (criando uma situação que não existe ou que não requer uma cesariana).[106]

Se, às vezes, as mulheres pedem uma cesariana, isso tem mais a ver com traumas de partos vaginais anteriores. Efetivamente, o relatório "Saúde Brasil 2011" cita também Diniz (2009), para quem os traumas vividos pelas mulheres brasileiras em seus partos vaginais e, principalmente, as intervenções inúteis e invasivas a que são submetidas — não mencionando as atitudes violentas dos cuidadores — constituiriam em fatores que podem contribuir para o desejo de algumas de ter uma cesariana subsequentemente.[107]

A taxa de cesáreas aumentou mais rápido do que justificariam as condições médicas ou demográficas.[108]

Parece que assistimos, já há uma década, a uma mudança importante nas práticas obstétricas. Os médicos tenderiam mais a seguir a via da cesárea,[109] e as novas gerações de médicos (40 anos ou menos) têm uma atitude diferente em relação ao parto e à tecnologia, segundo o pesquisador médico Michael Klein.[110] Ouvimos, às vezes, dizer que a taxa de cesáreas subiu porque são feitos menos PNACs.

Isso pode ser um fator, mas não é o único. De fato, a taxa de cesáreas feitas em mães de primeira viagem também subiu, como indica o American College of Obstetricians and Gynecologists: "A alta das cesáreas primárias ocorre paralelamente à alta da taxa global de cesáreas; esta última alta não pode ser explicada pelo declínio do PNAC."[111]

Se um clima de medo cerca o parto em nossa sociedade,[112] existem outros motivos que explicam essa importante mudança. Os médicos estão mais ligados à "comodidade" da cesárea e ao clima médico-jurídico que cerca a obstetrícia (o medo dos processos legais, por exemplo) do que às exigências das mulheres que, segundo vários estudos, preferem dar à luz por via vaginal.[113] O fato de que menos médicos que antigamente estejam presentes no parto de sua clientela talvez seja um fator, como afirma o pesquisador norte-americano Eugene Declercq com base em sua pesquisa sobre os cuidados de maternidade.[114] Por outro lado, a multiplicação dos profissionais que intervêm durante o parto poderia ter um impacto: é possível, de fato, que a presença de cada enfermeira adicional ao lado da mulher em trabalho de parto aumente o risco de cesárea em 17%![115]

Como não existem dados comprobatórios claros, a prática de uma cesárea por motivos não justificáveis do ponto de vista médico não é aceitável eticamente.[116]

A cesárea é mais "cômoda" do que um PNAC

Em 1988, o dr. Usher, então neonatalogista no Hospital Royal Victoria, de Montreal, me disse que o PNAC "irá se tornar a norma porque as mulheres irão exigi-lo". Porém, é bem mais fácil para um médico fazer uma cesárea do que esperar um parto vaginal. Um parto começa, muitas vezes, no meio da noite, isso é o que existe de mais incômodo e, além do mais, não se pode, de modo algum, prever quando o trabalho de parto, de fato, começará.

Pode ocorrer, como uma pesquisa nacional norte-americana[117] revelou, que os médicos exerçam certa pressão sobre suas pacientes a fim de que elas aceitem uma cesárea. Na verdade, 1/4 das participantes dessa pesquisa disseram ter se sentido pressionada por seu médico nesse sentido. No Brasil, os médicos conseguem persuadir suas clientes a aceitarem uma cesárea por motivos clínicos inexistentes ou que não justificariam o recurso a essa operação.[118] Existe um desequilíbrio de poder entre os profissionais e sua clientela, e a pesquisa sobre o modo como as decisões são tomadas não examinou como os cuidados são oferecidos, nem observou as interações entre as mulheres e seu profissional de saúde.[119] Enfim, a OMS levanta a hipótese de que motivos de ordem econômica estejam na origem das variações das taxas de cesáreas.[120] No Canadá, porém, onde os cuidados médicos são gratuitos, o fator monetário entraria menos em jogo do que o fator "comodidade" ou o medo de processos. Por exemplo, em Quebec, para um médico especialista, existe uma diferença de apenas 50 dólares entre a remuneração para um parto vaginal ou para uma cesárea (Códigos n. 6.903 e n. 6.912 da Régie de l'Assurance-Maladie du Québec [Departamento de Seguro-saúde de Quebec]), e existe até um suplemento de 200 dólares quando se trata de um PNAC.[121] Todavia, no Brasil o fator monetário poderia ser importante, já que, além do sistema de saúde público, há uma rede de hospitais e clínicas privados.

Um ponto relevante a considerar, quando abordamos a questão da mudança, é a atitude das mulheres para com seu médico. Em Quebec, a Medicina é uma das profissões mais respeitadas. O médico, muitas vezes, tem grande influência sobre suas e seus "pacientes". Seu conselho tem um grande peso para muitas mulheres.

O medo dos processos judiciais[122]

> Por que impor a nós, mães prestes a parir, um modo de fazê-lo sem que possamos participar da tomada dessa decisão? É o nosso corpo. Eu não sou uma irresponsável. Se me provassem que um PNAC seria impossível ou arriscado para mim ou meu bebê, eu compreenderia. Mas até aqui, eu não tive nenhuma razão válida (para aguentar uma recusa)... Meu médico me disse ter submetido meu prontuário a dois ginecologistas que se recusaram. Ele também me falou que queria se proteger dos processos se o parto terminasse mal.[123]

Estima-se, nos Estados Unidos, que um ginecologista-obstetra tenha, em média, um processo contra ele a cada três anos. No Canadá talvez haja menos processos, mas o que ocorre com os norte-americanos também influencia a prática dos médicos canadenses.

RELATO DE PAT POLONCA:

O nascimento natural de Luca, 4 kg

Minha segunda gravidez veio de surpresa quando o Pedro ainda era pequeno, não tinha completado 2 anos. Nasceria com essa diferença de 2 anos e pouquinho. Logo fiquei imaginando como seria a vida com dois bebês em casa e, como toda mãe, apesar das preocupações fiquei muito feliz! Já tinha a impressão que era outro menino. Voltei na médica que fez o primeiro parto, e logo perguntei: posso ter um parto normal, apesar de ter tido cesárea na primeira vez? Ela me disse que não teria o menor problema.

Iniciou o pré-natal, a barriga começou a crescer e voltei a me envolver em grupos da internet que falavam sobre parto normal. Coloquei as minhas dúvidas em um grupo de amamentação de que também fazia parte, e lá recebi várias informações que eu já tinha ouvido, vivenciado, mas não absorvido: primeiro sobre um cenário cesarista que os hospitais, planos de saúde e médicos estão inseridos até o pescoço. Comecei a refletir sobre o que aconteceu comigo, que apesar de ter entrado em trabalho de parto na primeira gravidez, acabei em uma cesárea. No início, eu achava que eu mesma tinha desistido e optado pela cesárea, mas comecei a entender que todas as intervenções que sofri me levaram a isso. E por fim, compreendi que sem uma equipe médica que fosse preparada para fazer o parto normal eu o teria só por sorte. Este foi um embate.

Já estava na metade do caminho, lá pelas 20 semanas de gestação, e eu comecei a busca por um profissional. E como é difícil a troca de médicos. Vi-me muito ansiosa, não sabendo nem por onde começar. E o fato de ter uma cesárea anterior dificultaria ainda mais. Achei a minha querida médica dra B. indicada pelo grupo (ah!, grupo que me "reaceitou" depois que eu entendi que estava cega e precisava daquele tranco para acordar). Foi amor à primeira vista. Já na primeira consulta, que demorou duas horas e pouco, falei muito, muito mesmo. E ela com muita paciência e carinho me acolheu.

Bom, a partir daí, meu pré-natal continuou, agora focado no meu objetivo. Acabaram aqueles exames e ultrassons todos, vi que havia uma outra forma de levar a gravidez.

Com 38 semanas conheci a minha querida doula Maira Duarte e o pediatra C. Agora sim, tinha fechado o time que receberia o Luca, e estava tranquila. Em uma segunda-feira, estava com 39 semanas + 4 dias, fui a consulta e a doutora me examinou: 4 para 5 de dilatação, já estava na metade do caminho! Feliz da vida fui pra casa. Tinha muitas contrações indolores e não ritmadas, e assim foi a semana.

No dia que completei 40 semanas exatas (igualzinho na gestação do Pedro) aproximadamente às 5h45 da manhã acordei e não consegui mais dormir. As contrações estavam doloridas e em maior número. Fui para sala e tentei marcar os intervalos em um site americano, mas não acertava, não conseguia marcar nada e isso estava me estressando. Parei. Abri o YouTube e comecei a ver uns vídeos de música que eu gosto, para pensar em outra coisa, pois meu medo era ser alarme falso. Mas tudo estava progredindo. Esperei dar 7h e liguei para doula. Ela falou que estava vindo, e eu continuava com medo de não ser nada, pois estava muito calma. Meu marido e meu filho acordaram. Pedi a meu esposo que marcasse as contrações. Estava tudo meio confuso. A Maira falou, "Vá para o hospital, e a gente se encontra lá?". Eu achei que ainda não era para ir, pois eu estava muito bem. A dra B. me ligou e depois de um tempinho chegou na minha casa, antes da Maira! Eu só pensava: isso pode durar muito tempo ainda, entrar madrugada. Mas... Ela me examinou e falou 7 cm! Uau! E eu conversando normalmente.

Bom, "toca" para o hospital: Eu, Guto (meu marido) e Maira. A dra B. nos encontraria lá. Estava quase tudo pronto e no carro. Assim fomos. As contrações vinham, eu pedia pra ir mais devagar, passavam eu falava "pisa"! Entrei no PS, fui fazer a cardiotocografia, me perguntavam as coisas e eu numa boa, respondendo tudo. Ainda não acreditando como as coisas estavam evoluindo normalmente. Ah!, como é bom entrar na maternidade já com esta equipe. É outra coisa. Uma armadura humana, o "Hospital" nem encosta na gente!

Depois de uns trinta minutos subimos para a sala de parto. Que emoção ouvir frases do tipo: "Deixa ela passar na frente da fila do elevador, está em trabalho de parto". Sonhei com este momento cinematográfico! Eu agachava quando vinham as contrações!

Chegando na sala de parto, pensei: "Legal! Teremos a sala grande!" Logo vi a banheira, as luzinhas no teto, meia luz, incenso, música indiana. Ê! Maira, preparou tudo! Massagem com óleo quente, palavras de incentivo, nossa que diferença! Na hora eu sentei em uma poltrona, mas a doutora falou: "Vamos trabalhar!" Entendi o recado, logo levantei e comecei a andar. Quando as contrações vinham eu agachava, tipo cócoras. Logo elas colocaram um colchonete no chão, melhorou um pouco. Haja pernas! Meu marido começou a ajudar a me segurar. Ele falou que assim que eu entrei na sala e a médica falou comigo meu semblante mudou, totalmente concentrada no trabalho, focada mesmo.

Dra. B. me ofereceu a banqueta de parto, é um banquinho com um buraco no meio para ajudar a posição de cócoras. Uau, foi lá que fiquei! Santo banquinho! Meu marido se posicionou atrás de mim, sentado em um banco mais alto. Tudo perfeito, posição certa! As contrações começaram a ficar de gente grande! Comecei a vocalizar, em um segundo eu estava quase gritando, em seguida já virando urros. Um som grave, de dentro, que vinha de baixo! Uma loucura como isso me ajudava, eu tinha lido algo assim em relatos de parto e funcionou comigo! Parecia que a dor saía pela minha boca, eu sentia ela me tomar, passar pela garganta, e passava! Quanta diferença da contração criada pela oxitocina sintética! É outra coisa. Daí eu entendi o que eram as ondas: a dor vem gradativamente, "te toma", se torna inimaginável e acaba. Nos intervalos eu me jogava no colo do meu marido, morria, acho que até dormia, e me preparava para a próxima. A todo momento elas me falavam para soltar os ombros e não franzir a testa.

Isso começou a ficar, mais e mais frequente, eu segurava com toda a minha força nos braços do meu marido e depois me soltava totalmente no colo dele. Sim, ele trabalhou muito também! Pariu junto! Eu lembro de poucas coisas que aconteceram em volta, me contaram que entrou uma enfermeira para se apresentar, cumprindo aquele protocolo inútil de hospital, "Bom, meu nome é tal, meu plantão vai até às 5h da manhã, etc. e tal", e ela queria falar comigo, e a médica falava: "Ela está em TP, não vai te ouvir", nem vi. Bom, não sei como não quebrei a perna da Maira, pois eu apoiava meu pé em cima da perna dela e da dra. B., que força também elas fizeram! Trabalho braçal! A dra. B. me ofereceu uma posição, fez pra eu ver como era, e eu só mexia a cabeça dizendo não, séria, cara fechada, trabalhando, concentrada!

Chegou uma hora que eu falei "não vou aguentar", e eles me diziam que faltava pouco, e eu perguntei: "Mas eu estou dilatando?" E a médica me falou, "O quê? 9 cm!" Ui, essa parte é da dor, final da dilatação do colo do útero. Mas nem passou pela minha cabeça a anestesia. Chegou o pediatra. A dra. B. tinha falado com ele no telefone "Vem pra cá, nem se troca, tá com 9 cm". Eu no meu transe, sei lá se era a tal "partolândia" (pois, eu entrei nesse transe desde que entrei na sala de parto, conectei e fui), comecei a sentir algo diferente. Outra sensação, dor sim, claro, mas uma coisa diferente, uma dor que rendia, na hora eu não sabia, mas era o início do expulsivo, acho. E eu que tinha medo do tal expulsivo, fui entender que esta é a hora que vai, o pior já foi. A dra B. monitorando os batimentos do Luca (detalhe, não me lembro disso, não me pergunte como), ajudando com o períneo, me fala: "É cabeludo!" Eu pensava: "Nossa! Já está aí? Será?"

Daí veio o momento, que ela me falou bem objetivamente, pois disso eu me lembro exatamente, como se tivesse parado um pouco o transe pra resolver um assunto sério, pra depois voltar: "Tem de nascer logo, vou dar o pic"(que é um corte que se faz no períneo chamado episiotomia). "Ok", respondi. Confiava totalmente na médica, se ela falou isso, eu acreditava que era realmente necessário. Mas eu não queria nenhuma intervenção, e comecei a fazer a maior força que eu pudesse imaginar. Na minha cabeça eu queria fazer nascer logo para não dar tempo de cortar. Detalhe, eu não senti nada, só vi depois a episio. Daí, o pediatra C. colocou a mão na minha barriga e falou: "Faz força contra a minha mão..." e NASCEU! De uma vez! Quase que a doutora não consegue segurar! Um bebezão! Eu não acreditava! Parecia mentira, fiquei em êxtase! Ah!, aquela sensação, de ver meu filho pela primeira vez, reconhecer, sentir, cheirar, lamber, eu tive também essa sensação com o Pedro. Que loucura! Que amor! Chegou meu Luca! 4 kg! Grandão.

Lembro da enfermeira dizendo com um sotaque do norte: "Corajosa, 4 kg sem anestesia". Colocaram meu bebê no meu colo, meu marido cortou o cordão (claro, só depois de parar de pulsar). Eu ainda não estava acreditando, tipo, é verdade! Nasceu! Eu queria falar para todo mundo: "É verdade, nasceu!" Consegui! Pedi para ir para cama (eu ainda estava na banqueta de parto). Eu e Luca, agarrados! Ficamos lá, nos aquecendo, nos abraçando.

Bom, a parte chatinha é expelir a placenta, tive de tomar oxitocina para isso, cólicas ruins, imagina, depois das dores que tive para parir, essa me incomodou. Cada coisa... Com direito a enfermeira errar a veia e me deixar com a mão dormente por dois meses. Comecei a me sentir fraca, bem fraca, perdi bastante sangue e tive anemia. No meio dessa sensação de fraqueza veio a Maíra (só ela mesmo!) com um prato de comida e me deu na boca! Meu marido me descreveu esta cena como surreal, o quarto lavado de sangue, eu sendo costurada e comendo carne... Detalhe: Maíra é "vegetariana de pai e mãe!" Assim, papai deu o primeiro banho, de balde, do meu lado.

Então, fui levada para o pós-operatório. Bom, pulei a fila e fui direto para o quarto. No caminho encontrei minha mãe que me perguntou: "E aí?", e eu respondi chorando: "Consegui, mãe. Eu consegui meu parto natural!" Ela sabia como era importante pra mim! Demorou um pouco, umas três ou quatro horas, e chegou, meu Luca, lindo. Não queria muito mamar, estava meio nauseado, no fim teve de fazer uma lavagem estomacal, mas logo ficou bem, no mesmo dia mamou sua longa e tranquila mamada!

Minha mãe foi buscar o Pedro pra conhecer o Cuca, como ele falava desde a gravidez. Chegou, achou lindo o neném, quis pegá-lo no colo, mas não entendeu quando o viu no peito, queria mamar também, e pediu para ir embora com o titio e a vovó, que cuidariam dele por essas duas noites.

Fiquei por dois dias no hospital, tomei ferro por causa da anemia, mas tomei banho logo no primeiro dia: em pé! Que diferença. Bom, eu precisava passar por isso, queria muito parir meu filho, fui atrás, me preparei, me informei, precisei passar por uma gravidez mais fragilizada para aprender a ouvir e reconhecer o meu corpo, trouxe meu marido para o mundo do parto natural, no meio do turbilhão que é uma segunda gravidez por si só. Foi uma viagem de exploração em mim mesma, e descobri que temos uma força interna, divina, inabalável que pouco experimentamos, mas esta lá.

Com meus dois filhos eu aprendi a olhar para mim, a entrar em contato com a natureza humana, me conectar com minhas ancestrais, e me sentir um pedaço do planeta Terra. Como se os meus braços, que seguravam os braços do meu marido, fossem raízes fortes e inquebráveis porque eu estava ali trazendo através do meu corpo um ser para a Terra. Uma energia muito grande precisava encontrar esta força e nascer. Engravidar e parir faz sentido. Foi na gravidez do meu primeiro filho que descobri que eu sabia o que fazer, experimentei uma sabedoria intuitiva com a qual eu pouco tinha entrado em contato antes. Com o Pedro, nasceu a mãe. Com o Luca, já mãe, nasceu a guerreira. Um caminho lindo, nada fácil, mas fundamental e vital pra mim. Luca nasceu dia 14 de julho de 2011, com 4,080kg, de parto natural hospitalar, meu tão sonhado PNAC.

Capítulo 2
O RISCO DO PNAC E OS RISCOS DA CESÁREA

Estamos todos presos a uma música ambiente de medo (em obstetrícia); estamos na cultura do risco. O risco obstétrico é uma invenção norte-americana. Estamos presos nisso, e não poderemos de fato escapar sem realmente tomar consciência clara disso.[1]

Em todo o mundo, as taxas de cesáreas não param de aumentar, a ponto de alguns falarem em "epidemia". As mulheres, muitas vezes, ignoram que a cesárea apresenta riscos importantes para elas mesmas, dentre eles o maior é de morte, mesmo que esse acontecimento seja bem raro, sem contar os riscos de mortalidade e de morbidade para o bebê. Aproximadamente 50% das mulheres não sabem, como relata um estudo,[2] que o bebê pode sofrer complicações durante ou depois de uma cesárea. Por exemplo, ninguém lhes conta que a taxa de prematuridade é frequentemente mais elevada onde se fazem muitas cesarianas, como é no Brasil, que atingiu 11,5% em 2010.[3] E elas não conhecem bem os riscos e benefícios da cesárea e do PNAC comparativamente. Porém, dispomos cada vez mais de dados que permitem avaliar o risco do PNAC para a mãe e o bebê, e compará-lo com os riscos da cesárea. Embora real, o risco do PNAC permanece baixo (ao redor de 0,5% quando o trabalho de parto começa espontaneamente), enquanto os riscos da cesárea são inúmeros. Nos últimos anos, cada vez mais estudos revelam também o impacto a médio e a longo prazo da cesárea sobre a saúde do bebê e a da mãe. Esquecemos também, muitas vezes, que o aumento das cesáreas não provocou uma diminuição na mortalidade perinatal nem materna, mesmo que há muito tempo diga-se que é preciso fazer cesáreas por essa razão.

UMA SOCIEDADE FOCADA NO RISCO DO PARTO E DO NASCIMENTO

A questão da onipresença do risco em nossa sociedade e, em particular, no que diz respeito à gestação e ao parto levou à publicação, em 2006, de um número especial do periódico *Health Sociology Review*. A autora de um dos artigos publicados nesse número, Alphia Possami-Inesedy,[4] destaca que todas as mulheres grávidas são objeto de "supervisão" não só dos profissionais de saúde, mas também dos que a cercam e, até, de completos desconhecidos. Ela acrescenta que não é possível escapar às consequências dessa preocupação constante de nossa sociedade diante do risco, e que as noções de saúde e de responsabilidade criaram uma aceitação cultural da intervenção médica no âmbito do parto. Para ela, a sociedade em que vivemos, focada no risco e, em particular, na vida das mulheres que esperam um bebê está repleta de perigos e riscos que não são tão definidos quanto eram para as gerações passadas. Vários desses perigos são invisíveis e insidiosos. Eles estão sempre presentes em estado virtual, e esperamos constantemente que eles se concretizem.

A ANSIEDADE DAS GESTANTES

Na vida dos seres humanos, o fato de esperar um bebê não é algo novo, nem tampouco é novo o fato de sentir alguns medos durante este período. Mas, é provável que a ansiedade das gestantes e dos profissionais dessa área tenha aumentado de maneira considerável desde os anos 1970 e 1980, ou seja, desde o desenvolvimento de numerosos exames pré-natais que poderiam ter o objetivo de tranquilizar, mas que também criam ansiedade, em relação às escolhas a fazer, quer se trate de prescrever os exames ou de aceitar que estes sejam feitos.[5] Pode ser que a ansiedade crescente provenha também das múltiplas orientações a que uma mulher é submetida a partir do momento em que descobre que está grávida: ela deve se abster de álcool, deixar de comer isso ou aquilo e tomar aquela vitamina, pois determinada pesquisa científica revelou seus efeitos nocivos ou seus benefícios. A socióloga Anne Quéniart chamou esse fenômeno que afeta as grávidas de "a gravidez do risco".[6] Finalmente, a medicalização do parto transforma a percepção desse acontecimento e nos faz perder a confiança na capacidade das mulheres para parir, como destacou a socióloga do Quebec, Maria de Koninck.[7]

Neste capítulo, já que não podemos fugir a isso, pois os perigos são mencionados de imediato nos meios obstétricos quando abordamos a questão do PNAC (paradoxalmente, os riscos da cesárea muitas vezes nem são mencionados), trataremos dos riscos apresentados pelo PNAC e aqueles apresentados pela cesárea em comparação. Conhecer os perigos das duas opções lhe permite fazer escolhas esclarecidas. Os do PNAC serão apresentados e explicados, bem como os fatores que os aumentam e os diminuem, e também as posições das associações médicas sobre o assunto. Os da cesárea serão descritos a seguir, quer se trate dos riscos para a mãe e o bebê, a curto ou a longo prazo, bem como aqueles para as gestações seguintes. Constataremos, por um lado, que, ao contrário do que se acredita, o risco do PNAC não é superior aos riscos das cesáreas, dentre elas as cesáreas iterativas (de repetição) e, por outro lado, que os riscos da cesárea são mais numerosos, para a mãe e para o bebê, sem contar que novos problemas ainda estão sendo descobertos. Isso não quer dizer, evidentemente, que devemos deixar de fazer cesáreas, mas que elas só deveriam ser realizadas quando a saúde ou a vida da mãe ou do bebê estejam sendo gravemente ameaçadas.

Eu sugiro, portanto, que você leia este capítulo e o discuta, se desejar, com seu médico, sua parteira ou sua doula, e que, em seguida, veja o capítulo 3, a fim de escolher com qual tipo de parto você se sentirá mais à vontade. Vale lembrar que o conhecimento a respeito do PNAC entre os profissionais de saúde varia,[8] e que eles nem sempre têm tempo para se atualizar. É por isso que estar bem-informada permitirá que você seja menos afetada pelas reações de pessoas mal informadas, incluindo as de seu meio.

O RISCO DO PNAC

Sabemos, desde o século passado, que o PNAC constitui um evento seguro na maioria dos casos, e que o risco específico que ele apresenta é o que se chama, geralmente, de ruptura (da cicatriz) uterina.

O risco de ruptura uterina — geral

Definição e constatação principal

A ruptura uterina é a abertura da cicatriz uterina, que pode provocar complicações para a mãe e o bebê. Nesse caso, a mãe deve ser operada com urgência, para que o bebê nasça e o útero seja reparado. De fato, a gestação de todas as mulheres que engravidam depois de uma cesárea inclui esse risco, porém, sabemos que ter uma cesárea agendada de repetição não protege contra esse mal, pois uma ruptura uterina pode acontecer antes mesmo do início do trabalho de parto (apesar de este risco ser muito baixo). Além disso, embora seja rara, uma ruptura uterina pode inclusive ocorrer na ausência de cesárea anterior, por exemplo em uma mulher que tenha tido vários filhos.

O risco "de base"[9] de um PNAC não mudou desde o que concluíram as Conferências de Consenso Norte-americanas nos anos 1980. Na época, recomendava-se o PNAC se houvesse uma única incisão baixa[10] e um só bebê em apresentação cefálica. Em 1985, a Organização Mundial da Saúde enfatizou que não era necessário repetir a cesárea após uma prévia.

Além disso, as complicações que podem ocorrer durante um PNAC não são mais frequentes que aquelas possíveis para qualquer mulher que vá dar à luz pela primeira vez (sem cesárea anterior) ou para seu bebê.

O que é perigoso e o que não é?

A maioria das separações de incisões mencionada nos estudos é, de fato, deiscências. Trata-se de uma parte da incisão em que nem todas as camadas do útero se fecharam (mais ou menos como um doce folhado), o que torna possível ver através dele. Continua a haver tecido muscular, mesmo que seja fino. Não se trata de uma total separação da incisão. Geralmente, a bolsa permanece intacta, não há complicações ou elas são poucas (por exemplo, sangramentos), não há dor e o feto continua no útero. Uma deiscência não é perigosa como uma ruptura uterina sintomática. Ela também é percebida quando realizada uma nova cesárea. Vários estudos não diferenciam entre ruptura e deiscência, o que tornou tendenciosa a interpretação dos dados.[11] Além da ruptura uterina, outras expressões são empregadas com menor frequência, por exemplo, um adelgaçamento da parede uterina.[12] Encontramos também o termo "janela" referindo-se a um tipo mais benigno de separação da incisão. Trata-se de um buraco na incisão uterina que ocorreu durante a cicatrização. Isso não representa problemas. Ele é perceptível ao se fazer uma revisão uterina ou ainda durante uma cesárea posterior.

Uma "verdadeira" ruptura uterina envolve, portanto, toda a espessura do segmento uterino — *todas* as camadas, incluindo a serosa (membrana) —, ela é sintomática e precisa ser reparada.[13] É esse tipo de ruptura que traz riscos para a mãe e o bebê. Para mostrar a importância de diferenciar a verdadeira ruptura uterina e a deiscência: outro estudo[14] mostrou que a taxa de ruptura verdadeira foi de 0,3% e a da deiscência foi de 0,5%. E, o início artificial do trabalho de parto dobra o risco de ruptura "verdadeira" em comparação ao risco da deiscência.

Qual o risco de ruptura uterina para as mulheres?

O risco adicional de uma ruptura uterina em uma mulher que tenta o PNAC — uma ruptura sintomática — em comparação ao risco de uma mulher que faz uma cesárea iterativa (de repetição) é menor do que se pensava antigamente.

Os estudos têm revelado uma porcentagem que varia entre 0,2% e 0,6% quando não existe indução nem estimulação do trabalho de parto, como ocorreu na pesquisa realizada nas casas de parto norte-americanas.[15] Isso significa que, entre uma e três mulheres em cada 500 que tentam um PNAC poderiam ter uma ruptura uterina. O mesmo estudo também mostra um risco de 0,2% para as mulheres que tiveram uma só cesárea e deram à luz com menos de 42 semanas de gestação. E foi mensurado um risco geral de 0,4%, incluindo as outras situações (ter duas cesáreas e dar à luz com mais de 42 semanas), taxa confirmada por vários outros estudos.[16] Importante dizer que em casas de parto, as taxas de ruptura uterina e de mortalidade perinatal são inferiores às taxas dos centros hospitalares — ou, pelo menos, não as ultrapassam.[17] Outros estudos mostram uma taxa de ruptura uterina de 0,6%[18] e a Conferência de Consenso[19] de 2010 do Instituto Nacional da Saúde, nos Estados Unidos, fixou em 0,3% a taxa de ruptura uterina para os partos antes do termo, a termo e pós-termo, e em 0,77% para as mulheres que tentam um PNAC ao termo de sua gestação, em comparação a 0,22% para as mulheres que optam por uma cesárea de repetição.

O nível de risco que se fala de uma ruptura uterina é comparável com o de uma amniocentese,[20] intervenção que não se hesita em recomendar às mulheres grávidas, ou seja, é de 1 em 300-500. Mas, o risco verdadeiro de uma ruptura deste tipo para a mãe é o mesmo risco de ocorrer uma hemorragia, que pode também precisar de uma histerectomia.[21]

E quando há uma ruptura uterina qual o risco para o bebê?

O risco para o bebê quando ocorre uma ruptura uterina verdadeira é que uma parte de seu corpo (ou todo ele) saia da cavidade uterina e que lhe falte oxigênio. Existe também o perigo de morte para o bebê, que ocorre em cerca de 5% das rupturas uterinas[22] ou 1,5 a cada 10 mil nascidos vivos por meio do PNAC. Estima-se, portanto, que seriam necessárias de 3.846 a 7.142 cesáreas de repetição agendadas para evitar uma única morte de bebê depois de uma ruptura uterina.[23] Não nos esqueçamos, no entanto, que o risco de ter uma cesárea de urgência para qualquer parto por via vaginal (e não necessariamente um PNAC) é de 2,7%.[24] Existe a necessidade da intervenção cirúrgica quando houver uma procidência do cordão,[25] de uma hemorragia intensa durante o parto ou ainda de um sofrimento fetal agudo. De fato, a Conferência de Consenso do NIH (2010) destacou que a taxa de mortalidade para o bebê associada a um PNAC é a mesma taxa que ocorre nas mulheres que dão à luz seu primeiro filho.[26] E, como veremos adiante, a cesárea também apresenta riscos para o bebê.

Os sintomas de uma ruptura uterina

Não dispomos, atualmente, de um método que permita prever se uma ruptura uterina ocorrerá. Segundo Flamm (2001),[27] uma ou mais desacelerações prolongadas do ritmo cardíaco do bebê (bradicardia) seriam o sintoma mais preciso da indicação que uma ruptura da incisão do útero estaria acontecendo. Por exemplo, uma baixa de até 60-70 batimentos por minuto ou menos, durante mais do que alguns minutos, e que não é modificada pela estimulação da cabeça do bebê, por uma mudança de posição da mãe. Outros sinais podem ser: uma regressão importante no posicionamento (chamamos de "posicionamento" a posição do bebê relativa à sua descida para a saída), ou ainda um sangramento vaginal importante. Flamm destaca que há outros sintomas com os quais devemos nos preocupar, como: a taquicardia materna (o coração da mãe bate muito depressa), uma queda da pressão arterial, hematúria (sangue na urina) e uma dor forte não seriam confiáveis.

O que aumenta o risco do PNAC

Se tivemos a impressão, durante os últimos vinte anos, que o PNAC era menos seguro do que antes, ao ler os jornais ou constatando os obstáculos que têm de ser enfrentados pelas mulheres que desejam um PNAC em nossa sociedade, isso se deveu ao aumento das intervenções feitas a partir do momento em que ele se tornou mais comum e, em especial, ao aumento da frequência do início artificial (ou provocado) do trabalho de parto.

Indução e estimulação artificiais do trabalho de parto

A taxa de início artificial do trabalho de parto, em geral, aumentou com regularidade até 2001, e no Canadá é atualmente de 27% para os partos por via vaginal e de 29% para os partos que resultam em cesáreas primárias.[28] A indução (que aumenta a dor das contrações) leva ao uso mais frequente da analgesia peridural.

O início artificial do trabalho de parto apresenta um maior risco de ruptura uterina para todas as grávidas, incluídas até as mulheres que não tiveram um parto cesáreo prévio. Mas, no caso de um PNAC, o risco é ainda maior.[29] A recomendação do órgão governamental do Reino Unido — Nice[30] em relação ao início artificial do trabalho de parto e do PNAC é esta:

- as mulheres que tiveram uma cesárea anterior podem ter um início artificial do trabalho de parto, mas elas e os profissionais atuantes devem saber que a probabilidade de ruptura uterina nessa situação aumenta até:

- 80/10.000 quando se recorre a uma substância diferente das prostaglandinas;
- 240/10.000 quando o trabalho é iniciado com a ajuda de prostaglandinas.

As perigosas prostaglandinas

Algo que pode aumentar, às vezes de modo considerável, o risco de ruptura uterina é o fato de se intervir, em particular para desencadear o trabalho de parto. Mesmo antes do estudo de Lydon-Rochelle, no qual foi demonstrado que são as prostaglandinas administradas para desencadear artificialmente o parto que provocam mais rupturas uterinas, já desconfiávamos do impacto negativo desse medicamento (ver a Tabela 5 a seguir). O gel Es, que é aplicado sobre o colo para fazê-lo "amadurecer" e iniciar com mais facilidade o parto, é especialmente nocivo. As prostaglandinas provocam modificações bioquímicas que enfraquecem a cicatriz, favorecendo sua ruptura.[31]

Dentre as prostaglandinas, o Cytotec (misoprostol, ou E_1), um medicamento *não* concebido para o parto, é especialmente perigoso, mesmo entre as mulheres que não tiveram uma cesárea anterior.[32] Ocorrem rupturas uterinas,[33] morte materna, morte de bebês e histerectomias de urgência.[34] Destacam-se, inclusive, as mortes de mães e bebês em partos vaginais comuns. Em 2004 as últimas diretrizes clínicas da Acog desaconselham o uso de prostaglandinas para um PNAC, e a SOGC recomenda a limitação de seu uso aos ensaios clínicos (estudos científicos) para todas as mulheres que deem à luz por via vaginal.[35]

Tabela 5.[36] Taxas de risco de ruptura uterina

Sem trabalho de parto	Parto espontâneo	Trabalho iniciado sem prostaglandinas	Trabalho iniciado com prostaglandinas
0,16%	0,52%	0,77%	2,45%

Mesmo que nem todos os estudos e, em especial, os menores[37] relatem um aumento do risco em consequência do início artificial do trabalho de parto, um estudo, em especial, influenciou muito as práticas médicas, no que diz respeito ao PNAC: Lydon-Rochelle e seus colegas. Publicado em 2001, ele provocou manchetes alarmistas na mídia e críticas por parte de médicos, pesquisadores e grupos de usuárias. Tem-se apontado que esse trabalho (no qual só foram incluídas mulheres com uma única cesárea anterior e com um único bebê) baseou-se em dados que consistiam em códigos de diagnóstico, um método sujeito a erros.[38] E os prontuários obstétricos das mulheres do estudo de Lydon-Rochelle[39] que tiveram uma ruptura não foram revisados para verificar os dados fornecidos pelos códigos. Além disso, o estudo não esclarece qual tipo de prostaglandina foi utilizado, nem se a oxitocina[40] também foi usada, além da prostaglandina. Além do mais, foram incluídas 105 mulheres que tiveram uma incisão uterina clássica,[41] o tipo de incisão que apresenta mais riscos de ruptura e que é uma contraindicação para um PNAC, como veremos adiante.

Mesmo assim, esse trabalho teve muita repercussão, e provocou mudanças nas políticas hospitalares que foram desfavoráveis às mulheres que desejam um PNAC, e também alterações na atitude dos médicos.

Outras intervenções ligadas ao início e à aceleração do trabalho de parto

Qualquer que seja o tipo de parto, não se deve iniciá-lo de modo artificial antes de 41 semanas e 3 dias (SOGC). No caso de um PNAC — e também para qualquer parto — se o colo não for favorável, pode-se esperar mais alguns dias, monitorando com a ajuda de testes, o estado de saúde do bebê (teste de reatividade fetal, cálculo dos movimentos do feto, medida do líquido amniótico). Pois, a pesquisa científica mostra que o risco para o bebê aumenta, em todas as gestações, a partir das 41 semanas completas, ou seja, quando a gravidez entra na 42ª semana.

A oxitocina

No que diz respeito ao recurso à oxitocina sintética, sua utilização pode provocar até 3,1% mais de riscos.[42] Pode ser também que o uso durante a fase latente[43] do trabalho de parto aumente esse risco.[44] Todavia, poucos estudos diferenciam entre o início artificial do trabalho de parto e sua aceleração, o que dificulta a interpretação. Poderia ser a utilização em sequência[45] das prostaglandinas e da oxitocina que aumenta em três vezes a taxa de ruptura.[46]

A sonda de Foley (com balão)

Essa técnica de dilatação do colo para iniciar o trabalho de parto, que é o mesmo que a inserção de um dispositivo para abrir gradualmente o colo durante algumas horas, a fim de desencadear artificialmente o trabalho, não provoca o risco de ruptura uterina.[47]

A aceleração artificial (ou estimulação) do trabalho (o famoso "Syntocinon")

Sabemos que um medicamento usado para desencadear o trabalho de parto, o Syntocinon, também pode ser utilizado para acelerá-lo e é adotado cada vez mais em diversos países, sobretudo na América do Norte. Quais são, então, os riscos provocados por essa intervenção? Nos Estados Unidos, em 2002, mais da metade das mulheres tiveram seu trabalho de parto acelerado por essa oxitocina artificial administrada por via intravenosa.[48]

Esse medicamento aumenta a frequência, a duração e a força das contrações. Diversos estudos de revisão sistemática de boa qualidade mostraram que a aceleração do trabalho de parto com oxitocina aumenta o risco de ruptura.[49] E, um especialista norte-americano, o médico e pesquisador Bruce Flamm,[50] enfatizou (já há bastante tempo) que seria prudente estar atento quando se acelera o trabalho de parto de uma mulher que anteriormente tenha sido submetida a uma cesárea. Algumas vezes, uma simples ruptura das membranas, em especial quando é precedida e seguida pela administração de Syntocinon, pode ter um efeito negativo sobre o ritmo cardíaco do bebê.[51] E o pesquisador e médico em Quebec, Emmanuel Bujold, considera que estimular o trabalho de parto com oxitocina de modo razoável depois de 5 cm de dilatação não trará problemas.[52] Além disso, a Conferência de Consenso do NIH sobre o PNAC[53] concluiu em 2010 que o uso de Syntocinon para acelerar o trabalho de parto não provoca um risco adicional de ruptura uterina, quando o processo teve início espontaneamente.

Em resumo, o que parece importante, e talvez até mesmo essencial, em um PNAC é evitar que o trabalho de parto seja induzido artificialmente com a ajuda de prostaglandinas para amadurecer o colo. Mostra-se relevante, além disso, evitar uma indução com oxitocina, mesmo que os riscos neste caso sejam menores e que as opiniões a respeito sejam diversificadas. O risco de ruptura aumenta em particular quando o colo não é favorável, isto é, quando é longo, fechado, duro.[54] Além disso, a indução artificial do trabalho de parto aumenta a chance de que o parto resulte em uma cesárea,[55] o que é, precisamente, o que as mulheres querem evitar quando tentam um PNAC. O início artificial do trabalho de parto está associado também a proporção maior de traçados não tranquilizadores do ritmo cardíaco do bebê, à distócia do ombro[56] e aos partos com fórceps ou vácuo extrator.[57]

Abordagens alternativas para induzir ou estimular o trabalho de parto

Algumas gestantes e também doulas, parteiras e alguns médicos preferem recorrer a meios naturais para tentar induzir um parto. Salvo engano, esses meios, como fazer pressão em pontos indicados pela acupuntura ou usar extratos vegetais concentrados (como o princípio ativo de uvas pretas) não foram avaliados quanto a seus possíveis riscos. Portanto, devemos evitar estimular certos pontos de energia nas mulheres grávidas, durante a gestação. Como o útero cicatrizado está mais sujeito à ruptura da incisão, é preciso ser prudente também com as abordagens alternativas para desencadear totalmente o parto.

Os tipos de incisão uterina

Além das diversas formas de indução ou de aceleração do trabalho de parto, outros fatores podem influenciar a possibilidade de que ocorra uma separação da incisão uterina, em especial, o tipo de incisão que foi realizada.

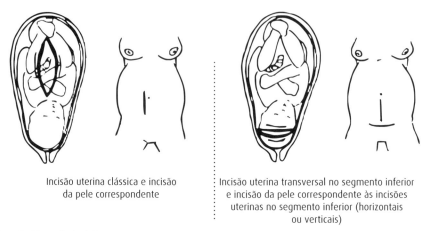

Incisão uterina clássica e incisão da pele correspondente

Incisão uterina transversal no segmento inferior e incisão da pele correspondente às incisões uterinas no segmento inferior (horizontais ou verticais)

Figura 1. Tipos de incisão

De fato, existem diversos tipos de incisões uterinas, e um tipo, em particular, apresenta maior risco de ruptura. Na chamada clássica (incisão vertical no corpo do útero) ele é muito maior. Esse modo de incisão se desenvolveu a partir do início do século XX, quando se começou a fazer cesáreas nas parturientes. Entretanto, ele não é frequente, e ocorre em apenas 5% a 10% das cesáreas. O risco de ruptura de uma incisão clássica é geralmente estimado como cerca de 10% a 12%.[58] De modo geral, desaconselha-se o PNAC para as mulheres que tiveram esse modo de incisão uterina. Ela constitui uma contraindicação a um PNAC para a maioria das associações médicas. O uso de uma incisão clássica (feita na vertical no corpo do útero) é mais frequente, por exemplo, quando o bebê é muito prematuro (antes de 28 semanas de gestação, período em que o segmento inferior do útero não está formado), quando ele está sentado ou em posição transversa ou oblíqua, e também em seguida a uma placenta prévia. Ou ainda, quando é preciso agir muito rapidamente para tirar o bebê ou quando existe uma má-formação do útero.

A incisão uterina que apresenta menos riscos de ruptura é a transversal no segmento inferior do útero (incisão horizontal). O médico escocês Kerr deu-lhe seu nome, tendo demonstrado em 1921 que ela causa menos infecções, sangramentos e aderências.[59] Cerca de 90% a 95% das mulheres têm esse tipo de incisão uterina.

Normalmente, o prontuário obstétrico indica o tipo de incisão uterina efetuada na cesárea. Mas, o que fazer se essa informação não estiver disponível? As últimas diretrizes da Acog a respeito do PNAC, publicadas em 2010, enfatizam que não existe aumento do risco de ruptura uterina nas mulheres que tiveram uma cesárea anteriormente, e cujo tipo de incisão é ignorado,[60] até porque o médico também poderia ter uma ideia do tipo de incisão que sua paciente sofreu, examinando-a. Inclusive, ter tido uma cirurgia no útero também pode ser indicado como uma contraindicação para um PNAC.

O risco de ruptura pode também ser maior quando houve uma técnica de sutura do útero que se difundiu durante os anos 1990.

Tipo da sutura utilizada para fechar o útero depois da cesárea

A partir do final dos anos 1980, foi introduzida uma nova técnica de sutura: a chamada "uma camada" ou "monocamada". Porém, a maioria dos estudos mais importantes concentra-se nas cesáreas feitas com a técnica de duas camadas.[61] Como é possível uma técnica que pode aumentar a taxa de rupturas ter sido introduzida sem ser adequadamente avaliada?

Vejamos em que consistem essas diferentes técnicas de sutura. A chamada "uma camada" (ou "monocamada" ou "em um plano") é uma sutura contínua, feita sobre o segmento inferior uterino do mesmo modo que as suturas para conter sangramento, unidas conforme necessário (chamada "ponto contínuo" ancorado ou não ancorado). A de "duas camadas" (ou "camada dupla" ou "dois planos") consiste em uma segunda sutura contínua imbricada e feita acima da primeira.[62]

A técnica de duas camadas foi utilizada de modo predominante até meados dos anos 1990 e, em seguida, a de uma camada tornou-se a mais utilizada. Essa última técnica talvez tenha sido usada inicialmente na Alemanha ou na Europa Oriental, e isso desde 1972.[63] Constataram-se, então, alguns benefícios.[64] Para as mulheres que desejam ter um PNAC em uma gravidez subsequente, talvez se deva fazer uma sutura em duas camadas. Pode-se dizer, assim, que a técnica de uma camada provoca mais rupturas uterinas, em especial quando é feita com ponto contínuo (ancorado, também chamado "ponto cruzado").[65] No entanto, as evidências científicas não são numerosas, os resultados dos estudos são contraditórios e a qualidade de alguns trabalhos deixa a desejar.[66]

Um estudo[67] mostra que a utilização da técnica de "uma camada" aumenta seis vezes os riscos de ruptura uterina em comporação a técnica de "duas camadas". Todavia, conforme já dissemos, as opiniões divergem em relação a este assunto.

Do mesmo modo que o tipo de incisão, a técnica usada para a sutura deveria teoricamente constar no prontuário obstétrico.

Espessura do segmento uterino (medida por ultrassom)

Talvez também haja uma ligação entre a espessura do segmento uterino na cicatriz e a ruptura uterina. Quanto mais delgado ele for (entre 2 e 3,5 mm, segundo os autores), mais elevado será o risco. Sendo que abaixo de 2,5 mm de espessura, o risco será especialmente alto. Para o pesquisador canadense Emmanuel Bujold, é importante medir a espessura uterina, em especial nas mulheres que desejam um PNAC e que têm maior risco. Essa medida pode ser feita a partir da 35ª semana de gestação. Um estudo sobre isso está atualmente sendo conduzido no Canadá pelo dr. Bujold.

Fatores que diminuem o risco do PNAC[68]

As pesquisas dos últimos anos têm permitido atualizar os fatores que podem diminuir o risco representado pelo PNAC:

Fatores ligados à cesárea anterior:

- Dar à luz por via vaginal somente depois de 18 a 24 meses da data da cesárea.
- Ter uma única cesárea anterior (embora os estudos sejam contraditórios).
- Parto por via vaginal anterior à cesárea ou já ter realizado um PNAC.
- Fechamento em "duas camadas" da incisão uterina: os estudos são contraditórios e o NIH enfatiza que é impossível quantificar esse risco; o fechamento em "uma camada" em ponto contínuo apresentaria menos riscos.
- Entrar em trabalho de parto espontaneamente.
- Espessura do segmento uterino (cicatriz uterina) igual ou superior a 2 mm (estão sendo feitos estudos sobre este fator).

Fatores ligados às características da grávida, após uma ou duas cesáreas:

- Ser magra ou ter peso saudável (estudos são insuficientes, segundo o NIH).
- Ser alta (mais de 164 cm – na Suécia, por exemplo).
- Ter menos de 35 anos (segundo os estudos).
- Ter um útero de formato normal.

Fatores ligados à gestação pós-cesárea:

- Ter um bebê prematuro.
- Ter um bebê de peso normal (fator controverso).
- Dar à luz antes de 40 semanas (estudos contraditórios).

Fatores ligados às circunstâncias do PNAC:

- Entrar em trabalho de parto espontaneamente.
- Ter um trabalho de parto que progride bem.
- Ter um trabalho de parto induzido em presença de um colo favorável.
- Ter um colo favorável no início do trabalho de parto.
- Ter o trabalho de parto induzido com oxitocina (estudos contraditórios).

Posições oficiais em relação ao PNAC

Posição das associações de ginecologistas-obstetras

Os profissionais da saúde são guiados em sua prática da Medicina pelos posicionamentos oficiais de suas associações de classe. No entanto, elas não apenas variam entre si, mas a base científica dessas diretrizes também muda, como veremos um pouco adiante. Nos Estados Unidos, é o American College of Obstetricians and Gynecologists (Acog) que guia a prática em obstetrícia e, no Canadá, é a Société des Obstétriciens et Gynécologues du Canada (SOGC). Mas as diretrizes norte-americanas também influenciam os médicos estrangeiros, especialmente os canadenses. E, segundo o dr. Michael Klein, a educação e a formação dos estudantes de Medicina é a mesma.[69]

A maioria das associações profissionais estima que o PNAC seja mais seguro do que uma cesárea de repetição. As diretrizes do Acog e da SOGC sobre o PNAC contribuíram para modificar as práticas diante do parto normal após cesárea há duas décadas. Essas diretrizes definem, desde o final dos anos 1990, que nos hospitais nos quais as mulheres tentarem um PNAC deve haver o pessoal necessário para fazer uma cesárea "imediatamente" em caso de necessidade, segundo o Acog, e onde a "execução oportuna"[70] de uma cesárea seja possível", segundo a SOGC.[71] Ora, como a recomendação da associação norte-americana inspirou a da SOGC, esta recomendação se baseia em um terceiro nível de provas, seja sobre os resultados de consenso ou sobre a opinião de especialistas, nível menor do que o fornecido pelos estudos científicos. De fato, *não* existem estudos que demonstrem que a disponibilidade imediata de uma equipe ou de um centro cirúrgico melhore a saúde das mães ou dos bebês. Essas recomendações suscitaram reações, em particular nos grupos de usuárias e por parte de alguns médicos,[72] e foram interpretadas pelos meios médicos como exigências da presença de equipes prontas a operar quando uma mulher entra em trabalho de parto para um PNAC. Porém, o prazo geralmente recomendado em obstetrícia[73] para uma cesárea de urgência é inferior a 30 minutos (a partir da decisão de fazê-la até o início da cirurgia), e alguns autores acham que não se deve ultrapassar 15 a 18 minutos. Dentro desse intervalo, o bebê não deve ter problemas.[74]

As recomendações dessas associações médicas foram interpretadas como: além da presença no local de uma equipe médica pronta a operar, também deve existir uma sala de cirurgia disponível, 24 horas por dia. No entanto, alguns centros hospitalares interpretam a diretriz de modo mais ampla, como a presença de uma equipe cirúrgica e a disponibilidade de uma sala de operações em um intervalo máximo de 30 minutos, o que não quer dizer que a equipe médica deva estar no estabelecimento no momento do PNAC. É preciso saber, ainda, que como o nível de risco apresentado pelo PNAC não é o mesmo para todas as mulheres, é possível para os estabelecimentos de saúde, como veremos no final do capítulo 3, instituir políticas e diretrizes que levem isso em conta.

Um estudo que comparou as diretrizes de seis associações médicas (entre elas as de ginecologistas-obstetras inglesa, norte-americana, canadense, neozelandesa e australiana) concluiu que são citadas as opiniões dos especialistas e o resultado de consenso como provas de algumas recomendações, e não necessariamente resultados de estudos científicos de alto nível.[75]

A conclusão do Instituto Nacional da Saúde, 2010

Nós estamos preocupados com os obstáculos enfrentados pelas mulheres em sua busca de médicos e de estabelecimentos que possam e desejem lhes oferecer a possibilidade de tentar um PNAC. Considerando-se as poucas evidências científicas que sustentem a exigência de que os profissionais de cirurgia e a sala de cirurgia estejam "imediatamente disponíveis", nas diretrizes atuais, recomendamos que o Colégio Norte-americano de Obstetras e Ginecologistas (Acog) reavalie a necessidade dessa exigência, levando em conta as outras complicações obstétricas que apresentam o mesmo nível de risco, a estratificação do risco e considerando a disponibilidade de pessoal (médicos, enfermeiras). As organizações da área da saúde, os médicos e os outros profissionais devem tornar públicas suas políticas relativas ao PNAC e sua taxa de PNACs, assim como seus planos em relação à capacidade de responder às urgências obstétricas. Recomendamos que os hospitais, os cuidadores, o sistema de saúde, as seguradoras, os consumidores e os responsáveis pelas decisões colaborem para o desenvolvimento de serviços integrados que possam fazer diminuir ou mesmo eliminar os obstáculos atuais para um PNAC.[76]

Posição dos médicos de família: contestar a restrição recomendada pelo Acog

Alguns médicos de família esforçam-se para ajudar sua clientela a ter um PNAC. Existem até mesmo clínicas de médicos de família — por exemplo, em algumas províncias no Canadá — que se recusam a acompanhar as mulheres que não desejam ter um PNAC, e as encaminham para um ginecologista-obstetra. E fazem isso a fim de otimizar o uso de seu tempo.[77]

> Uma cesárea feita em um intervalo de 15 minutos é um mito. Eu fiz residência em vários dos diversos hospitais de Boston e de Nova York, e jamais vi uma cesárea de urgência ser realizada em um intervalo menor do que 30 minutos.[78]

A American Academy of Family Physicians (Academia Norte-americana de Médicos de Família) pronunciou-se nos Estados Unidos, em março de 2005, a favor do PNAC, depois de ter revisado sistematicamente os estudos científicos realizados por uma autoridade governamental local na área de saúde, a Agency for Health Care Research and Quality (Agência para Pesquisa e Qualidade do Atendimento à Saúde).[79]

Para o dr. Marsden Wagner, neonatologista e ex-diretor de Saúde Materno-Infantil da OMS na Europa, as recomendações do Acog não se baseiam em provas científicas. Ele diz que elas foram feitas por ginecologistas-obstetras e que há um conflito de interesses, pois são eles que fazem as cesáreas. Wagner considera que tais recomendações resultam de um desejo de se proteger e de facilitar o próprio trabalho. E afirma, que o mais importante é aumentar a comunicação entre a parturiente, o prestador de cuidados e o estabelecimento onde o PNAC se realizará, de modo que se possa realizar uma cesárea, em caso de necessidade, em um intervalo de tempo mínimo. É necessário também, segundo ele, dar atenção à "gestão" do trabalho de parto em um PNAC, a fim de reduzir ao máximo a possibilidade de ruptura da incisão e, em especial, deve-se proibir o início artificial do trabalho de parto.[80]

Posição das enfermeiras parteiras norte-americanas: apoiam o PNAC

O American College of Nurse-Midwives (Colégio Norte-americano de Enfermeiras-Parteiras), uma ordem profissional de enfermeiras-parteiras, apoia enfaticamente a prática do PNAC, destacando que um parto normal após cesárea concluído oferece vantagens significativas e menos riscos para mães e seus bebês do que a cesárea iterativa. A entidade afirma que as parteiras podem ajudar as grávidas a terem esse tipo de parto, desde que sejam feitos acordos com os médicos para consultas e transferências para um obstetra, se necessário. Destacam que o auxílio de uma parteira aumenta as chances de que as mulheres "concluam" seu PNAC e diminui a taxa de cesáreas. Além de que, a presença de uma parteira clínica resulta em menos intervenções e em melhores resultados, para as mulheres cuja gravidez é de baixo risco, como demonstraram dois estudos canadenses que avaliaram as práticas das parteiras e um estudo norte-americano sobre parto domiciliar.[81, 82 e 83]

No Canadá, em várias províncias, como Quebec, Manitoba ou Colúmbia Britânica, o PNAC faz parte do campo de atuação das parteiras, mesmo que nem todas as casas de parto ou nem todas as profissionais estejam necessariamente à vontade diante de um pedido de um parto normal após cesárea, quando o nascimento ocorre fora de um centro hospitalar.

Os resultados dos PNACs sob responsabilidade de parteiras são encorajadores, segundo um estudo:[84] entre 64% e 100% das mulheres completaram o parto; os APGARs dos bebês em um minuto e em cinco minutos foram, respectivamente, de 7,99% e 8,84%; apenas 5,3% dos bebês precisaram ir para unidade de cuidados neonatais. A presença da parteira geralmente leva a menos intervenções, o que pode ser um trunfo durante um PNAC.

O medo dos processos influencia as práticas obstétricas?

O desafio, no que diz respeito às discussões que visam à escolha informada, é separar claramente os riscos para a cliente e seu bebê no plano clínico e os riscos médico-legais para os profissionais. Um médico norte-americano destaca que o risco que aumentou não foi o de ruptura uterina, mas sim o de processos legais.[85] Tendemos a confundir esses dois tipos de riscos nos documentos de consentimento fornecido nos hospitais, na literatura científica e nos documentos das associações profissionais e administrativas, sem mencionar o que encontramos na mídia. Daí resulta uma imagem deformada dos riscos e uma escolha menos bem informada.[86]

Alguns creem, na verdade, que a mudança de atitude das associações médicas tem mais a ver com o medo dos processos contra médicos e hospitais do que com o risco do PNAC. É assim que a responsável pelo site norte-americano sobre o PNAC (<www.vbac.com>) sublinha essa possibilidade, citando o vice-presidente das práticas do American College of Obstetricians and Gynecologists, o dr. Stanley Zinberg: "os médicos processados estarão em melhor posição para se defender se estiveram presentes quando a complicação ocorreu".[87] Estima-se que nos Estados Unidos um ginecologista-obstetra tem, em média, um processo contra ele a cada três anos. Nos anos 1990, ocorreram tantos processos que assustaram o meio médico. Enfim, abertamente fala-se muito pouco do medo sentido dos processos pelos profissionais que atendem as mulheres que desejam ter um PNAC. Parece que o que se reconhece nos fatos como sendo a norma da prática obstétrica, a cesárea iterativa, é considerada contendo grau zero de risco médico-legal (enquanto na verdade, a cesárea apresenta numerosos riscos no plano estritamente médico, como veremos adiante).[88]

Foi assim com a recomendação da SOGC para que se recorresse, durante o PNAC, ao monitoramento eletrônico fetal contínuo, que teria, talvez, mais o desejo de proteger seus membros de processos eventuais do que a necessidade cientificamente provada de um uso contínuo, dessa máquina que, além disso, apresenta uma taxa de erros bastante elevada.[89] De fato, alguns especialistas destacam a ausência de estudos sobre o assunto.[90] Na verdade, a pesquisa científica demonstra que o monitoramento eletrônico contínuo do coração do feto não traz nenhuma vantagem, nem para a mãe nem para o bebê, mesmo quando se trata de uma gestação de risco.[91] Além do mais, como a posição deitada de costas comprime a veia cava e a oxigenação da placenta, essa recomendação pode provocar desacelerações do ritmo cardíaco do bebê. O próprio efeito que se deseja prevenir é o que o monitoramento contínuo, supostamente, pode provocar. Por isso, o monitoramento contínuo contribui para aumentar a taxa de cesáreas e o uso da peridural pelas mulheres. Um monitoramento intermitente com um Doppler manual, muito menos invasivo, é considerado como uma alternativa adequada ao monitoramento contínuo, assim como um fetoscópio tradicional (o fetoscópio Pinard, por exemplo). Alguns hospitais começaram também a utilizar a telemetria durante os partos para monitorar eletronicamente o coração do bebê. Trata-se de um aparelho portátil de medida que capta os batimentos do coração do bebê e que não impede que a parturiente caminhe. Essa pode ser uma opção interessante para um PNAC, quando o protocolo hospitalar exigir obrigatoriamente um monitoramento contínuo do coração do feto.

Por outro lado, todos os partos apresentam riscos

É frequente que se enfatize o risco do PNAC. Mas, a chance de que ocorra uma complicação grave e imprevisível que necessite de uma cesárea de urgência para qualquer parto é de 2,7%, como mencionado anteriormente.[92] Porém, para os ginecologistas-obstetras especializados em práticas obstétricas baseadas em evidências (Evidence-Based Medicine), inclusive o doutor e professor emérito Murray Enkin e seus colegas, o PNAC constitui uma prática muito benéfica. De fato, na 3ª edição do *Guia para atenção efetiva na gravidez e no parto*, o PNAC (depois de uma ou mais cesáreas) está classificado por Enkin na categoria 2, ou seja, "Formas de cuidado que provavelmente serão benéficas", e os autores afirmam que as provas para basear essa classificação são sólidas, mesmo que não se trate de ensaios clínicos randomizados.[93] Em sua obra, todo um capítulo é consagrado ao PNAC.[94]

Riscos médicos e riscos da vida normal

Existem muitos tipos de riscos na vida normal, o que não nos impede de nos dedicarmos a nossas tarefas cotidianas. Abaixo, há um quadro que permite situar o risco do PNAC em relação aos riscos da vida cotidiana ou aos riscos obstétricos.

Tabela 6.[95] Riscos médicos e riscos da vida normal

Risco muito baixo 1/10.000	Risco baixo 1/1.000	Risco Moderado 1/100	Risco Leve 1/10
	Mortalidade perinatal.	Ruptura uterina.*	
Morte materna em cesárea.	Gravidez ectópica.	Risco da amniocentese.	
	Risco de morrer em um acidente doméstico.	Riscos de se ferir em uma escada.	Acidente de pedestre no trânsito (morte ou ferimentos graves).

*O risco é entre 1/200 e 1/300.

RISCOS DA CESÁREA: MAIS NUMEROSOS E CRESCENTES

Há vários anos destacam-se muito os riscos do PNAC. Mas pouco se fala sobre os perigos da cesárea. Lembremos que a cesárea é o procedimento médico mais difundido no mundo e que em diversos países ela é feita atualmente em pelo menos uma em cada duas mulheres (50% das mulheres na China ou do Brasil, por exemplo).[96] Quase esquecemos que se trata, a princípio, de uma operação que apresenta todos os riscos inerentes a qualquer intervenção cirúrgica. Evidentemente, quando se trata de responder a uma urgência obstétrica real, quando é para salvar a vida da mãe ou do bebê, as vantagens oferecidas pela cesárea são inegáveis. São aquelas circunstâncias em que os benefícios ultrapassam os riscos da intervenção.

Mas, estamos longe de ter certeza de que as vantagens da cesárea *de repetição* e agendada são mais consideráveis do que os riscos da intervenção. Se o risco apresentado pelo PNAC em comparação a qualquer parto vaginal é o da separação da incisão uterina que pode trazer complicações para a mãe ou para seu bebê, a cesárea de repetição e agendada comporta riscos múltiplos para o bebê, mas ainda mais para a mãe. Ao contrário do que muitas vezes é veiculado pela mídia ou ainda pelos profissionais da área de saúde, a cesárea de repetição não constitui *de modo algum* uma solução sem riscos. E as taxas elevadas de cesáreas não criam uma garantia de melhores resultados para a mãe e seu bebê.[97]

As sequelas da cesárea podem dizer respeito ao período imediatamente posterior à cirurgia ou aos anos que se seguem e, desse modo, incluem também as gestações subsequentes. De fato, esquecemos com muita rapidez que fazer uma cesárea aumenta os riscos enfrentados pelas mulheres e os bebês durante as gestações e os partos posteriores. A maioria dos estudos que comparam as duas opções menciona as complicações (resultados) que acontecem no período perinatal. Seus autores não levam em conta os perigos crescentes de cesáreas sucessivas quando comparam os efeitos negativos possíveis do parto vaginal planejado *versus* os da cesárea iterativa planejada.[98]

Vários pesquisadores[99] têm chamado a atenção, nos últimos anos, para as consequências a longo prazo das cesáreas, destacando a importância de se evitar cesáreas inúteis e também as agendadas, quando não existem motivos médicos que as justifiquem. Sabe-se, agora, que as taxas de histerectomias, de transfusões de sangue, de ferimentos ligados à cirurgia e de aderências aumentam com o número de cesáreas,[100] assim como a quantidade de problemas na cicatrização.[101] A presença de aderências,[102] por exemplo, pode retardar, em cesáreas posteriores, a saída do bebê do útero, pois é preciso "atravessar" as aderências.[103] As aderências podem causar dores pélvicas ou problemas intestinais. Elas também podem provocar uma ligação anormal entre órgãos. Esses efeitos aumentam com o número de cesáreas. Mais da metade das mulheres têm aderências depois de uma primeira cesárea[104] e algumas sentem dor no local da incisão durante muito tempo.[105]

Riscos para a mãe

A cesárea está associada a um risco crescente de morte materna provocada pela formação de coágulos sanguíneos, infecção ou devido à anestesia.[106]

O risco de morte da mãe: 3 a 11 vezes maior do que em um parto vaginal

Um documento publicado em 2004 pelo Departamento de Saúde do Governo Federal — Santé Canada — sobre a mortalidade e a morbidade materna grave no Canadá[107] menciona, na página 22, que "Considerando-se o aumento regular durante os últimos anos da taxa de nascimentos por cesárea no Canadá, é de se prever um aumento no número de mortes maternas devidas às complicações da cirurgia ou da anestesia." E foi isso o que efetivamente aconteceu, no Canadá e nos Estados Unidos, nestes últimos anos.[108] O risco de morte da mãe, embora muito raro, é realmente mais elevado em uma cesárea, ou depois dessa cirurgia, do que em um parto vaginal. Um estudo da Organização Mundial da Saúde[109] demonstra uma forte associação entre a mortalidade materna (e as complicações que a afetam) e o aumento das taxas de cesárea.

Um estudo canadense,[110] realizado com mais de 300 mil mulheres que deram à luz entre 1988 e 2000 (que anteriormente tiveram uma cesárea e fizeram a seguir uma tentativa de PNAC ou de cesárea agendada), indica que a cesárea agendada apresenta quase quatro vezes mais riscos de morte para a mãe do que a tentativa de um PNAC (1,6 em 100 mil mulheres *versus* 5,6 em 100 mil mulheres). Outros estudos apontam no mesmo sentido.[111] Esse risco está principalmente ligado às complicações de infecção e aos acidentes associados à anestesia.[112] E, em um relatório publicado pelo governo da província de Ontário (Canadá), constatou-se que todas as mortes maternas estudadas, ligadas diretamente ao parto, ocorreram depois de uma cesárea.[113]

Mais riscos de complicações graves em curto prazo

As complicações nas mulheres que escolheram uma cesárea de repetição e agendada são mais numerosas do que naquelas que optaram pelo PNAC. Elas são em maior número, em especial, nas gestantes que não completam seu PNAC.[114] Um estudo realizado com todas as mulheres que apresentavam poucos riscos e que deram à luz no Canadá, entre 1991 e 2005, mostrou que aquelas que fizeram uma cesárea tiveram cinco vezes mais paradas cardíacas, três vezes mais histerectomias, duas vezes mais tromboembolias,[115] duas vezes mais complicações ligadas à anestesia e três vezes mais infecções graves do que as que tiveram um parto vaginal.[116]

Uma pesquisa realizada por Santé Canada[117] revelou um aumento de 50% (ou mais) de complicações maternas graves durante os partos no Canadá entre os períodos de 1991-1992 e de 2000-2001. Mesmo se não diferenciarmos as cesáreas e os partos vaginais, no que diz respeito às complicações maternas graves, poderíamos acreditar que o aumento das cesáreas, assim como o das intervenções de todo tipo durante o parto (peridural, indução artificial do trabalho de parto com prostaglandinas ou oxitocina, estimulação do trabalho de parto com oxitocina etc.) contribuíram para esse crescimento das complicações, pois acabamos de descobrir, por exemplo, que o início artificial do trabalho de parto (que afeta mais de um quarto das mulheres no Canadá) duplica o risco de embolia ligada ao líquido amniótico, uma complicação rara, mas que pode ser fatal.[118] Outros estudos destacam mais efeitos negativos.[119]

Os riscos a curto prazo incluem complicações cirúrgicas. Pesquisas apontam 4,5 vezes mais riscos de complicações graves: uma hemorragia séria que obrigue a outra cirurgia; uma infecção pélvica; uma pneumonia; uma septicemia.[120] Existem também riscos de traumatismos aos órgãos adjacentes ao útero. E como complicações leves, que afetam um terço das mulheres operadas, encontramos: a presença de febre; hematoma,[121] infecção urinária; do útero ou da incisão; paralisia dos intestinos ou da vesícula. A cesárea dobra também o risco para a mãe de reinternação e de sofrer dores intensas ou fraqueza durante o período pós-natal, o que tem repercussões diretas sobre os cuidados ou a atenção prestados ao bebê, que será ainda muito pequeno.[122]

Um estudo da Organização Mundial da Saúde, que investigou as taxas de cesáreas em diversos países da América Latina, confirma que o número elevado de cesáreas provocou um aumento das complicações graves na mãe.[123] A OMS sugere que, quando as taxas de cesáreas ultrapassam em muito 15% dos partos, os riscos para a saúde podem ser mais numerosos do que as vantagens. Afirma-se, também, que o número elevado de cesáreas pode provocar um aumento de mortes maternas.[124] Ademais, o estudo constata mais mortes entre os bebês, mais retornos ao hospital e mais admissões em cuidados intensivos (estadas de sete ou mais dias), mesmo quando os prematuros não são incluídos.

Efeitos no plano psicológico

Nota-se também os seguintes efeitos ligados à cesárea, identificados pela revista *Childbirth Connection*: experiência menos satisfatória do que em um parto vaginal; pode provocar uma depressão, um traumatismo ou uma saúde mental frágil; e baixa autoestima. Esses elementos não serão desenvolvidos aqui porque o impacto psicológico da cesárea será tratado no capítulo 4.

Efeitos sobre a amamentação

Pode ser que a cesárea tenha efeitos sobre a amamentação,[125] mesmo que as conclusões dos estudos variem em relação a isso. Porém, verificamos que existem problemas de início e de manutenção do aleitamento.[126] Pode ser que as dificuldades dos bebês nascidos por cesárea estejam ligadas a menores dosagens de catecolaminas[127] no sangue, hormônios naturais que contribuem para um estado de vigília. Outros hormônios poderiam também influenciar, como as taxas de oxitocina e de prolactina[128] mais altas nas mães que dão à luz por via vaginal. E, como a norma dos hospitais é de levar o bebê para o berçário logo depois da cirurgia, a cesárea retarda o início do aleitamento.[129]

Riscos para as gestações futuras

Os estudos demonstraram um aumento de problemas de fertilidade, depois de uma cesárea, e uma taxa mais alta de gestações ectópicas (quando o embrião se desenvolve fora do útero). Os problemas ligados à placenta são especialmente importantes e crescem conforme aumentam o número de cesáreas, como exemplo: um maior risco de descolamento prematuro da placenta e de placenta prévia (quando a placenta cobre o colo uterino).[130] Outra preocupação importante é o risco de placenta acreta, ou seja, que a placenta não se separe do útero depois do parto. Isso ocorreu em 44% nas mulheres que tiveram uma cesárea e em 60% naquelas que fizeram duas cesáreas, e acarretou, em quase todos os casos, na necessidade de realizar uma histerectomia e, em alguns casos, ocasionou inclusive a morte materna. O risco de morte materna quando há placenta acreta foi de cerca de 7%.[131] E por último, um estudo enfatiza o risco de que a placenta se implante no próprio local da cicatriz uterina.[132]

Além disso, os riscos da cesárea aumentam com o número de cesáreas efetuadas. É por isso que realizar uma cesárea *nunca* se constitui em um gesto banal, e deveríamos nos esforçar para não fazer uma primeira cesárea em uma parturiente a não ser que ela seja *absolutamente* necessária.

Riscos para o bebê e sua saúde depois de criança ou adulto

Em nossa sociedade, temos a impressão de que a cesárea é praticamente sem riscos, em particular para o bebê, e isso inclusive nos meios obstétricos. E as mulheres grávidas, com razão, buscam o que há de melhor para o seu filho. Ora, a maioria dos estudos recentes não demonstra que o bebê corra menos riscos em uma cesárea, quer se trate de uma primeira ou de uma de repetição. Por exemplo, em uma primeira cesárea, o risco de morte de bebês quando não existem complicações é, de qualquer modo, 69% mais elevado em comparação ao risco dos partos vaginais. Foi um estudo que examinou 98% das mortes de bebês nascidos nos Estados Unidos entre 1999 e 2002 que o demonstrou. E se tratava de gestações a termo, com um só bebê, com apresentação cefálica, sem riscos médicos, nem problemas de placenta.[133] Quanto à cesárea agendada, ela está associada a quatro vezes mais problemas respiratórios para os bebês.[134] E quando a cirurgia é de repetição, está relacionada além das complicações respiratórias para o bebê, ao recurso crescente de cuidados neonatais intensivos e à hospitalização por até sete dias, e isso mesmo quando a cesárea foi feita depois de 39 semanas de gestação.[135] Sabemos também que os riscos aumentam quanto mais nos afastamos do termo da gestação, como veremos um pouco adiante.

E, se o PNAC apresentasse mais riscos para o bebê — devido ao perigo de morte após uma ruptura uterina —, a mortalidade dos recém-nascidos seria menos frequente depois da queda na taxa de PNACs. Porém, um estudo californiano,[136] realizado em cerca de 400 mil mulheres que anteriormente deram à luz por cesárea, demonstra que a mortalidade *não* diminuiu entre os anos de 1996 e 2002, período em que a taxa de PNACs caiu para cerca da metade de seu percentual.

Prematuridade, problemas respiratórios, admissão em cuidados intensivos, morte

São feitas, com frequência, cesáreas ao redor de 37 ou 38 semanas de gravidez, mas acontece de haver enganos quanto à data prevista e só se perceber depois que a cirurgia foi feita cedo demais e que o bebê não estava pronto para nascer. Não se deveria realizar uma cesárea em uma mulher antes de 39 semanas completas de gestação, exceto por uma razão médica. Os bebês nascidos com 37 ou 38 semanas têm 120 vezes mais chances de necessitar de ventilação, devido a uma quantidade insuficiente de surfactante[137] em seus pulmões, do que os bebês nascidos com 39 a 41 semanas de gestação.[138] A seguir, veremos o que indica um estudo publicado em dezembro de 2007:[139]

> • *Cesárea com 37 semanas: 3,9 vezes mais riscos de complicações respiratórias.*
> • *Cesárea com 38 semanas: 3 vezes mais riscos.*
> • *Cesárea com 39 semanas: quase duas vezes (1,9) mais riscos.*

Alguns desses bebês podem ficar muito doentes e outros podem falecer, enfatizam os pesquisadores, acrescentando que o risco está principalmente associado à ausência de trabalho de parto antes da cesárea. Pois, fazer uma cesárea antes de 39 semanas de gestação aumenta também o risco de que o bebê nasça prematuramente e tenha baixo peso.[140] No Brasil, devido ao número muito alto de cesáreas nas clínicas privadas (a taxa é, em média, de 82%), são os bebês das mulheres de classe social média e alta que correm mais riscos de ter baixo peso, mais até do que os bebês das mulheres de classes desfavorecidas, como é o caso em um país como o Canadá.[141] A propósito, no Brasil, a taxa de bebês prematuros foi de 11,5% em 2010.[142] O agendamento de cesarianas antes do trabalho de parto, como foi verificado na maioria dos hospitais da rede privada, tem como consequência uma elevada proporção de bebês no limite da prematuridade. Situação que coloca o Brasil diante de uma conjuntura perigosa: uma epidemia de quase prematuros, com todas as suas consequências.

Quando comparamos[143] os riscos para o bebê de parto vaginal, de cesárea de repetição e de todos os tipos de cesáreas, excluindo as situações que poderiam influenciar os resultados (como a prematuridade), a chance de que o bebê sofra de hipertensão pulmonar persistente (que aumenta a chance de falecimento) é quase cinco vezes mais alta depois de uma cesárea eletiva do que após um parto vaginal. O estudo da OMS sobre as taxas de cesáreas na América Latina também demonstra que taxas elevadas estão associadas a um aumento da internação de bebês na Unidade de Terapia Intensiva.[144]

E mesmo entre os bebês nascidos a termo, o risco de apresentar dificuldades respiratórias é cerca de sete vezes maior naqueles que passaram por cesárea agendada do que nos nascidos por via vaginal. A *Childbirth Connection* fala de "riscos moderados a elevados". Contudo, o que se deve mesmo é esperar que o trabalho de parto comece antes de realizar a cesárea, pois isso diminui as chances de problemas respiratórios no bebê.[145]

Riscos a médio e longo prazo para quem nasceu por cesárea

E, mais tarde, as crianças nascidas por cesárea podem ter maiores chances de sofrerem de asma[146] (doença que aumenta de modo alarmante em nossas sociedades) e alergias.[147] Pode ser que a flora intestinal menos adequada nos bebês nascidos por cesárea (o número e a diversidade das bifidobactérias boas diminuem, pois os recém-nascidos não tiveram contato com a flora microbiana materna[148]) esteja associada com o sistema imunológico e com os problemas de saúde que eles podem ter, por meio de mecanismos inflamatórios, como mostrado no filme *MicroBirth*.[149] Além do mais, os bebês nascidos por cesárea têm maior risco de apresentar diabetes de tipo 1.[150] Soma-se a isso, um estudo revelou uma ligação entre o fato de ter nascido por cesárea (este é um risco observado apenas nas meninas) e de, mais tarde, apresentar esclerose múltipla.[151] Destacando, enfim, que cada vez mais percebemos que o desenvolvimento do cérebro, que ocorre nas últimas semanas de gestação, pode influenciar o desenvolvimento da criança, em especial no plano neurológico. Isso é importante saber, pois é comum que se façam cesáreas antes do tempo, sem necessidade médica.[152]

Riscos para o bebê em gestações posteriores

Foi descoberto recentemente, sem que se tenha ainda uma explicação do motivo, que os bebês de gestações que ocorrem depois de uma ou mais cesáreas correm mais riscos do que os outros. Desse modo, eles têm mais chances de sofrerem má-formação congênita, lesão no sistema nervoso central e até mesmo morte no útero,[153] um risco de 1 em 1.000,[154] o que aponta para a necessidade de reduzir a frequência das primeiras cesáreas e também das cesáreas posteriores, favorecendo, portanto, o PNAC, em especial quando se é desejado ter mais de dois filhos. Pode ser que esse risco esteja ligado a um funcionamento menos adequado da placenta. Sem contar que as mulheres que passaram por cesárea têm menos filhos depois.[155]

Uma comparação detalhada feita pela *Childbirth Connection*,[156] dos riscos apresentados pela cesárea *versus* os do parto por via vaginal, mostra que existe uma proporção muito mais elevada na cesárea, um número intermediário quando se trata de partos vaginais com instrumentos, e poucos quando o parto é espontâneo. Assim, quando falamos dos riscos para o bebê no PNAC, é importante colocá-los em perspectiva, comparando-os com os da cesárea de repetição.

Fatores que diminuem os riscos da cesárea para o bebê

Deixar ao menos que o trabalho de parto comece

Se optarmos por outra cesárea ou se ela for necessária por um motivo não urgente, é sábio deixar ao menos que o trabalho de parto comece. De fato, para aumentar as chances de que o bebê esteja a termo e sua possibilidade de se adaptar bem à vida extrauterina, é preferível fazer a cesárea depois do início do trabalho de parto.

Alguns estudos destacam o tamanho da importância de se esperar o trabalho de parto.[157] É a ausência de trabalho que constitui o fator de risco mais importante para os bebês nascidos por cesárea.[158] Como já publicou a revista *Scientific American*,[159] em 1986, a circulação dos hormônios catecolaminas no bebê, provocada pelo trabalho de parto, ajuda a limpar os pulmões das secreções e a promover a respiração depois do nascimento. As catecolaminas facilitam as funções respiratórias do bebê, auxiliando a absorção dos líquidos pelos pulmões e facilitando a produção de surfactante que ajuda os pulmões a estarem prontos para entrar em funcionamento no nascimento. Inclusive um estudo do Instituto Karolinska, na Suécia, demonstrou que a capacidade dos pulmões do bebê para se expandir e se encher de ar está ligada diretamente aos níveis de catecolaminas presentes na circulação do sangue do recém-nascido durante o nascimento. Esse estudo demonstrou também que, com duas horas depois do parto, os bebês nascidos por via vaginal tinham pulmões que funcionavam melhor, em comparação aos dos nascidos por cesárea. Além disso, a reabsorção de líquido pelos pulmões também tem uma ligação com o hormônio vasopressina, que desempenha um papel na retenção de água.[160]

Outro efeito de tais hormônios é o de acelerar o metabolismo do bebê, para constituir reservas energéticas no fígado e nas células de gordura, a fim de que haja energia até o momento em que ele começar a ser nutrido. Essas reservas também ajudarão os bebês a conservar sua temperatura corporal. Nos nascidos por cesárea, esse mecanismo funciona menos, e eles estão sujeitos a ter níveis mais baixos de glicose no sangue.

Outra função das catecolaminas é auxiliar para que mais sangue chegue aos órgãos vitais. Por exemplo, bebês nascidos por via vaginal têm uma circulação sanguínea pulmonar melhor que a dos nascidos por cesárea. Além do mais, esses hormônios produzem um estado de vigília no recém-nascido, e isso pode contribuir para favorecer o processo de *bonding* (vínculo entre mãe e bebê) desde o nascimento.

No ano em que o artigo da *Scientific American* foi publicado, Sulyok e Csaba[161] tinham também a hipótese de que uma baixa taxa de prostaglandinas (naturais) durante uma cesárea agendada poderia ser responsável por problemas pulmonares nos bebês.

A circulação dos hormônios favorece também a mobilização do tecido adiposo marrom, importante para a manutenção da temperatura do bebê, e faz com que o sangue seja dirigido para a cérebro e para o coração.[162] Além disso, no final da gestação, a taxa de endorfinas do bebê aumenta, como uma preparação para as contrações do trabalho de parto.[163] As endorfinas diminuem a percepção da dor e aumentam a sensação de bem-estar. São os hormônios cuja produção aumenta durante o parto, e que têm efeitos benéficos sobre o bebê, segundo os autores de um importante estudo dinamarquês publicado em 2007.[164]

Infelizmente, é raro que se permita que uma mulher, cuja cesárea foi planejada, entre em trabalho de parto. Por quê? Porque é menos prático para os profissionais e para o centro hospitalar. É uma pena que as considerações de ordem prática venham antes do bem-estar do bebê que vai nascer.

Não fazer a cesárea antes de 39 semanas completas de gestação

Pode-se constatar os efeitos benéficos do trabalho de parto relatados em estudos publicados que compararam os registros dos bebês nascidos por cesárea, com ou sem trabalho de parto anterior, com os de bebês nascidos por via vaginal. Concluiu-se que as contrações são benéficas para o bebê, e isso ocorre mesmo que o parto seja finalizado com uma cesárea. Constata-se também que quanto mais a termo nasce o bebê, melhor ele se sai. Cada semana conta e, a cada semana de gestação completada, diminui mais a probabilidade de complicações respiratórias.[165] Por exemplo, entre 37 e 39 semanas a chance de riscos cai de 14,3 para 3,5 vezes. Não se deve esquecer que essas são complicações graves. A menos que haja uma indicação médica precisa, para salvar a vida da mãe ou do bebê, não se deveria fazer uma cesárea iterativa antes de 39 semanas completas de gravidez, conforme enfatizam o Acog e a European Association of Perinatal Medicine (Associação Europeia de Medicina Perinatal).[166]

O impacto psicológico sobre o bebê

Para a pedopsiquiatra e psicanalista francesa Myriam Szejer, autora de *Les femmes et les bébés d'abord* [não traduzido para o português], é importante não forçar o nascimento, não desencadeando o parto nem programando uma cesárea:

> Se estivermos dispostos a escutá-los, numerosos recém-nascidos manifestam de imediato suas dificuldades para aceitar um nascimento vivido como violento. Eles se mostram dolorosos, tristes, chorosos, ou mesmo anoréxicos ou insones, às vezes doentes. Infelizmente, esses sintomas, paralelamente à ação médica que suscitam, raramente são apreendidos em sua dimensão simbólica e situados novamente em palavras no contexto de sua história e de seu sentido. O mais frequente é que eles sejam considerados apenas como manifestações do registro pediátrico, que devem ser calados o mais depressa possível.[167]

Como se pôde constatar neste capítulo, o risco do PNAC é menor do que se crê em certos meios, e os perigos da cesárea são realmente mais numerosos. O principal risco do PNAC é o da separação da incisão uterina, ou ruptura uterina, feita durante uma cesárea. Uma ruptura pode ocorrer em duas a seis mulheres em 1.000 quando o parto é espontâneo (não desencadeado de modo artificial). Durante uma ruptura uterina sintomática, a mãe se arrisca a ter uma hemorragia ou a precisar de uma histerectomia, e o bebê corre o risco de ficar sem oxigênio ou de morrer, em 5% dos casos de ruptura. O sinal mais claro de ruptura uterina são as anomalias prolongadas do ritmo cardíaco do bebê.

Existem diversos fatores que podem aumentar o risco de ruptura uterina, por exemplo, a indução artificial do trabalho de parto, em especial com a ajuda de prostaglandinas para amadurecer o colo uterino. Outra situação que agrava muito o risco é a presença de uma incisão (cicatriz) uterina clássica, ou seja, aquela feita, durante a cesárea precedente, na vertical do útero inteiro. Por esse motivo, ter uma incisão uterina clássica é uma contraindicação para um PNAC. Outros fatores podem também aumentar o risco de ruptura uterina, porém em menor grau, como por exemplo o intervalo entre a cesárea e o parto após a cesárea. Pode acontecer inclusive que a pouca espessura do segmento uterino no local da cicatriz aumente o risco. Por outro lado, dar à luz depois de uma única cesárea, pelo menos 18 meses após a cirurgia, já ter dado à luz por via vaginal, ser saudável (ver o quadro sobre as situações no próximo capítulo) diminuem o risco de ruptura uterina.

Quanto aos riscos da cesárea, eles são mais numerosos do que aqueles ligados ao parto por via vaginal. A possibilidade de morte materna é pelo menos três vezes mais alta depois de uma cesárea, e uma mulher corre quatro a cinco vezes mais riscos de complicações graves a curto prazo (infecção grave, parada cardíaca, histerectomia, tromboembolia etc.). A mãe também se arrisca a ter problemas de fertilidade e na placenta (sendo que este cresce conforme o número de cesáreas aumenta) e aderências. As pesquisas também indicam menor satisfação das mulheres, talvez mais depressão e traumatismo, e um aleitamento mais difícil.

Para o bebê, a cesárea apresenta, inclusive, um maior risco de vida, mesmo no caso de uma primeira cesárea e na ausência de complicações. O bebê corre o risco de ter quatro vezes mais problemas respiratórios, de gravidade variada, o que provoca mais admissões em cuidados intensivos, intervenções, separação mãe-bebê etc. Quanto mais cedo é feita a cesárea, antes do termo, mais o recém-nascido corre riscos. Além disso, as crianças nascidas por cesárea têm maior probabilidade de sofrer de asma ou alergias ou ainda de esclerose múltipla (só nas meninas nascidas por cesárea). E os filhos das gestações posteriores à cesárea têm mais chance de má-formação, de lesão do sistema nervoso e, talvez, de morte no útero.

Caso uma cesárea agendada for realmente necessária, será sábio, se a situação permitir, esperar que o trabalho de parto comece espontaneamente, antes de realizar a cirurgia, pois as contrações preparam o organismo do feto para melhor enfrentar a vida fora do útero, especialmente por meio da liberação de hormônios que têm um papel importante na adaptação à vida extrauterina. Também enfatizamos a necessidade de não fazer a cesárea antes de 39 semanas completas de gestação.

Resumindo, o exame dos riscos do parto normal após cesárea e os da cesárea nos levou a concluir, como nesse trecho do relatório final da Primeira Conferência de Consenso sobre o PNAC, realizada pelo Instituto Nacional da Saúde nos Estados Unidos, em 2010, que "considerando-se as provas de que dispomos, a tentativa de PNAC constitui uma opção razoável para inúmeras mulheres que anteriormente tiveram uma cesárea com incisão transversal no segmento inferior do útero".[168]

RELATO DE LUCIANA:

"Não me arrependo em momento algum de ter sonhado e corrido atrás. O parir é nosso!"

Minha história começa há sete anos, em 2005, quando engravidei do meu primeiro filho. Tinha 17 anos, e cursava o último ano do Ensino Médio. Uma gravidez não planejada, porém muito amada a partir do momento que aquela vidinha passou a crescer dentro de mim. Por ter parentes na área da saúde, trabalhando em maternidades, desde o começo planejei que queria um parto normal. A gravidez foi evoluindo e meu médico sempre deixava para falar do parto depois, que eu não precisava me preocupar com isso tão cedo. Completadas as 40 semanas a notícia: não podemos esperar mais, vamos marcar a cesárea para daqui a dois dias, pois estarei de plantão. Eu era nova, apesar de ler bastante a respeito, tinha pouco conhecimento e mesmo não concordando acabei cedendo àquilo que meu médico dizia. Afinal, ele me acompanhou a gravidez toda, devia saber o que falava. Era o que me falavam também. Dali a dois dias, 20 de outubro de 2005, nascia meu filho, Arthur, de cesárea. Desnecessária? Talvez. Hoje não adianta mais julgar ou buscar justificativas. Sei que nunca digeri direito aquela cesárea. Arthur nasceu com certa dificuldade para respirar, foi direto para atendimento médico e eu fui sedada assim que ele foi tirado de dentro de mim. Resultado? Não tenho lembranças nítidas do meu primeiro encontro com meu filho na sala de parto, apenas por fotos. Só fui vê-lo horas após o parto, e ele não quis pegar o peito naquele momento. Hoje vejo a quantas intervenções fui submetida naquele dia. Desde então, pus na minha cabeça que da próxima vez seria diferente.

No primeiro dia de agosto de 2011 descobri a nova gravidez, e a partir dali corri atrás do meu sonho: um parto normal, um PNAC. Nesse mesmo mês iniciei com outra médica. Mesmo me achando um tanto doida e radical meu marido sempre esteve ao meu lado apoiando, inclusive quando diversas vezes não concordava muito com minhas ideias. A gravidez foi chegando ao fim, e nada de sinais de Alice querer vir ao mundo. Minha médica, sempre paciente falava: "Calma, isso é super normal." 38... 39... 40 semanas. Nesse ponto não tinha mais como não ficar ansiosa. Eu fazia tudo que estava ao meu alcance: homeopatia, acupuntura, banhos quentes, exercícios na bola suíça, chás, sexo. Bom, se não conseguisse, pelo menos fiz minha parte. Com 40 semanas e 2 dias realizei a última sessão de acupuntura e fui à consulta. Sem alterações. Confesso que peguei no sono de tanto chorar. Mesmo assim, ainda fui para o banho, levei a bola e tive relações com meu marido. No dia seguinte acordei às 7h30 para ir ao banheiro e, para minha surpresa, sangue! E junto com ele, uma leve cólica. Chorei mais uma vez, mas agora de alegria. Estava chegando meu momento? Para ajudar, chamei minha mãe para andar comigo e fomos passear durante a tarde. Quando voltamos para casa as dores já estavam mais próximas, e um tanto mais regulares. Quando a noite chegou, não tinha mais dúvidas que minha pequena logo estaria comigo: as dores vinham a cada 5 minutos e cada vez mais fortes! À noite ainda sai mais uma vez antes de passar na maternidade. O exame acusou que ainda estava no início. Voltei para casa. Entrei para o chuveiro e não tenho ideia de quanto tempo fiquei por ali. Quando resolvi ir para a cama, mais uma mudança de planos: a bolsa rompeu! De volta à maternidade, e ai o sonho começa. Nesse momento era como se eu estivesse em um plano totalmente diferente do resto do mundo, era eu, minha bebê e as contrações. Que mundo engraçado essa "Partolândia"! O resto estava distante de nós, eram meros coadjuvantes. Outra consulta: 4 cm, colo quase apagado, bebê encaixada, bolsa rota... Tudo caminhava da melhor maneira possível. E lá ia eu rebolando, mexendo, e pedindo pela massagem do meu marido a cada contração, a cada dor. Era o que mais me aliviava. Meu "doulo"!

    Havia me programado para adiar o máximo possível a anestesia, mas confesso que a ansiedade me atrapalhou um pouco, e pedi assim que possível. Não me arrependo, pois me ajudou a me acalmar e não perder o foco. Por volta das 3h da manhã, após ser examinada, sem muito progresso, ficou combinado que eu seria examinada novamente por volta das 6h e, não havendo mudanças, não esperaríamos mais, porém havendo mudanças aguardaríamos o tempo necessário. Sabia que mesmo não tendo o desfecho que planejei, Alice já havia sido beneficiada por toda aquela experiência, assim como eu. Àquela hora eu sabia que "Sim, eu sou capaz!". Durante todo o processo preferi manter meus olhos fechados. Isso me ajudou a vivenciar o momento com mais intensidade, e a me concentrar no meu corpo, no que ele pedia. Em um certo momento decidi me sentar, e assim fiquei. Sentindo cada contração, mas já relaxada, tranquila e ainda confiante. Na hora combinada fui novamente examinada e a surpresa: Alice estava ali, pronta para vir ao mundo. Duas ou três forças e lá estava ela. Com uma circular de cordão e mecônio. A partir daí, éramos só as duas: ela veio para meu colo e não saiu mais. O cordão foi cortado apenas depois que parou de pulsar. Todos os cuidados foram feitos no colinho da mamãe e Alice foi amamentada ainda na sala de parto, enquanto a placenta era expelida e a episiotomia suturada (realizada após ser informada e consentido).

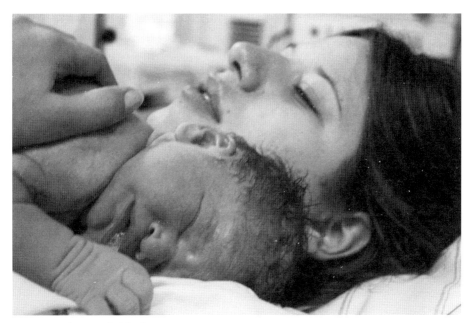

Figura 2: Luciana e o bebê Alice.

Alice veio ao mundo no dia 18 de abril de 2012, às 6h27 da manhã, pesando 3,720 Kg e medindo 49 cm, de parto normal e ao som de The Beatles!

Não me arrependo em momento algum de ter sonhado e ido em busca. Então, acreditem sempre, e corram atrás. Façam tudo que estiver ao alcance de vocês. O parir é nosso!

RELATO DE SABRINA:

"Não tive nada que pudesse abalar minha vontade e determinação em trazer meu bebê ao mundo"

Não imaginei que ficaria grávida aos 17 anos. Na época, cursava o segundo grau (hoje Ensino Médio) e apesar de tudo a maternidade não me parecia algo ruim. Na verdade fiquei feliz ao saber que seria mãe, e acolhi minha filha Victoria desde o primeiro minuto que soube que estava grávida. Apesar de me sentir feliz, muitos são os conflitos de uma gravidez na adolescência, e, talvez por isso, eu não tenha passado por uma gestação tranquila. Não pensava muito no parto. Tinha certeza que queria uma cesárea, pois tinha medo de sentir as "terríveis" dores do parto normal, mesmo com a experiência boa que minha mãe relatava sobre meu nascimento.

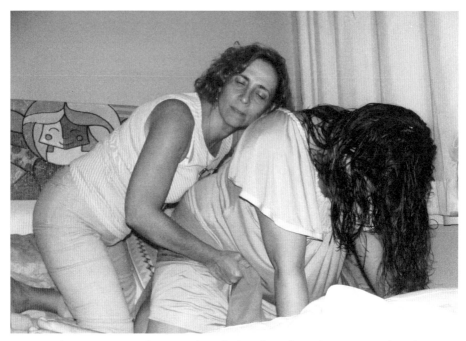

Figura 3. Sabrina se preparando para a chegada de Milena: "... cada contração, ela vinha com o rebozo. Isso realmente aliviava a dor!"

A gravidez conturbada terminou com o desenvolvimento de uma pré-eclâmpsia e um descolamento prematuro da placenta. Enfim, minha primeira filha nasceu, linda e pequenina, com 36 semanas de gestação, em um ambiente frio e pouco acolhedor. Ficou por 4 horas na incubadora, sem que eu a tivesse visto, e após eu ter me levantado do leito, mesmo ainda sobre efeito do anestésico, ela foi liberada para ficar comigo. Eu me senti indo ao mercado e voltando com um bebê no colo. Uma ruptura drástica, difícil de ser assimilada.

Aos 21 anos entrei para a faculdade de enfermagem. Nessa época, já tinha dentro de mim a vontade de ser obstetra, e ao descobrir que poderia ser uma enfermeira obstétrica me dediquei aos estudos e pesquisas voltados para a área. Não foi difícil perceber como estava errada na minha primeira gestação. E, ainda no 5º período da faculdade, comecei a escrever meu primeiro artigo científico sobre a humanização do parto e nascimento.

Assim, passei pela residência em enfermagem obstétrica e sem ter terminado a primeira, ingressei no mestrado em enfermagem, em uma linha de pesquisa voltada para a saúde da mulher. Como o destino nos prega peças, durante o primeiro semestre do curso de mestrado me vi grávida outra vez. Agora com 27 anos, mais madura e consciente de minhas escolhas.

Não tive dúvidas em buscar um parto domiciliar planejado. Tinha conhecimento sobre os processos fisiológicos, sabia da possibilidade de um parto domiciliar, e já havia acompanhado mais de 200 partos em residência. Essa experiência prévia foi fundamental para sustentar minha escolha para minha família e meu marido, que foram contra essa decisão em quase todos os momentos.

Dessa vez tive uma gestação tranquila. Não houve nada que pudesse abalar minha vontade e determinação em trazer meu bebê ao mundo da forma como considerava a mais segura e amorosa de nascer. Escutei vários comentários depreciativos, desaprovações, e incredulidade, uma vez que eu, sendo uma profissional de saúde, estava fazendo uma escolha contra-hegemônica. Fui chamada de louca, irresponsável, e coisas do gênero. Não foi fácil, mas nunca tive problemas em "bancar" minhas decisões. O mais interessante é que jamais pensei em mim como um PNAC. Nunca imaginei que eu tinha uma probabilidade maior de insucesso ou de intercorrências. Nem durante o parto. Não passou pela minha cabeça, uma só vez, a possibilidade de rotura uterina. Não era algo que realmente me incomodasse, e se precisasse por algum motivo ser transferida para o hospital, também acredito que não ficaria decepcionada, pois na verdade o que me importava era dar o melhor de mim ao meu bebê.

Milena nasceu no dia 8 de janeiro de 2009, às 2h44. Foi um dia inesquecível para todos nós. Eis o relato que fiz, dois meses após o parto:

No final da gestação eu já estava ansiosa pelo parto. Meu marido, Thiago, estava apreensivo e não queria mais fazer amor com medo que a Milena nascesse. No fundo, eu acreditava que não demoraria muito.

Na manhã do dia 7 de janeiro, com 39 semanas de gestação, acordei com contrações diferentes. Sentia que algo estava acontecendo e não tive dúvidas que estava em pródromos do trabalho de parto. Era diferente das outras vezes. Liguei para a H., minha enfermeira obstétrica, às 10h e coloquei-a a par da situação. Estava radiante! Fiquei no meu quarto, fazendo exercícios na bola ou relaxando na cama, enquanto as contrações iam aumentando. Às 14h M., minha querida professora e também enfermeira obstétrica, chegou em minha casa. Eu estava com três contrações a cada dez minutos, mas ainda não eram longas, o que me permitia suportá-las muito bem. M. trouxe uma bolsa de água quente, que aliviava as dores no baixo ventre, e ficamos conversando na sala. Meu marido estava nervoso e minha filha, Victorinha querendo ajudar em tudo. Eles foram ótimos. Minha avó ficou sem saber de nada. Achei melhor poupá-la, para que não ficasse nervosa com a demora.

H. chegou por volta das 16h lá em casa. Ouvimos o BCF que estava ótimo e verificamos as contrações. Como tudo estava muito bem ela me convidou para darmos uma volta. Fomos eu, H. e Victorinha caminhar pelo corredor esportivo, um aterro próximo ao mar onde muitas pessoas fazem suas caminhadas e exercícios. Foi engraçado ver a cara das pessoas na rua, pois às vezes vinha uma contração mais forte e eu parava para me encolher. A caminhada foi excelente para melhorar o ritmo e a intensidade das contrações. Percebia, nitidamente, cada mudança do meu corpo. Vicky aproveitou o passeio para tomar um sorvete, e tiramos fotos. Foi uma delícia ver o dia anoitecer.

Retornamos a minha casa cerca de duas horas depois, e eu estava super tranquila. Ficamos conversando na sala e vendo televisão. Vi minhas novelas favoritas enquanto sentia as contrações aumentarem. Às vezes eu achava graça da dor, pois acreditei que seriam menos intensas. Após uma minissérie, minha avó veio falar comigo. A essa altura, não queria mais falar com ninguém. Deixei-a falando sozinha... Tadinha, e fui para meu quarto. Como doía muito, quis ir para o banho. Coloquei a água bem quente, e me sentei no banquinho de cócoras, embaixo do chuveiro. H. ficou sentada no vaso sanitário me olhando, com a porta entreaberta e as luzes apagadas. A presença dela não me incomodou, mas pedi que fechassem a porta do meu quarto, pois ver as pessoas passando apreensivas estava me irritando muito. Na verdade, fiquei muito mal humorada nesta hora. A cada contração eu gemia e me levantava. Sentia a cabeça da Milena pressionando para passar. Era como se meu cóccix tivesse que levantar para abrir o caminho. E eu percebia tudo. Sabia que estava entrando no expulsivo, mas ficava com medo de estar enganada.

Já havia passado da meia noite. Saí do chuveiro e fui para minha cama. Neste momento tudo já estava forrado para que não sujasse. Thiago entrou um pouquinho para se certificar que eu estava bem. Conversamos um pouco. A H. chegou acompanhada da Vicky e da M. com taças de Champagne para brindarmos. Foi muito engraçado, e isso me ajudou a descontrair. Acabando o brinde todos saíram mais uma vez para que eu me concentrasse.

Apesar da dor imensa, cada vez que a contração ia embora eu sentia como um orgasmo... Era muito bom, e eu ria às vezes. Eu e Thiago ficamos sozinhos um pouco, mas logo ele quis sair, pois estava ficando excitado com a cena. Fiquei então acompanhada pela M. e a cada contração, ela vinha com o rebozo. Isso realmente aliviava a dor. Apesar de ainda sentir as contrações, eu percebia que a dor no baixo ventre melhorava, e eu me abria para permitir a passagem da minha princesinha.

As contrações já haviam aumentado bastante e o BCF se mantinha maravilhoso. Tinha vontade de pedir para que a H. me tocasse, pois estava curiosa para saber a dilatação, mas resolvi não pedir, pois caso ainda estivesse com pouca, isso me desanimaria. Sentia que estava no expulsivo, mas ainda acreditava que eu poderia estar errada, e tinha medo por isso. Por vezes me perguntei o que estava fazendo ali, pois na cesárea da Victoria não havia sentido nada. Na verdade focamos muito na dor neste momento, e fica difícil raciocinar sobre o resto. Vi que a

H. já se preparava para o momento. Foi aos poucos pegando o material, ligando aspirador, pegando os paninhos. Fazia tudo muito silenciosamente, para não me dispersar. M. se manteve sentada no chão, observando a situação e fotografando. Com tudo arrumado, H. sentou na minha frente com o banquinho de cócoras.

A cada contração eu gemia forte... Gemia não... Urrava. Cheguei a pensar que iria acordar os vizinhos. Ninguém merece. Eu oscilava entre a concentração e a observação. Era impossível não associar minha prática profissional naquele momento. As posições variavam: do quatro apoios à de joelhos. Não conseguia mais me deitar. A contração era tão intensa que cheguei a falar em um momento que não estava aguentando mais. Acho que todas as mulheres passam por esta fase. Até me achei ridícula naquele instante, e as ideias eram muito conflituosas na minha cabeça. Queria que ela saísse logo, não me importava como.

Quando achei que não iria mais aguentar, resolvi me tocar levemente. Vi que a bolsa já estava protusa, e que logo atrás estava a cabecinha da minha filha. Decidi, então, que não era hora de desistir. Já que eu tinha chegado até ali, agora ela iria nascer de qualquer jeito. Quando veio mais uma contração a H. me ofereceu seu colo. Abracei-a e senti o perfume que ela usava. Os sentidos ficam muito aflorados neste momento. Vi quando ela pediu que a M. se posicionasse atrás de mim. Soube que havia chegado a hora. Mais uma contração e fiz uma força descomunal. Vinha de dentro mesmo. Senti quando a cabecinha e o ombro da minha filha sairam. Eu estava de joelhos. Não esperei mais uma contração e empurrei. Virei a perna para facilitar a saída. Parecia uma explosão. É uma sensação maravilhosa. Deitei na cama e estendi as mãos para pegá-la, ajudando a secá-la e aquecê-la. Ela parou de chorar assim que eu a peguei.

Poucos segundos depois a H. chamou o Thiago e a Victoria para entrarem. Cada um se posicionou de um lado da cama, e ele se emocionou ao ver sua filha. Éramos todos só alegria. Vicky foi escalada para cortar o cordão. Momento bastante fotografado pela H. Ficamos os três ali, por um tempo, babando na nossa princesinha que tinha acabado de chegar. Thiago, fanático como sempre, pediu a camisa do Fluminense, seu time de coração, para apresentar para a filha. Incrível como isso foi simbólico para ele. A dequitação ocorreu tranquila.

Dei a Milena para a H. limpá-la e arrumá-la. Enquanto a M. verificava a laceração. Essa parte é realmente muito incômoda. Posicionei-me para a sutura. Enquanto isso Milena era pesada e medida. Nasceu com APGAR 10/10, peso 3.400 g e 52 cm. Amamentei-a em seguida. Ela pegou no peito muito bem, e sugou avidamente enquanto M. fazia a sutura. H. se despediu de nós, pois tinha de atender outro parto que já estava acontecendo. Antes de sair foi contar para a vovó que Milena havia nascido, e muito bem.

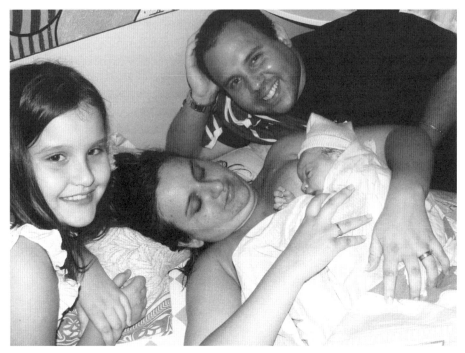

Figura 4. Sabrina e família.

Após tudo arrumado, M. me deixou deitada na cama, ao lado da Milena para descansarmos. Foi um dia bastante intenso, e todos estavam cansados. Thiago a levou até a porta e voltou para deitar-se ao nosso lado. Estávamos grandiosamente felizes e cansados. Dormimos atravessados na cama, com a Milena no meio. Acredito que não exista maior emoção que esta. Foi maravilhoso receber nossa filha cercada de amor e carinho. E muito importante para mim, provar que eu também era capaz de passar por aquilo que acredito ser o melhor meio de virmos ao mundo. Agradeço a Deus por tudo!

Acordei às 7h30 com muita vontade de ir ao banheiro. Como todos estavam dormindo, não pedi ajuda, mas na verdade nem senti necessidade, pois estava muito bem. O cansaço já tinha ido embora, e meu corpo parecia restaurado. Os pontos incomodavam um pouco, mas não me atrapalharam em nada. Peguei a Milena no colo, e fui mostrá-la pra minha avó. Minha mãe chegou em seguida, para conhecer a netinha. Logo, todos da casa acordaram para paparicar nossa nova princesinha. A família do Thiago chegou pouco depois. Foi uma grande festa de boas-vindas.

Capítulo 3

UM PNAC OU OUTRA CESÁREA?

O número cada vez maior de mulheres que fazem uma cesariana no Brasil contribui para um "efeito geracional". De acordo com Heloisa de O. Salgado, psicóloga e doula, mais e mais gerações de mulheres acreditam que seu corpo não funcionou e não obteve êxito para dar à luz, o que poderia aumentar a angústia que sentem a respeito de sua(s) cesariana(s).[1]

Este capítulo tem o objetivo de ajudá-la a se decidir em relação ao nascimento de seu próximo bebê. É preciso saber, porém, que o quadro atual veiculado em nossa sociedade é tendencioso e mais favorável à cesárea de repetição do que ao PNAC, como destacam e explicam os autores da revisão sistemática dos estudos científicos publicada em 2007 no *The Journal of Perinatal Education*.[2] Este livro tenta corrigir essa situação, para que você possa fazer uma escolha realmente bem-informada.

Uma decisão que me pertence

Eu também tomei consciência de que não podemos sempre depender dos médicos e das enfermeiras... Que não devemos nos abandonar, literalmente, nas mãos deles. Que é importante nos informarmos, questionar as decisões deles e não nos envergonharmos de tomar as decisões que nos pareçam as mais adequadas para nós.[3]

QUASE TODAS AS MULHERES PODEM TER UM PNAC

Se há uma coisa que só a mulher envolvida pode decidir é se quer realizar um PNAC. Mesmo seu marido sendo a favor ou contra, essa decisão cabe, em primeiro lugar, à mulher. O apoio do companheiro é um elemento muito importante, mas não é necessariamente essencial para o sucesso dessa tentativa. Sem essa colaboração, evidentemente é preciso ser muito mais determinada e procurar apoio em outra pessoa. Alguns homens a princípio se inquietam com o desejo de sua parceira de ter um PNAC, mas à medida que se informam, sua atitude muda. Algumas vezes, é o contrário que acontece, e é o homem que deseja que sua parceira tente um PNAC.

Na América do Norte, "terra da liberdade", é a mulher que em teoria decide ou não realizar um PNAC. Todavia, essa opção muitas vezes lhe é recusada.[4] Durante o trabalho de parto e, em especial, perto do final da dilatação, às vezes uma parturiente exprime o desejo de trocar por uma cesárea depois de haver optado pelo PNAC. Um médico progressista pode lembrá-la de sua decisão, e alguns até mesmo se recusariam a fazer essa cirurgia sem um motivo válido. Frequentemente acontece que, em um ambiente aberto ao PNAC, uma mulher que deveria ter uma cesárea de repetição continua com o trabalho de parto se este começar antes da data prevista para a intervenção.

O que é benéfico ou prejudicial para o bebê durante o nascimento

Muitas vezes esquecemos, nesta era em que abordamos a questão da cesariana agendada como uma prerrogativa das mulheres e em que destacamos os perigos do parto, que este tem como função não só fazer nascer o bebê, mas também prepará-lo para a vida fora do útero.[5] Veremos agora, o que é benéfico para o bebê assim que ele nasce.

O movimento pela humanização do nascimento já há bastante tempo enfatiza o contato imediato da mãe com seu bebê,[6] e uma médica em Quebec, Julie Choquet publicou, em 2007, sua pesquisa em neurobiologia e em psicologia que revela a importância dos primeiros contatos entre a mãe e o bebê para o seu desenvolvimento, e para favorecer os laços afetivos entre os dois. De fato, o contato pele a pele estabiliza e regulariza o pulso do recém-nascido, seu ritmo respiratório e sua temperatura. Esses bebês choram menos e dormem melhor,[7] o que é muito apreciado pelos pais! Idealmente, não deveria haver separação entre a mãe e seu bebê logo depois do nascimento. O contato precoce entre os dois favorece também o aleitamento. E, ainda, acelera a adaptação metabólica do bebê, preserva sua energia, previne o esfriamento e diminui o choro. Ele também melhora o desenvolvimento neurocomportamental[8] do bebê e favorece o apego por meio do aumento da taxa de oxitocina na mãe, um hormônio que auxilia o estabelecimento de vínculos[9] entre a mãe e seu filho. Esse contato ajuda também a proteger o bebê contra as infecções hospitalares,[10] pois um contato estreito com a pele da mãe, portanto com a flora bacteriana familiar, o ajuda a se defender da flora bacteriana do hospital.[11]

Além disso, as mulheres que tiveram esse tipo de contato com seu bebê desde o nascimento utilizam uma linguagem que evoca as intensas emoções que sentiram: elas relatam ter tido um sentimento imediato de *bonding*[12] com o bebê, tê-lo tocado e acariciado, tê-lo olhado nos olhos e um forte desejo de não querer deixar que o levassem dali. Elas se lembram com muito prazer e com emoção desse momento que teve uma influência profunda em suas experiências do parto.[13] A Organização Mundial da Saúde recomenda esse tipo de contato precoce entre a mãe e seu bebê.

Intervenções como a pesagem, a medida do tamanho do bebê e da circunferência de sua cabeça, a administração de gotas antibióticas nos olhos, feitas logo após o nascimento poderiam, no mínimo, ser adiadas por uma ou duas horas, para favorecer um contato sem obstáculos entre a mãe e o bebê. E, práticas como a aspiração das vias aéreas superiores e do conteúdo gástrico do bebê podem trazer complicações, sem contar que são dolorosas e podem aumentar a pressão arterial.[14] Essa forma de aspiração é desaconselhada pela OMS. Os outros cuidados de rotina (as medidas, a pesagem e o banho) diminuiriam os reflexos neurocomportamentais, os estímulos olfativos e a temperatura do recém-nascido.[15] E a circuncisão também o afeta (mamadas menos frequentes, bebê mais abatido etc.).[16]

Portanto, se você optar por uma cesárea ou se precisar de uma, garanta que poderá ter um contato pele a pele com seu bebê nos minutos que se seguirem ao nascimento dele. Sim, é possível, mesmo após uma cesárea, passar alguns momentos com o bebê junto a seu corpo, mesmo que esta não seja uma prática corrente. Se for impossível que você tenha esse tipo de contato com o bebê, nada impede que o pai dele ou seu companheiro passe esses instantes privilegiados, pele a pele, o que também tem efeitos benéficos não só para ele, mas também para o recém-nascido.[17]

COMO AS MULHERES ESCOLHEM

Existem riscos objetivos, com certeza, dos quais temos ciência graças às pesquisas científicas realizadas em obstetrícia e sobre as quais tratamos no capítulo anterior. As vantagens e desvantagens mais subjetivas das escolhas devem-se, muitas vezes, às circunstâncias vividas por nós, e que devem ser levadas em conta. Por exemplo, algumas mulheres creem que o PNAC permitirá uma recuperação mais rápida e mais fácil. Outras gostam da possibilidade de planejar a ajuda doméstica ou o cuidado com as outras crianças com base na data prevista da cesárea, embora não ignorem que a recuperação depois de uma cirurgia dessas é mais lenta. Para várias mulheres, o contato imediato e constante com o bebê a partir do nascimento é primordial, e isso é facilitado por um parto vaginal. Ou ainda, algumas gestantes desejam viver o nascimento na companhia de seu marido e, às vezes, os horários de trabalho dele favorecem a realização de uma cesárea.

Tabela 7.[18] Motivos de escolha

Fatores que influenciam as mulheres a tentarem um PNAC[19]	Fatores que influenciam as mulheres a escolherem outra cesárea
- O prazer e a importância que veem em trazer seu bebê ao mundo. - A influência do médico. - A duração do restabelecimento e a necessidade de cuidar dos outros filhos depois do nascimento do bebê. - As diferenças culturais. - A segurança da mãe e do bebê. - A informação escrita e os recursos que fornecem mais informações.	- Baixa probabilidade de um parto vaginal. - Medo de precisar de uma cesárea de urgência. - Medo da dor no trabalho de parto. - Impacto e medo do parto vaginal para a mãe e o bebê. - Saber o que esperar.

Cerca de metade das mulheres que tiveram uma cesárea decidem tentar um PNAC antes de engravidar novamente, enquanto que um terço toma essa decisão aproximadamente na metade da gestação.[20] Os sentimentos que uma gestante tem em relação a uma cesárea ou a um parto vaginal também são considerados nas escolhas que elas fazem. Infelizmente, os estudos sobre os motivos de opção entre uma cesárea de repetição ou um PNAC eram raros até muito recentemente.[21] Segundo McClain,[22] as mulheres pensam muito nos efeitos que uma ou outra decisão poderá ter sobre sua recuperação, perguntando-se quando poderão começar a cuidar do bebê, arrumar a casa, retornar ao trabalho ou ainda, ter uma vida social. Além do mais, mesmo que os riscos médicos influenciem sua decisão, eles não representam fatores decisivos no momento de escolher. As futuras mães consideram também outras vantagens e desvantagens das soluções possíveis, e muitas vezes são influenciadas pelo marido nesse processo. É curioso que o argumento de um retorno mais rápido ao "normal" depois do nascimento do bebê é mencionado tanto pelas que optam por um PNAC quanto por aquelas que preferem a cesárea. Mas, os motivos evocados mais frequentemente para escolher um PNAC são: além do desejo de participar intensamente da tarefa de trazer um bebê ao mundo, a recuperação mais fácil e a vontade de estar mais rapidamente pronta para se ocupar de seus outros filhos. As mulheres que tiveram um filho por cesárea não sabem de imediato necessariamente como gostariam de dar à luz na vez seguinte. Elas se informam com os profissionais de saúde, buscam na internet, leem e algumas preferem não ter de tomar a decisão. Outras mudam de ideia várias vezes durante sua gestação. E seu nível de confiança nas decisões tomadas é variável.[23]

Os aspectos psicossociais podem influenciar mais as preocupações relativas à saúde quando já se teve uma cesárea.[24] Por exemplo, uma mulher pode optar por uma cesárea de repetição devido a um primeiro parto longo e penoso e por causa de sua impressão de ter sido salva pela cirurgia. Outra, tendo passado por dificuldades similares pode, ao contrário, escolher um PNAC, pois quer ter a chance de viver um parto normal e de repetir a experiência de outro modo.

Segundo os autores de *Pregnancy as healing,* o dr. Lewis Mehl e a terapeuta Gayle Peterson (ainda não traduzido para o português), devemos basear a decisão não nos fatos, mas naquilo que sentimos depois de termos pesado os fatos. Segundo eles, o ato de tomar uma decisão provém, antes de tudo, do domínio irracional. Na verdade, decidimos muitas vezes com o coração mais do que com a cabeça, e escolhemos a solução com a qual nos sentimos em mais segurança.

O fato de a mulher optar por um PNAC não quer dizer que não haja, de tempos em tempos, um período de dúvida, de questionamento, de ansiedade diante da decisão tomada e do modo de como ela será vivida.[25] A gestante pode também se inquietar com as dúvidas e medos expressos pelas pessoas que a circundam.

Segundo Kathy Koelker,

> quando vivemos uma experiência difícil na primeira vez, não tendo jamais terminado ou até mesmo começado um trabalho de parto, é normal que tenhamos dúvidas e medos, como ocorre diante do desconhecido. Nós nos perguntamos se vamos conseguir, se toda a energia investida na preparação vale a pena, se não seria '"mais simples"' agendar uma cesárea. Além do mais, dar à luz assusta, pois dói (uma cesárea também, mas só depois). O parto pode ser longo. Em certo sentido, vivemos então os medos que todas as grávidas vivem em certo grau em relação ao parto futuro, sem contar o fato de que esses medos se materializaram da primeira vez.[26]

A fim de ter mais clareza, é bom falar a respeito, levantar a questão nos cursos pré-natais, discutir com outras mulheres que deram à luz por via vaginal ou tiveram um PNAC, ou ainda falar com o médico, a parteira ou a doula, entrar em contato com uma organização que forneça apoio (ver a lista de recursos no

Anexo 1). Informar-se e exprimir seus medos, sem julgá-los, é isso que liberta e ajuda a colocar as coisas no lugar. Pensar no que se pode sentir ao dar à luz a seu bebê pode igualmente ser muito motivador.

Algumas mulheres se inquietam ao ver que muitas gestantes escolhem uma cesárea de repetição, e que esta cirurgia é banalizada em nossa sociedade. Uma educadora pré-natal diz: "Eu me sinto arrasada quando vejo alguém que definitivamente quer uma cesárea. Isso me lembra alguém que bebe e que mesmo assim deseja guiar." Um médico norte-americano chega a dizer que "consentir em tal cirurgia [a cesárea de repetição] sob demanda, não tem sentido e não faríamos isso com nenhuma outra cirurgia".[27] Mas, é quase impensável em nossa sociedade obrigar uma mulher a dar à luz por via vaginal depois de uma cesárea. Por outro lado, alguns médicos aceitam fazer uma primeira cesárea apenas porque isso convém à paciente ou porque ela tem medo do parto e da dor.[28]

POR QUE EU FIZ UMA CESÁREA?

Afora aquelas que preferiram a cesárea para fazer também a laqueadura (ligação das trompas), toda mulher que tem um bebê por cesárea quer saber por quê. Mesmo aquelas que não saem psicologicamente feridas, e que a aceitam bem, desejam saber o que ocorreu ou, se a cesárea estava prevista, quais são as razões exatas que a motivaram. Nem sempre é simples encontrar as respostas para essas perguntas. A medicina não pode explicar tudo, a informação sobre a cesárea às vezes não é fácil de obter, os registros médicos nem sempre são muito claros e os médicos estão sobrecarregados. Nos cursos pré-natais, muitas vezes, esse assunto é evitado. Quando se fala dele, a informação pode ser sucinta ou quem a recebe não presta atenção, pois é difícil imaginar que "isso pode acontecer comigo". O medo supersticioso de que uma situação aconteça simplesmente porque falamos nela é muito arraigado. Infelizmente, uma mulher ou um casal mal informados ou que não prestaram atenção à informação dada, não só se assustam quando a situação acontece, mas têm mais dificuldade para participar da tomada de decisão ou para indicar em quais condições desejariam viver a cesárea. Segundo uma pesquisa realizada no Quebec, em 2005, 88% das mulheres achavam muito importante serem informadas sobre o que acontece e sobre as escolhas que lhes são oferecidas. Elas desejam também participar das decisões.[29]

Minha cesárea foi necessária?

Algumas mulheres ou alguns casais descobrem, depois de serem informados ou, às vezes, quando mudam de médico, que existem dúvidas quanto à necessidade da cesárea anterior. E isso pode ser muito perturbador. Mesmo que diversos médicos se inquietem com o aumento da taxa de cesáreas, poucos estão prontos a dizer que uma determinada parcela dessas cirurgias não foi justificada. Na América Latina, avaliamos em cerca de um milhão o número de cesáreas desnecessárias efetuadas a cada ano, o que me parece muito pouco, considerando-se, por exemplo, o tamanho da população que, apenas no Brasil é de 200 milhões, onde mais da metade das mulheres têm atualmente uma cesárea.[30]

No Quebec, mais de 90% das cesáreas são feitas por um ou outro dos motivos a seguir (em ordem decrescente de importância): antecedente de cesárea (um terço das cesáreas), trabalho de parto distócico,[31] apresentação do bebê sentado e sofrimento fetal. Mas, nenhum desses motivos se constitui em razão absoluta para a realização de uma cesárea.

- Cesárea anterior: este pode ser, em algumas regiões ou em certos estabelecimentos, o motivo mais comumente evocado como indicação de cesárea; um terço das cesáreas são realizadas por essa razão.
- Trabalho de parto distócico (ou parada de progresso do trabalho): quando ele fica lento ou para, talvez porque o bebê não estava bem colocado ou não desce bem, o que pode estar ligado à peridural ou à ausência de mobilidade da mãe.
- Apresentação pélvica do bebê: a partir do ano 2000, essa razão para fazer uma cesárea aumentou consideravelmente, depois dos estudos sobre o assunto e após a perda consecutiva do conhecimento, nos partos por via vaginal de bebês que se apresentam assim, pelos médicos. Mas, considerando-se estudos posteriores, a SOGC aconselha um retorno ao parto vaginal para algumas mulheres cujo bebê se apresenta sentado.
- Sofrimento fetal: detectado pelo monitor de acompanhamento eletrônico. Infelizmente, a porcentagem de erros desse aparelho provoca cesáreas desnecessárias. O coração do bebê também pode ficar mais lento quando as mulheres em trabalho de parto estão deitadas de costas, o que comprime a veia cava, reduzindo a quantidade de oxigênio recebida pelo bebê.

Indicações absolutas

Certamente existem motivos perfeitamente válidos e indicados para se realizar uma cesárea. Nesses casos não pode haver hesitação. A lista deles é:

- deformação séria da pelve, causada por poliomielite, raquitismo ou acidente;

- prolapso do cordão umbilical;[32]
- descolamento ou mau posicionamento da placenta (por exemplo, na frente do colo do útero) colocando em perigo a vida do bebê ou da mãe (devido a uma grave hemorragia, por exemplo);
- apresentação transversal do bebê (pelo ombro, com o bebê na horizontal), quando não se consegue reposicioná-lo;
- saúde frágil da mãe, como um estado cardíaco ou renal gravemente comprometido;
- gestante com herpes, vírus genital em fase ativa;
- gestante soropositiva para HIV/AIDS com carga viral alta.

Indicações relativas

Outra categoria de indicações refere-se às relativas: estas nem sempre exigem uma cesárea, e estão sujeitas a controvérsia. Elas são responsáveis por 90% das cesáreas, principalmente pelos quatro motivos que vimos anteriormente. Outras indicações, mais raras, como: uma cesárea após um início de trabalho de parto que não foi bem-sucedido depois da ruptura da bolsa ou pelo fato do termo da gestação ter sido ultrapassado,[33] um estado de pré-eclampsia, a presença de herpes genital não ativo, diabetes, gravidez de gêmeos, não são indicações absolutas para se fazer uma cesárea. Abordo, aqui, apenas as indicações mais frequentes.

Quando falamos de cesárea, pensamos, em geral, que é feita, como ocorria antigamente, por um motivo médico, isto é, para "salvar a mãe ou o bebê". Atualmente, nem sempre é esse o caso. Em primeiro lugar, nos países industrializados, uma mulher não morre mais de parto, salvo exceção, embora tal risco seja mais alto para a cesárea. Além disso, um bebê realmente em sofrimento[34] não é tão frequente como se pensa. O médico que inventou o monitor de acompanhamento fetal eletrônico disse, em 1987, que a taxa de cesáreas devido a sofrimento fetal não deveria nunca ultrapassar 1% ou 2%. Certa proporção dos diagnósticos de sofrimento fetal está errada. Trata-se de um erro do monitor. Não é necessário ligar de maneira contínua as mulheres em trabalho ativo a um monitor de acompanhamento fetal; segundo a SOGC (Declaração n. 112), a ausculta intermitente é o método recomendado. Mesmo no caso da gravidez de risco, o monitor fetal não comprovou sua utilidade.[35] O monitoramento contínuo aumenta a taxa de cesáreas e de partos instrumentais. A alternativa é a ausculta intermitente, que pode ser feita com um Doppler (aparelho portátil) ou com um fetoscópio, o que permite que as mulheres em trabalho de parto não precisem se deitar para serem monitoradas. Existem até aparelhos de Doppler que permitem escutar o coração do bebê estando a mulher em trabalho de parto em uma banheira.

A apresentação do bebê em posição sentada, que já há alguns anos costuma levar a uma cesárea, também não é uma indicação absoluta para se recorrer a essa operação, como vimos anteriormente. Mas um parto vaginal, nesse caso, exige a presença de um médico (ou parteira) com experiência específica e, devido às políticas de cesárea automática para essa situação, infelizmente cada vez menos médicos sabem como fazer um parto vaginal quando um bebê se apresenta sentado. Em 2006, mais um estudo concluiu que deveríamos recomeçar a deixar que as mulheres cujo bebê esteja sentado deem à luz por via vaginal.[36]

A desproporção céfalo-pélvica real, ou seja, que a cabeça do bebê não passe pela pelve da mãe, também não é tão frequente como costumamos ouvir. O mais comum é que se trate de uma má-apresentação da cabeça do bebê, que pode ser muito leve. Adotar posições diferentes durante o trabalho de parto, inclusive posições verticais, pode ajudar o bebê a se reposicionar.

E, quanto ao trabalho que se prolonga ou que para, ele também provoca um número significativo de cesáreas. Nos anos 1980 havia muita imprecisão em relação ao diagnóstico do trabalho de parto distócico, e ela ainda existe. Não conhecemos bem suas causas. Pode-se tentar preveni-lo ou corrigi-lo variando as posições adotadas durante o trabalho de parto, andando regularmente, ficando também de quatro, agachando-se, alimentando-se etc. (ver o capítulo 6 deste livro, para obter mais detalhes sobre o que favorece um ótimo desenrolar de um parto). Além disso, o ritmo do trabalho de parto não é o mesmo para todas as mulheres. Algumas têm um trabalho de parto latente[37] que pode durar bastante tempo (até alguns dias), outras entram rapidamente em trabalho ativo; ou seja, mesmo que algumas curvas de progresso do parto possam dar uma ideia do que esperar, não devemos impor um limite à duração do trabalho de parto, desde que a mãe e o bebê estejam bem. Um estudo exploratório que reexaminou um instrumento muito utilizado nos departamentos de obstetrícia, a curva de Friedman (ou partograma), concluiu que as mulheres que dão à luz pela primeira vez podem ter uma primeira fase do trabalho de parto (a dilatação) de até 26 horas e uma segunda fase (dilatação completa do colo até o nascimento do bebê) de até 8 horas, sem efeitos negativos para a mãe ou para o neném. E um pouco menos, no caso das mulheres que já tiveram um ou mais partos por via vaginal (de 23 e de 4,5 horas, respectivamente). As durações observadas pelo estudo são, de fato, mais longas do que as da curva de Friedman.[38]

AS POSIÇÕES DO BEBÊ NO FINAL DO SÉTIMO MÊS

A maneira em que o bebê estará apresentado em seu nascimento é muitas vezes dada até o final do sétimo mês de gravidez. A primeira posição que se mostra é a posição mais comum e favorável. As outras posições envolvem aumento dificuldade, e uma probabilidade maior de ter de se realizar uma cesariana, com a exceção da apresentação pélvica, em algumas situações (desde de 2005).

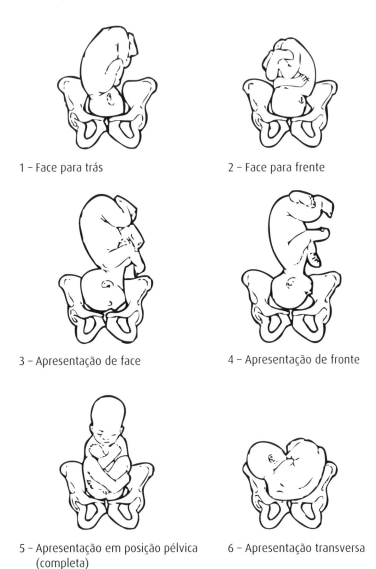

1 – Face para trás

2 – Face para frente

3 – Apresentação de face

4 – Apresentação de fronte

5 – Apresentação em posição pélvica (completa)

6 – Apresentação transversa

Figura 5. As posições do bebê no final do sétimo mês

Mitos sobre os problemas que poderiam ser evitados pela cesárea

Existem vários mitos persistentes em relação à cesárea. No que se refere à incontinência,[39] não existem provas de que a cesárea previna esse problema, que estaria mais associado à gestação, ao fato de ter diversos filhos e aos partos com fórceps. Ao menos as recomendações e os resultados de estudos variam. A mesma coisa ocorre no que diz respeito às famosas "descidas de órgãos" (prolapso do útero). Quanto à vida sexual após a cesárea ou o parto vaginal, em vinte anos de leituras de estudos científicos nesse domínio, não vi nada de sério em relação ao assunto.

UM PNAC É POSSÍVEL PARA MIM?

> Em 2005, enquanto eu dava um curso sobre o PNAC no Regroupement Naissance-Renaissance, encontrei uma mulher de religião judaica hassídica que me contou sua história. Diversos anos antes, ela havia conseguido ter um PNAC depois de... seis cesáreas, em um grande hospital de Montreal. Ela me falou de sua alegria por ter conseguido colocar um fim nas cesáreas, o que ela apreciou especialmente porque, em seguida, ela trouxe ao mundo por via vaginal todos os seus outros filhos.

Quais são as minhas chances de "conseguir" um PNAC?

Diversas mulheres hesitam em tentar um PNAC por medo de não conseguirem. Uma das perguntas frequentemente formuladas pelas gestantes é: "Quais são minhas chances de conseguir?" A proporção de mulheres que concluem seu PNAC é muito encorajadora. Segundo a Conferência de Consenso dos Institutos Nacionais da Saúde sobre o PNAC (2010), na população geral, três quartos das mulheres que haviam dado à luz anteriormente por cesárea completaram um PNAC.[40] Na França, um estudo indica a mesma taxa.[41] Mas, têm sido relatadas taxas de até 87% e, nas mulheres que possuem um perfil ótimo para o PNAC, por exemplo a clientela de baixo risco atendida por parteiras,[42] encontramos taxas de até 95%.[43]

75 mulheres em 100 concluem um PNAC

> As taxas de partos pela via vaginal nas mulheres que planejam um PNAC dependem muito da filosofia do profissional que as atende e das políticas relativas ao PNAC (...) As políticas e os protocolos promovidos por Initiative Amis des Mères contribuem para proporcionar PNACs mais taxas seguras e mais altas de PNACs.[44]

Se uma mulher que fez uma cesárea agendada, pois seu bebê se apresentava sentado, tem mais probabilidade de ter um PNAC desde o início de sua próxima gestação, isso talvez ocorra porque a confiança dela não foi abalada por um parto que não funcionou.

Depois da publicação da primeira edição deste livro, milhares de mulheres me escreveram para saber se o PNAC era possível em uma ou outra situação específica e diversa. Nos primeiros anos, o mais frequente, era que nenhum estudo tivesse sido feito a respeito das diferentes situações das quais elas me falavam. Todavia, desde aquela época, o conhecimento sobre o PNAC aumentou, estudos foram publicados e informam sobre a possibilidade de completar um parto normal após cesárea em diversos casos ou o risco que isso pode trazer. Por exemplo, um trabalho importante, realizado com 13.532 mulheres, confirmou que o risco de ruptura uterina diminui depois do primeiro PNAC concluído, assim como o risco de deiscência e de outras complicações,[45] quer a mulher tenha feito uma ou mais cesáreas.

Vejamos, portanto, sob a forma de quadro, o que se diz, atualmente, sobre as diversas circunstâncias ligadas a uma gravidez ou a um PNAC depois de uma ou mais cesáreas. Você não encontrará necessariamente as respostas a todas as suas questões, pois faltam ainda estudos sobre certos aspectos do PNAC, mas o conhecimento está muito mais avançado. As informações contidas neste quadro não devem fazer com que você renuncie ao PNAC se o risco for elevado ou se uma situação lhe for desfavorável, no que diz respeito à possibilidade de completá-lo. É preciso considerar o cenário global, com os outros elementos de sua situação. Não se deve esquecer, por um lado que, em termos absolutos, o aumento do risco pode ser muito pequeno, mesmo que ele venha a "dobrar" ou a "triplicar". Por exemplo, se o risco normal do PNAC é de 0,3% (ou seja, existe a possibilidade de que ele afete três mulheres em mil), e se em uma situação o risco dobra, passa a haver a possibilidade de que ele afete seis mulheres em mil, o que continua a ser uma ocorrência bastante rara. Por outro lado, como em média três quartos das mulheres completam o PNAC, a presença de um fator desfavorável ao "sucesso", embora diminua a porcentagem, pode causar uma redução mínima. No que se refere à estimativa do risco, um documento da *Childbirth Connexion*[46] permite ver se ele é baixo, moderado, alto ou muito alto (ver Anexo 1 — Recursos, e também meu site <www.helenevadeboncoeur.com>, em francês), dependendo do caso:

- muito baixo (menos de uma mulher ou um bebê em um total de 10.000);
- baixo (1 a 9 mulheres ou bebês em um total de 10.000);
- moderado (10 a 99 mulheres ou bebês em um total de 10.000);
- alto (100 a 999 mulheres ou bebês em um total de 10.000);
- muito alto (1.000 a 10.000 mulheres ou bebês em um total de 10.000).

SITUAÇÕES QUE PODEM INFLUENCIAR O RISCO OU O PNAC

Tabela 8. Situações ligadas ao meu parto anterior

Situação	Risco de separação da incisão uterina – resultados de estudos científicos	Favorável ou desfavorável ao "sucesso" do PNAC (probabilidade de completá-lo)	Recomendações de associações médicas ou dos Institutos Nacionais da Saúde (2010)
Mais de uma cesárea anterior[47]	- Mais riscos, em geral, mas os estudos se contradizem; um deles mostrou que não há mais riscos depois de três ou mais cesáreas.	- Um pouco menos de "sucesso" se houve mais de uma cesárea; 83% de sucesso em vez de 87%.	- SOGC: Embora esteja associada a um maior risco de ruptura uterina, é provável que um PNAC seja coroado por sucesso. - Acog: Ter mais de uma cesárea não é uma contraindicação para um PNAC.

Intervalo entre a cesárea e o PNAC inferior aos 18-24 meses[48]	▪ Um intervalo superior aos 18-24 meses diminuirá o risco pela metade; um intervalo inferior poderia dobrar ou triplicar o risco.	▪ Não há informações disponíveis.	▪ SOGC: Não é uma contraindicação, mas as mulheres devem ser informadas do aumento do risco. ▪ NIH: Poderia ser mais perigoso, mas o risco não pode ser quantificado.
Cirurgia uterina anterior[49]	▪ Os estudos se contradizem.	▪ Não há muitas informações disponíveis.	▪ Acog: Contraindicado se houver cirurgia uterina anterior importante.
Incisão uterina feita na vertical no corpo do útero	▪ Sem impacto conhecido sobre o risco.	▪ Não há informações disponíveis.	▪ Acog: Contraindicado se houver cirurgia uterina anterior importante.
Ruptura uterina anterior	▪ Aumenta o risco de maneira significativa (4% a 9% mais chances de ruptura uterina novamente). ▪ O risco de ruptura uterina se já houve ruptura em um parto precedente é elevado: entre 6% (quando a incisão for transversal baixa) e 32% (quando for vertical no corpo do útero).	▪ Não há informações disponíveis.	▪ Para as associações médicas, essa situação é uma contraindicação para o PNAC.

Parto por via vaginal anterior à cesárea ou ao PNAC ou PNAC anterior[50]	▪ Diminui o risco; cada novo PNAC reduz o risco; ou o risco é o mesmo, segundo outros estudos.	▪ Favorável. Cada parto vaginal aumenta a probabilidade de completar o PNAC.	▪ RCOG: O fator que aumenta mais o sucesso do PNAC (87% a 90% de PNACs completos).
Motivo da cesárea: apresentação do bebê sentado ou sofrimento fetal[51]	▪ Sem impacto sobre o risco.	▪ Favorável.	
Motivo da cesárea: distócia ou desproporção céfalo-pélvica[52]	▪ Sem efeito negativo; não é uma contraindicação para um PNAC; um trabalho de parto disfuncional em um parto não se repete necessariamente no seguinte.	▪ Desfavorável ou sem efeito.	
Técnica de fechamento da incisão uterina: uma camada ou fechamento sobre um plano (sutura uterina)[53]	▪ Resultados inconsistentes. Aumentaria o risco, segundo o estudo de Bujold. ▪ O fechamento sobre um plano com ponto não cruzado diminuiria o risco.	▪ Não há informações disponíveis.	▪ NIH: Risco impossível de quantificar, e nível baixo de provas científicas.
Momento em que a cesárea aconteceu: bebê prematuro[54]	▪ Resultados inconsistentes: dois estudos indicam que fazer uma cesárea para um bebê muito prematuro aumenta o risco de ruptura (segmento uterino inferior menos desenvolvido); outro não mostra aumento do risco.	▪ Não há informações disponíveis.	

Tabela 9. Situações ligadas às minhas características

Situação	Risco de separação da incisão uterina — resultados de estudos científicos	Favorável ou desfavorável ao "sucesso" do PNAC (probabilidade de completá-lo)	Recomendações de associações médicas ou dos Institutos Nacionais da Saúde (2010)
Ter boa saúde antes da gravidez[55]	• Sem impacto conhecido sobre o risco.	• Favorável.	
Ser diabética (*diabetes mellitus*)[56]	• Sem impacto conhecido sobre o risco.	• Desfavorável.	• SOGC: Não é uma contraindicação para o PNAC.
Ser asmática[57]	• Sem impacto conhecido sobre o risco.	• Desfavorável.	• SOGC: Não é uma contraindicação para o PNAC.
Ser hipertensa[58]	• Sem impacto conhecido sobre o risco.	• Desfavorável.	• SOGC: Não é uma contraindicação para o PNAC.
Ser solteira*[59]	• Sem impacto conhecido sobre o risco.	• Favorável.	
Ser de raça branca*[60]	• Sem impacto conhecido sobre o risco.	• Desfavorável.	• NIH: Ser hispânica ou afro-americana diminui a probabilidade de completar o PNAC.
Ter menos de 12 anos de escolaridade*[61]	• Sem impacto conhecido sobre o risco.	• Desfavorável.	
Esperar um menino[62]			• NIH: Diminui a probabilidade de completar o PNAC.
Ter mais de 30 anos[63]	• Risco mais elevado; ter 35 anos ou mais: risco muito mais elevado.	• Desfavorável depois dos 35 anos.	
Ter uma anomalia uterina (útero bicórneo etc.)[64]	• Risco mais elevado, mas estudo pequeno.	• Não há informações disponíveis.	

Ser de tamanho pequeno (164 cm ou menos)[65]	■ Risco mais elevado, segundo um estudo.	■ Não há informações disponíveis.	■ NIH: Ser de tamanho grande aumenta a probabilidade de completar o PNAC.
Ser obesa[66] ou ter um IMC elevado	■ Pode aumentar o risco, mesmo que ele seja baixo.	■ Desfavorável.	■ SOGC: Não se pode chegar a nenhuma conclusão quanto ao risco. ■ Acog: Efeito negativo sobre a probabilidade de completar o PNAC. ■ NIH: Ser magra aumenta a probabilidade de completar o PNAC, mas não existem muitas provas relativas ao efeito da obesidade.

* Situações marcadas com um asterisco: pode ser que as mulheres não brancas e não casadas sofram discriminação em relação ao acesso ao PNAC e ao apoio recebido.

Tabela 10. Situações ligadas à minha gravidez atual

Situação	Risco da separação da incisão uterina — resultados dos estudos científicos	Favorável ou desfavorável ao "sucesso" do PNAC (probabilidade de completá-lo)	Recomendações de associações médicas ou dos Institutos Nacionais da Saúde (2010)
Esperar um bebê "grande" (mais de 4 kg[67] 2011)	■ Sem aumento de risco; talvez um leve risco adicional.	■ Desfavorável: quanto maior for o peso do bebê, menor porcentagem de "sucesso"; não esquecer que a ultrassonografia pode avaliar mal o peso do neném e que a pelvimetria não pode prever como será o parto.	■ SOGC: Não é uma contraindicação para o PNAC. ■ NIH: Reduz a probabilidade de completar um PNAC, mas é impossível avaliar o risco.

Esperar gêmeos[68]	Sem risco adicional de ruptura ou de complicações para os bebês.	Mesma situação de quando se espera um só bebê.	SOGC e Acog: Não é uma contraindicação para um PNAC.
Gravidez de 40 semanas ou mais[69]	Resultados contraditórios: sem risco adicional; ou risco adicional a partir de 40, 41 ou 42 semanas.	Probabilidade igual ou menor de completar o PNAC que antes das 40 semanas; segundo a condição do colo antes do parto (maduro ou não).	SOGC: Não é uma contraindicação para um PNAC. INS: Com 41 semanas ou mais, a probabilidade de completar o PNAC diminui.
Uma versão externa (bebê se apresenta sentado)[70 e 71]	Não se conhece nenhum impacto sobre o risco e em alguns países, como a França, não é uma contraindicação.	Não há informações disponíveis.	SOGC e Acog: A manobra não é contraindicada, mas a Acog não dispõe de dados suficientes para determinar os riscos e benefícios.
O bebê é prematuro[72]	Menos riscos de ruptura uterina.	Favorável.	
Ter uma cicatriz uterina delgada, conforme medida por uma ultrassonografia especial[73]	Resultados inconsistentes. O risco poderia ser maior quando a espessura for inferior a 2-2,5 mm.	Não há informações disponíveis.	
Apresentar hipertensão durante a gestação ou estar em estado de pré-eclampsia[74]	Não aumentaria o risco, segundo um estudo publicado em 2006.	Desfavorável.	

Tabela 11. Situações ligadas às circunstâncias de meu PNAC

Situação	Risco da separação da incisão uterina — resultados dos estudos científicos	Favorável ou desfavorável ao "sucesso" do PNAC (probabilidade de completá-lo)	Recomendações de associações médicas ou dos Institutos Nacionais da Saúde (2010)
Um PNAC em casa de partos[75]	▪ Risco de ruptura de 0,2% a 0,4% após uma só cesárea; não há mais riscos do que em um centro hospitalar.	▪ Dar à luz com uma parteira em uma casa de partos aumenta a probabilidade de completar o PNAC.	
Um PNAC em casa[76]	▪ No único pequeno estudo que foi feito, não houve nem ruptura nem deiscência.	▪ Taxa de "sucesso" de 88%; e, 93% de partos espontâneos.	▪ Acog: O parto em domicílio é contraindicado para um PNAC. ▪ NIH: Essa situação aumenta as chances de completar o PNAC.
Um PNAC em um hospital rural[77]	▪ Não se conhece nenhum impacto sobre o risco.	▪ Resultados inconsistentes: aumento ou diminuição da probabilidade de completar o PNAC.	▪ SOGC: As mulheres que tiveram uma cesárea anterior devem ter um parto onde for possível fazer uma cesárea de emergência.
Um PNAC em um local em que as parteiras prestem cuidados para partos normais[78]	▪ Não se conhece nenhum impacto sobre o risco.	▪ Favorável.	▪ Acog: As mulheres que tiveram uma cesárea anterior devem ter um parto em um lugar que esteja equipado para fazer uma cesárea imediatamente, em caso de urgência.
Trabalho de parto induzido artificialmente com um colo desfavorável[79]	▪ Aumenta o risco.	▪ Desfavorável.	

Trabalho de parto induzido artificialmente[80]	▪ Aumenta o risco. Pode dobrar ou triplicá-lo. Suspeita-se que é o acúmulo de vários métodos que aumenta o risco.	▪ Desfavorável.	▪ NIH: Diminui a probabilidade de completar o PNAC ▪ Acog: Não se deve usar misoprostol (prostaglandina) para amadurecer o colo, e é preferível não utilizar nenhuma prostaglandina depois do uso da oxitocina. Mas, o uso de oxitocina para acelerar o trabalho de parto não é contraindicado.
Ter uma dilatação de menos de 4 cm ao ser internada[81]		▪ Desfavorável.	▪ NIH: Um colo mais dilatado ou bolsa já rompida aumentam a probabilidade de completar o PNAC.
Limitar, antecipadamente, a duração do trabalho de parto[82]	▪ Não há impacto conhecido.	▪ Desfavorável.	
Colo favorável no início do trabalho de parto[83]	▪ Poderia reduzir o risco.	▪ Favorável.	▪ NIH: Um colo 75% a 90% dilatado aumenta a probabilidade de completar o PNAC, mas é impossível quantificar o risco, pois as provas científicas não são numerosas.
Mobilidade reduzida durante o trabalho de parto[84]	▪ Não há impacto conhecido.	▪ Desfavorável.	

Uso de oxitocina para induzir o trabalho de parto[85]	▪ Resultados contraditórios. Poderia aumentar o risco (0,9% *versus* 0,4%) ou não.	▪ Desfavorável.	▪ NIH: Diminui a probabilidade de completar o PNAC ▪ RCOG: A situação deve ser cuidadosamente avaliada, a mulher precisa ser informada, e a dosagem deve ser feita de modo que não haja mais de 3 ou 4 contrações em 10 minutos.
Um trabalho de parto distócico durante a fase ativa (que para de progredir durante algumas horas, apesar de haver contrações adequadas)[86]	▪ Pode aumentar o risco de ruptura uterina.	▪ Três quartos das mulheres completam o PNAC.	▪ SOGC: Pode aumentar o risco de ruptura uterina.
Ter um bebê cuja cabeça esteja encaixada e mais baixa[87]	▪ Não há impacto conhecido.	▪ Favorável.	▪ Acog: Pode-se usar oxitocina sintética para estimular o trabalho.
Ter um traçado de ritmo cardíaco do bebê não tranquilizador[88]	▪ Não há impacto conhecido.	▪ Desfavorável.	▪ NIH: Isso aumenta a probabilidade de completar o PNAC.
Tomar peridural[89]	▪ Não há impacto conhecido.	▪ Desfavorável.	▪ NIH: É impossível concluir a respeito dessa situação.
O trabalho de parto progride bem[90]	▪ Não há impacto conhecido.	▪ Favorável.	

Os dados desses quadros não significam que se deva excluir o PNAC nas situações em que o risco de ruptura uterina é mais alto do que o normal; isso indica, porém, que, nessas situações, seria prudente tomar mais precauções, isto é, garantir que não seja induzido o trabalho de parto com um colo desfavorável nem com prostaglandinas, ou ainda, assegurar que se tenha o pessoal e as instalações necessários para responder a uma emergência, caso ocorra.

Para compreender melhor o nível de risco e entender a sua vontade de ter um PNAC veja o Anexo 2 ou faça a avaliação de sua situação a partir dos elementos das tabelas anteriores.

Tabela 12. Avaliação da minha situação

	Fatores favoráveis	Fatores menos favoráveis
Elementos ligados à minha cesárea anterior		
Elementos ligados às minhas características		
Elementos ligados à minha gravidez atual		
Elementos ligados ao meu PNAC		

O PNAC ou a cesárea de repetição são duas opções que incluem benefícios e riscos, como mostrou o capítulo 2. No entanto, existem poucas contraindicações absolutas para a realização de um PNAC.[91]

Um instrumento de ajuda à decisão

Qualquer que seja sua escolha, uma mulher toma realmente a melhor decisão que pode tomar para si, no momento em que se decide. Se, na segunda gestação, ela não escolheu ou não completou um PNAC, pode repensar isso caso deseje um terceiro filho, mesmo que seja muito mais difícil atualmente ter um PNAC depois de duas ou mais cesáreas. Foi isso que aconteceu com várias mulheres que conheci ou cujo relato está neste livro. No segundo filho, várias pensaram nisso, fizeram algumas ações, mas não insistiram realmente em ter um PNAC, ou uma cesárea lhes foi mais ou menos imposta. As reações do médico e os medos do marido e dos que as cercavam acabaram por influenciá-las. Porém, na terceira gestação, elas optaram pelo PNAC, e então fizeram tudo para consegui-lo.

Já há alguns anos foram desenvolvidos instrumentos de ajuda à tomada de decisão para auxiliar as mulheres que hesitam na hora de fazer a escolha que lhes convém. Eu consultei vários durante a preparação da edição anterior deste livro, mas eles me pareceram incompletos e tendenciosos a favor da cesárea de repetição. No entanto, nos últimos cinco anos, essas ferramentas foram aperfeiçoadas e começaram a ser pesquisadas. Você pode encontrar um formulário de ajuda à decisão, em inglês, no site da Best Birth Clinic, uma clínica de um hospital canadense que deseja incentivar as mulheres a fazer um PNAC: <www.

powertopush.ca/info-for-professionals/patient-information-and-forms/>. Você localizará os elementos deste instrumento de auxílio à decisão no Anexo 2. Os instrumentos de ajuda à tomada de decisão levam em conta os valores das mulheres e os elementos importantes para elas.

Tabela 13.[92] Vantagens e riscos do PNAC e da cesárea de repetição

	Viver um PNAC	Cesárea de repetição
O que isso quer dizer	▪ Viver o trabalho de parto, e as suas contrações. ▪ Mais monitoramento do que para um parto vaginal comum. ▪ 25% de possibilidade de que seja feita uma cesárea.	▪ Viver uma grande cirurgia abdominal. ▪ Ficar na mesa de cirurgia, amarrada. ▪ Ficar sob influência de um sedativo, sob anestesia regional (com maior frequência). ▪ Recuperação mais longa.
Vantagens	▪ Trazer seu bebê ao mundo. ▪ Reduzir os riscos de complicações ligadas a uma grande cirurgia. ▪ Ter um contato imediato e prolongado com o bebê. ▪ Evitar a dor do pós-operatório. ▪ Facilitar o aleitamento. ▪ Facilitar a recuperação pós-parto. ▪ Ser mais capaz de se ocupar de seus outros filhos pouco depois do nascimento do bebê. ▪ Reduzir os riscos de complicações respiratórias para o bebê e de complicações cirúrgicas para você.	▪ Evitar a dor das contrações do parto. ▪ Reduzir o risco de ruptura uterina. ▪ Saber o que esperar. ▪ Saber a data em que seu bebê nascerá. ▪ Planejar a licença paternidade ou os cuidados com as outras crianças.

Riscos	- Risco de ruptura da cicatriz uterina (pouco frequente), e de complicações que podem ocorrer, por esse motivo, para você e seu bebê.
	- Risco de parto com fórceps ou vácuo extrator.
	- Risco de passar por uma cesárea não urgente (parada do trabalho de parto) ou urgente.
	- Risco de dores no períneo no pós-parto.
		- Risco de complicações graves para a mãe, como:
		  - infecção do corte e do útero;
		  - coágulos sanguíneos (embolia pulmonar, tromboembolia venosa profunda);
		  - histerectomia;
		  - aumento de sangramento (necessidade de transfusão de sangue);
		  - traumatismos nos órgãos conexos e infecções urinárias;
		  - morte (muito rara).
		- Maior risco de retornar ao hospital (readmissão).
		- Risco, para o bebê, de:
		  - prematuridade;
		  - dificuldades respiratórias;
		  - ferimentos ligados à cirurgia;
		  - risco de ter asma, alergias e esclerose múltipla (meninas).
		- Ser separada de seu bebê depois do nascimento dele.
		- Dores persistentes durante semanas ou meses:
		  - no local da cicatriz;
		  - durante as relações sexuais.
		- Incapacidade e maior dificuldade nas atividades cotidianas nas primeiras semanas.
		- Dificuldades na amamentação.
		- Maior risco de complicações em gestações futuras: ruptura uterina, gravidez ectópica, problemas de fertilidade, má implantação da placenta e outras dificuldades ligadas à placenta; maiores riscos para o feto: de lesões no sistema nervoso central e, talvez, de morte.

Na primeira edição deste livro, citei o dr. Shea, que enfatizou que os critérios de indicação para um PNAC têm pouco a ver com as causas das cesáreas anteriores ou até mesmo com o tipo de cicatriz. Como o que ele disse ainda é atual, eu o cito novamente: "Percebo que se dá atenção demasiada às estatísticas e pouca atenção à mulher, a seu estilo de vida e a seu estado de espírito." Segundo ele, o importante é que as gestantes estejam determinadas, motivadas e tenham bons hábitos de vida (para evitar as complicações). Esse médico dedica bastante tempo para conhecer suas pacientes. Ele ajudou o parto de mulheres que tinham uma, duas ou mesmo muitas cesáreas e com diferentes tipos de cicatrizes. Para ele, o mais importante para um PNAC refere-se às condições em que o mesmo se desenrola. Um ambiente incentivador e a ausência ou a diminuição de restrições favorecem, segundo ele, um desfecho feliz.

QUANDO UMA MULHER SE RECUSA A TER UM PNAC

Durante as entrevistas realizadas para este livro, e em ocasiões posteriores, diversos médicos me disseram que, muitas vezes, suas clientes se recusam a tentar um PNAC: isso acontece com uma entre duas mulheres, disse um deles, e uma entre três, disse outro. Algumas grávidas não desejam viver novamente um trabalho de parto. Outras preferem uma cesárea de repetição com seu médico, em vez de mudar de médico para dar à luz por via vaginal. Como os PNACs estão com frequência "reservados" (sem motivo) aos ginecologistas-obstetras, algumas delas preferem continuar com seu médico de família, mais disponível, mesmo que tenham de fazer uma nova cesárea. Por outro lado, o PNAC inclui-se entre as situações em que o acompanhamento por parteira é permitido no Quebec.

E, como destaca o dr. J. N. Martin,[93] as decisões de uma mulher ou de um casal são bastante influenciadas pelo modo como o médico aborda a questão. Por outro lado, fico pensando se as mulheres que hesitam durante a gestação e o trabalho de parto realmente recebem o apoio de que precisariam para se decidir e persistir. Elas são encorajadas? Sua confiança no sucesso é alimentada? Recebem informações completas sobre os riscos de outra cesárea e as vantagens, para o bebê, do parto por via vaginal? Elas recebem o apoio necessário para ter sucesso em um PNAC, aí incluída a possibilidade de ter uma doula durante todo o parto?

É curioso constatar como os médicos que trabalham em instituições em que o PNAC é comum têm menos dificuldade para convencer as mulheres. Assim, o dr. Clark destaca que, no hospital que ele dirige, o PNAC é aceito pela maior parte das mulheres às quais é proposto quando fornecidas corretamente as informações.

Esse médico oferece até encontros com o objetivo de ajudar as gestantes e os casais a tomarem uma decisão.[94] De fato, o que diminui a escolha do PNAC, muitas vezes, são as restrições impostas às mulheres em muitos hospitais (que, nem sempre diferem das rotinas habituais: soro, monitor eletrônico, limitação da duração do trabalho de parto etc.). Isso, quando não é a atmosfera de medo que reina, algumas vezes, no serviço de obstetrícia onde se desenrola um PNAC. *"Ah, sim, você é quem vai ter um PNAC?"* dizem para a mulher que chega em trabalho de parto. E as pessoas se agitam... De fato, mesmo em alguns locais em que o PNAC é comum, de tempos em tempos encontramos uma enfermeira que entra em pânico ou um médico nervoso, o que não ajuda em nada. Infelizmente, mais de trinta anos depois das primeiras recomendações oficiais a respeito do PNAC, afirmando que as gestantes poderiam ter um parto normal após uma cesárea se o desejassem, ainda ouvimos reações negativas por parte de médicos ou enfermeiras (mais de uma mulher já me relatou isso). Por outro lado, alguns médicos, conhecidos por terem ajudado muitas mulheres a ter um PNAC, nunca se deparam com clientes que recusam a esse tipo de parto.

Quanto a mim, ainda não encontrei um médico canadense que recusasse uma cesárea a uma mulher que anteriormente teve um bebê desta forma, se ela a desejasse. Mas, alguns a informam dos riscos e lhe recomendam que espere entrar em trabalho de parto.

Quando se escolhe o PNAC no último minuto!

A seguir uma carta endereçada por um pai feliz[95] a uma revista do Quebec:

> Minha esposa, Coleen, estava grávida de sete meses de nosso segundo filho no momento em que leu um artigo sobre o PNAC em uma revista. Nós lemos e relemos a matéria e o discutimos com nosso médico de família. Nosso primeiro filho nasceu por cesárea porque a cabeça estava mal encaixada... As ultrassonografias haviam revelado que o segundo era grande. Assim, a cesárea foi agendada. Coleen, que temia as contrações, não ficou chateada com a ideia de que a cesárea as evitaria. Quanto a mim, eu só tinha um desgosto: não viver com ela um parto vaginal "normal", comum, como todo mundo. Mas cabia a ela decidir. Entre a leitura do artigo e a data prevista do parto, não havia, segundo a opinião dela, tempo suficiente para se preparar para uma mudança radical. Havia tido cesárea, teria cesárea... Três dias depois de um belo fim de semana nas estradas de terra de Estrie, Coleen acordou às 5h da manhã, perplexa por sentir algumas contrações. Elas aumentaram rapidamente e, às 7h, estávamos no hospital. O colo do útero estava com 2 cm de dilatação. O médico de Coleen não estava trabalhando, mas conversou mesmo assim com o médico de plantão, depois veio nos ver e disse à Coleen, com uma voz tranquilizadora, mas firme: "Como você começou por si mesma, vai terminar sozinha." Um brilho de pânico passou pelos olhos de minha mulher entre duas contrações, mas a enfermeira, o médico e eu conseguimos

tranquilizá-la um pouco. O bebê, prematuro, era pequeno e deveria passar sem muitas dificuldades... Por volta das 10h30, ela foi levada para a sala de parto e eu a segui, um pouco inquieto, mas absolutamente encantado. Coleen ficava vermelha a cada força, e tinha pressa em terminar. Fora isso, tudo corria bem. Às 11h02, depois da episiotomia de rotina, Coleen fez força mais uma vez e Patrick nasceu, com 2,85 kg. Hoje, nós dois ficamos felizes por esse PNAC inesperado. E se você perguntar a Coleen do que ela menos gostou, ela responderá: de ser "costurada".

E se lhe recusarem a possibilidade de ter um PNAC

Como não é possível fazer um PNAC em todos os hospitais ou junto a todos os médicos ou parteiras, talvez a gestante se pergunte como agir, se esta for a sua escolha. Você tem o direito de recusar uma cesárea, mesmo que esta recusa corra o risco de ser mal recebida e possa provocar fortes pressões para que você mude de opinião[96 e 97]. Em Quebec, a Lei de Saúde e de Serviços Sociais garante às pessoas hospitalizadas o direito de recusar um tratamento. E, no Brasil, a portaria do Gabinete do Ministro da Saúde n. 1.820/2009,[98] que dispõe sobre os direitos e deveres dos usuários da saúde, menciona no item IX, do parágrafo único de seu art. 4º:

> Parágrafo único. É direito da pessoa, na rede de serviços de saúde, ter atendimento humanizado, acolhedor, livre de qualquer discriminação, restrição ou negação em virtude de idade, raça, cor, etnia, religião, orientação sexual, identidade de gênero, condições econômicas ou sociais, estado de saúde, de anomalia, patologia ou deficiência, garantindo-lhe:
> ...
> IX – a informação a respeito de diferentes possibilidades terapêuticas de acordo com sua condição clínica, baseado nas evidências científicas e a relação custo-benefício das alternativas de tratamento, com direito à recusa, atestado na presença de testemunha.

E, o Código de Ética Médica brasileiro veda ao médico, em seu art. 23: "Deixar de garantir ao paciente o exercício de decidir livremente sobre sua pessoa e seu bem-estar, bem como exercer sua autoridade para limitá-lo."

Em Quebec, se a gestante ficar insatisfeita com uma recusa de PNAC não justificada pela situação, antes (de preferência) ou depois do parto, ela é aconselhada a reclamar na administração do hospital, a fazer uma queixa oficial ao Collège des Médecins du Québec, ou à Association Québécoise d'Établissements de Santé et de Services Sociaux (AQESSS), ou às associações médicas. Sugere-se alertar as associações de consumidores de Quebec, o Regroupement Naissance-Renaissance ou a Association pour la Santé Publique du Québec ou ainda a Réseau Canadien pour la Santé des Femmes ou também a Réseau Québécois d'Action pour la Santé des Femmes e até mesmo seus deputados, nos dois níveis de governo. No caso de a mulher querer ir mais longe, nós sugerimos que ela recorra aos serviços de um advogado. No Brasil, a organização de mulheres Parto do Princípio tem recolhido relatos de maus-tratos ou insatisfação com a assistência recebida. Mais recentemente, também a ONG Artemis, criada em 2013, oferece orientação e apoio a mulheres que afirmam ter sofrido violência obstétrica, mas as gestantes que se sentem insatisfeitas por não ter conseguido que o profissional as atendesse em um PNAC podem apenas apresentar queixas no Conselho Regional de Medicina — lembrando que esse profissional será julgado por seus pares.

Algumas mulheres conseguiram, desse modo, infelizmente depois do fato, abrir um processo, após uma cesárea imposta, por não terem tido acesso a um PNAC, e a receber uma indenização pela síndrome de stress pós-traumático.[99] No Brasil, um movimento em favor do parto por via vaginal exigiu que ocorram audiências públicas sobre o abuso das cesáreas, requisitou apoio do Procurador-Geral depois do exame de um dossiê que descreve o que se passa aqui, com o apoio de estudos científicos.[100]

Em 1º de abril de 2014, uma mulher que desejava entrar em trabalho de parto e possivelmente ter um PNAC após duas cesáreas, foi surpreendida com a chegada da polícia a seu domicílio, que a levou a força ao hospital para ser submetida a uma cesariana, sem o seu consentimento.[101] Esse fato suscitou uma forte reação do movimento pela humanização do parto e nascimento, com manifestações nas ruas de várias cidades, e culminou com o seminário "As faces da violência contra a mulher", na Comissão Nacional de Direitos Humanos da Câmara de Deputados. Em decorrência dessa sessão, em 28 de maio de 2014, o deputado Jean Wyllys protocolou o projeto de lei que institui o parto humanizado no País como um direito da mulher, e tipifica a violência obstétrica.

Antes disso, em janeiro de 2012, como mencionei no capítulo 1, uma organização internacional, Aliança da Fita Branca para a Maternidade Segura (White Ribbon Alliance for Safe Motherhood), criou a primeira parte da carta sobre os direitos das mulheres durante o parto: *Cuidados maternos respeitosos: os direitos universais das mulheres grávidas.*[102] Você encontrará um resumo no Anexo 4.

Aqui estão alguns artigos dessa carta que sustenta o direito de as mulheres consentirem ou recusarem todas as intervenções:
- Artigo I. Todas as mulheres têm direito a proteção contra danos e maus-tratos. Ninguém pode abusar fisicamente de si.
- Artigo II. Todas as mulheres têm direito à informação consentimento informado e recusa, respeito às suas opções e preferências, incluindo direito a um acompanhante durante os cuidados maternos.
- Artigo VII. Toda mulher tem o direito à liberdade, à autonomia, à autodeterminação e proteção contra coerção.

Três exemplos de instituições ou hospitais preocupados em aumentar o acesso ao PNAC

Se existem, infelizmente, hospitais que recusam um PNAC às mulheres, há também instituições que tentam aumentar o acesso a ele, no Canadá e em outros lugares. Por exemplo, nos Estados Unidos, os centros de saúde têm feito um trabalho importante para ampliar a acessibilidade ao PNAC. O Dartmouth-Hitchcock Medical Center e o Fletcher Allen Health Care, em colaboração com a Universidade de Vermont, publicaram em Vermont/New Hampshire VBAC Project as diretrizes do Acog de modo a evitar que todas as mulheres que desejam um PNAC sejam incluídas na categoria de "riscos elevados", uma vez que a American Congress of Obstetricians and Gynecologists não tenha falado de "riscos elevados" em suas diretrizes.

Esse grupo também desenvolveu um formulário de consentimento esclarecido e um folheto destinado a ajudar as mulheres a receberem todas as informações necessárias, não só sobre as vantagens e os riscos do PNAC, mas também sobre as vantagens e riscos das cesáreas de repetição.[103]

Essa iniciativa nasceu de diversas constatações: de que o acesso ao PNAC havia diminuído consideravelmente no espaço norte-americano devido à confusão que reinava nas normas nacionais, aos artigos negativos na mídia e devido a processos que terminavam com a atribuição de indenizações vultosas. A metade dos hospitais em New Hampshire e vários hospitais em Vermont deixaram de oferecer o PNAC.

Um grupo de quase 200 pessoas se reuniu, em 2002, para elaborar um projeto, que definia três níveis de riscos associados ao PNAC[104] e as modalidades correspondentes que deveriam ser colocadas em prática para favorecer o acesso ao parto normal após cesárea:

- **Nível de riscos pouco elevados:** quando a parturiente só havia tido uma cesárea anteriormente, quando o trabalho de parto começa espontaneamente e não foi estimulado com oxitocina, quando o colo era considerado favorável no início do trabalho, quando o ritmo cardíaco do bebê era bom ou quando essa mulher já tivera um PNAC ou um parto vaginal anterior à cesárea. Esse nível de riscos era igual ao de todas as mulheres grávidas consideradas com riscos pouco elevados. Nesse caso, um centro hospitalar sem cuidados especializados pode ser adequado.

- **Nível de riscos médios:** ligados à indução artificial do trabalho de parto ou à estimulação dele, a duas ou mais cesáreas anteriores, a um intervalo de menos de 18 meses entre a cesárea anterior e o parto previsto, à utilização da técnica de sutura de uma camada (sem ponto contínuo não ancorado) para fechar o útero, a uma espessura de segmento uterino no nível da cicatriz uterina inferior a 2-2,5 mm. Esse nível de riscos exige, segundo o projeto, a presença de um médico capaz de fazer uma cesárea e de um anestesista durante a fase ativa do trabalho de parto e a existência de uma sala de cirurgia disponível (com o pessoal e o equipamento necessário).
- **Nível de riscos elevados:** quando o ritmo cardíaco do bebê apresenta repetidamente traços não tranquilizadores e que não respondem à intervenção clínica, quando os sangramentos indicam a possibilidade de problemas com a placenta e quando há parada de progressão do trabalho de parto (não há mudanças na dilatação do colo) por duas horas durante a fase ativa do nascimento, apesar de contrações adequadas.

Foram criados protocolos para as consultas pré-natais, para o parto e também para acordos hospitalares. Essa iniciativa recebeu um valor atribuído pelo Acog. Os autores do projeto destacaram que prevenir todos os casos de problemas para o bebê ligados a uma ruptura uterina custaria somas enormes (7,5 milhões de dólares), sem contar que muitos outros bebês precisariam de cuidados intensivos depois das complicações pulmonares apresentadas por alguns nascidos por cesárea, se impedíssemos que as mulheres tivesse um PNAC.

Essa iniciativa é excelente, mas me parece que seria possível refinar as categorias. Inclusive, a terceira categoria assemelha-se a uma indicação de cesárea e, portanto, ela poderia ser desconsiderada. Seria possível, por exemplo, ter as cinco categorias a seguir, que incluiriam também os fatores de proteção e poderiam se situar em um contínuo, restando definir o nome de cada nível:

- ter dado à luz anteriormente por via vaginal ou estar com o colo favorável no início do trabalho de parto, sem nenhum fator de risco adicional;
- nenhum fator de risco adicional (isto é, uma só cesárea anterior, fechamento em dois planos, intervalo depois da cirurgia de pelo menos 18 meses etc.);

- com um ou dois fatores de risco que permaneçam controversos (alguns estudos evocam a presença de um risco adicional e outros, não), tal como o fechamento em um plano ou a indução com oxitocina, ou ainda ter tido uma cesárea quando o bebê era prematuro;
- com um ou dois fatores que sejam aceitos como de risco adicional, por exemplo, duas cesáreas, um intervalo menor do que 18 meses;
- com mais de dois fatores de risco adicional, como duas cesáreas, um intervalo curto ou um segmento uterino que possam constituir um fator de risco, e um trabalho de parto que precise ser induzido.

Refinar o nível de riscos apresentados por um PNAC permitiria ajustar as condições em que ele poderia ocorrer, aumentando assim as possibilidades de que as mulheres dessem à luz por via vaginal.

Por sua parte, uma casa de parto ligada a um hospital comunitário em Oregon, o Family Birth Center do Hospital Comunitário Three Rivers decidiu que, mesmo sem oferecer oficialmente a possibilidade de realizar um PNAC, ajudaria as mulheres que se recusam a uma cesárea de repetição. Os médicos dessas clientes aceitam permanecer no hospital durante um PNAC, e há sempre um anestesista de plantão. Essa instituição foi o primeiro centro hospitalar norte-americano a receber o título de *Ami des mères* (Amigo das mães).

Uma iniciativa no Quebec para incentivar o PNAC

Um hospital em Quebec, o Centro Hospitalar Brome-Missisquoi-Perkins, em Montérégie (Cowansville), colocou em ação diversas medidas nos últimos anos para aumentar sua taxa de PNACs (que no exercício 2010–2011 foi de 35% — e estava em crescimento — sendo já muito maior do que a média de Quebec que era 19,6% em 2009–2010). Segundo a chefe do programa Périnatalité et Petite Enfance (Perinatalidade e Primeira Infância) do Centre de Santé et de Services Sociaux La Pommeraie (CSSS da Pommeraie), Christiane Charest, foram esses os fatores que contribuíram para aumentar o número de PNACs:

- o consenso da equipe médica em relação à abordagem diante do PNAC;
- o fato de que para todas as gestantes que tiveram uma cesárea anterior era oferecida na 35ª semana de gestação uma consulta em uma clínica com um médico ginecologista-obstetra (quer elas pensassem ou não em um PNAC), a fim de que pudessem ter uma ideia de suas opções;
- a revisão do protocolo de gestão das gestações pós-termo que permitiu uma grande melhora. Esse protocolo dá as mesmas chances à mulher can-

didata ao PNAC (com critérios a serem respeitados) e às mulheres sem cesárea anterior para que entrem espontaneamente em trabalho de parto;
- o suporte contínuo durante o trabalho de parto com uma razão 1/1 enfermeira/parturiente: a filosofia é de incentivar os métodos não farmacológicos e ajudar a mulher a lidar com a dor, a fim de evitar a cascata de intervenções obstétricas;
- um monitor portátil de monitoramento eletrônico do ritmo cardíaco do bebê, que funciona por telemetria, o que permite que a mulher em trabalho de parto continue a se movimentar, mude de posição e caminhe;
- uma abordagem que respeite a fisiologia: a mulher que tenta um PNAC necessita mais do que todas que se respeite a fisiologia, pois, no caso do PNAC, somos menos tolerantes aos afastamentos das normas.

O Brome-Missisquoi-Perkins é o primeiro hospital canadense a obter a certificação de Amigo dos Bebês. A certificação atualmente se estende ao conjunto do CSSS. Ele é também o primeiro local de demonstração em escala mundial para a Iniciativa Internacional para o Nascimento Mãe-Bebê (IMBCI).[105]

Esses exemplos mostram que, quando realmente nos preocupamos com o direito que as mulheres têm de trazer seu bebê ao mundo, existem meios de encontrar soluções para que isso seja feito conforme a vontade da gestante. A SOGC define em suas diretrizes de prática que os profissionais de saúde devem levar em conta as necessidades dos indivíduos, os recursos dos pacientes, os limites das instituições ou dos tipos de atuação. Ela acrescenta que as diretrizes podem ser adaptadas às condições locais e que, se isso for feito, deve-se registrá-las por escrito.

É importante verificar quais são as suas opções se você escolher um PNAC. Como você acaba de constatar, alguns estabelecimentos e profissionais estão abertos a essa possibilidade e apoiam as mulheres que escolhem o PNAC. Portanto, se tentarem lhe recusar essa opção, não desanime, faça valer seus direitos ou bata em outras portas! (ver lista de recursos no Anexo 1)

RELATO DE PATY BRANDÃO:

O arcanjo sentado – relato de um PNAC pélvico

O parto de Miguel foi um processo que exigiu uma dedicação intensa de todo meu ser. E, o vislumbre dessa experiência que eu viveria se anunciou ainda em 2007 na gravidez de minha primeira filha, Luna, e se fortaleceu na segunda gravidez daquela que seria chamada Maria.

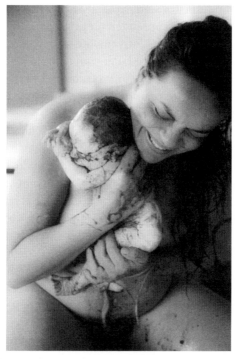

Figura 6. Paty abraçando Miguel: "Se milagre é um acontecimento que nos deixa com cara de boba, sorriso amarelo e falta de ar, eu estava diante de um."

Vivia eu no mundo sonolento das cesáreas agendadas, e apesar de ter uma mãe que pariu nove vezes, estava imersa no modelo obstétrico vigente e jamais tinha me questionado como seria o nascimento de um filho, até começar a vivenciar a transformação fisiológica e emocional de gerar um ser. E tudo ia acontecendo, as informações sendo buscadas, o véu de Maya aos poucos deixando ver o que o desejo pedia... Parir.

A descoberta de que podia parir, prazerosa e naturalmente, era encantadora. Fui seguindo essa aventura, construindo um plano, ceifado abruptamente às 35 semanas com o rompimento prematuro da bolsa amniótica. E para aquela mulher o sonho acabou ali, no líquido que jorrava e em um bebê sentado em seu ventre. Veio o corte na carne e na alma, e a frustração do não parir.

O curso do tempo seguiu e com ele a boa nova de mais uma gravidez anunciou-se. Alegria, alegria! A vida em formação, outra filha, amor que se expande, esperanças renovadas, expectativa de "Agora sim!", junto com "com esse nenezinho terei outra chance". Eu já não era mais a mesma, tinha informações, a minha história anterior e o desejo agora acrescido de uma paixão ideológica pelo parto ativo e pelo nascer com respeito. Sem perda de tempo comecei a frequentar as reuniões do Ishtar, a trocar ideias, aprender, ter orientação, sentir-me entre iguais, tudo aquilo lá falava de algo que instintivamente sempre esteve em mim, era bom se reconhecer nas outras barrigas e abraçar com cumplicidade aquelas mulheres.

A gravidez avançou, e com 30 semanas a obstetra estranhou a medição do meu ventre, fato que se repetiu à noite, no encontro do grupo de parteiras que assistiriam meu parto domiciliar. Uma ultrassonografia posterior confirmou a restrição severa de crescimento do bebê por uma insuficiência placentária, também desenvolvi uma pré-eclâmpsia. Um turbilhão me engoliu, e ante a orientação de retirar a neném de pronto, optei por seguir amadurecendo-a um pouco mais em mim. Fiquei internada com uma junta médica me acompanhando, e apesar de todo o aparato a vida escolheu outro desfecho, minha pequena se foi. O brilho vazio na tela do exame confirmava apenas o que eu já sabia, talvez sensibilidade emocional, física, espiritual ou todas juntas, nada posso afirmar. O fato é que senti precisamente quando ela me deixou. Maria minha luz, estrelinha que pisca no céu!

Troquei de hospital, liguei às 3h da madrugada para uma médica da junta que conheci no dia anterior e ela veio, e também veio a indução, seguida de um improvável trabalho de parto de apenas 4 horas e muito, muito, muito doído. A dor emocional potencializava a dor física e vice-versa. E aconteceu! Na primeira vez houve um nascimento, nessa apenas um parto. O vazio interior e um par de mamas cheias do precioso líquido que fiz questão de doar, terapeuticamente, vivenciando meu luto.

Um acontecimento desse porte não passa displicentemente por nós, impossível. E, o que não está firmado pode vir a ruir com sua força. Passados quase dois meses, meu companheiro voltou à sua cidade de origem. O que não sabíamos é que além das lágrimas e saudades, deixou uma semente no meu ventre que germinava silenciosa.

Eu tentava retomar minha rotina, mas sentia que algo acontecia em mim, eu me sentia grávida e creditava a sensação ao trauma da perda abrupta. Tentava proteger a barriga quando minha filhinha pulava no meu colo e andava nauseada com os cheiros e sabores. Resolvi dar ouvidos ao apelo da intuição, e vi duas listras se formarem no teste caseiro. Arregalei os olhos, fiz outro para confirmar. Bobagem é hormônio remanescente "mais um para não restar dúvidas". Agora um sanguíneo para maior precisão, não é possível esse percentual, estou doente ou supergrávida de quadrigêmeos. A ultrassonografia mostrava um pequeno e agitado feto de 8 semanas e a dúvida deu lugar a estupefação! Como assim? Mas, então foi naquela única vez, vinte e três dias após...

Se milagre é um acontecimento que nos deixa com cara de boba, sorriso amarelo e falta de ar, eu estava diante de um. Era meu milagrinho que se apresentava trazendo uma promessa de vida e felicidade. Iniciei o acompanhamento com a mesma médica que se tornou efetivamente minha obstetra, e por conta do histórico recente, optamos por fazer medicação profilática anticoagulante enquanto durasse a gestação e nas semanas seguintes ao parto. Eram injeções abdominais diárias que eu mesma aplicava, com disciplina, mesmo sentindo que tudo seguiria bem até o final.

As semanas passaram e o pequeno feto agora tinha sexo e um nome, Miguel, me dizendo quem era em sonho, antes mesmo de me saber grávida. Tudo estava bem e navegávamos em águas mansas, saboreando as delícias do gestar, lendo e relendo livros e sites, frequentando os encontros do grupo e ativamente participando do debates virtuais. Fazia caminhadas, e andava na piscininha do prédio à noite para aliviar as dores e o cansaço. Ah! Como era bom sentir aqueles movimentos fetais.

Por volta da 28º semana eu senti meu maior temor se tornar real, o bebê virou e estava pélvico. A ultrassonografia confirmou a posição, e revelou um septo no fundo do meu útero, possível causa para essa condição de todos os meus bebês ficarem sentados. A minha confiança em um parto natural estremeceu, chorei, senti-me injustiçada, revoltada, triste, irada e oscilei da apatia ao desespero, por uma noite! Na manhã seguinte, estava convicta que, estando ele de bunda ou de cabeça eu iria parir meu filho, e, ao trabalho de autodescoberta, superação de medos, resgate de valores e experiências perdidas no profundo do meu ser, acrescentei a aceitação e lucidez para um parto pélvico. Fui atrás de informações para entender o mecanismo de um parto tão singular, contei com o apoio de algumas pessoas que selecionei para compartilhar minha opção e principalmente confiei na capacidade da minha assistência. Confiei também no meu corpo, que tinha parido um nenenzinho pélvico recentemente, mesmo que estivesse já sem vida. Em paralelo, comecei com os exercícios, posições, florais, homeopatia, conversas com a barriga, cambalhotas na água e qualquer artimanha que estimulasse uma possível virada, tudo o que não funcionou na primeira gravidez. Em um estranho paradoxo, praticar essas atividades me dava segurança para apoderar-me do meu parto pélvico.

As flutuações de humor e emoções de uma grávida tangem a bipolaridade, acrescente o fantasma de uma perda recentíssima, a solidão de um companheiro ausente, duas centenas de picadas na barriga, e as reticências, até mesmo de ativistas do parto normal, sobre parir um neném de bunda. Em muitos momentos eu me sentia andando em uma ponte suspensa no meio do temporal.

E foi em uma dessas travessias que meu filhote escolheu chegar, quase às 37 semanas. Nos dias que antecederam o parto eu tinha conversado com Nélia, a superamiga que foi meu esteio, junto com Aninha Katz, minha doula, nesses momentos de insegurança, e confessei que se meu percentual de entrega não fosse total eu não seguiria em frente, não queria o medo infiltrado no meu trabalho de parto. A receita para um parto pélvico dar certo é a entrega irrestrita da mulher somada à experiência do obstetra. Não há lugar para dúvidas, não há espaço para temores.

Combinamos que ela tentaria organizar uma manobra para virar o bebê com uma obstetra amiga como último recurso. Era uma sexta-feira, e depois dessa conversa, caminhei longamente para aliviar a tensão. O sábado passou sem nenhum sinal aparente e fui deitar por volta de 1h da manhã e como fazia sempre, ergui o quadril e apoiei as pernas na parede.

Domingo, acordei por volta das 7h e senti uma pontada dolorosa no baixo ventre, "xixi!". Esvaziei a bexiga e voltei a dormir para despertar às 9h com outra pontada, ainda mais dolorida, o trabalho de parto tão desejado, imaginado, adiado, buscado estava acontecendo. Eu sorri, fechei os olhos e senti os movimentos agitados do bebê se preparando para chegar. As contrações já chegaram em pequenos intervalos, intensas e doídas. Despedi-me da barrigona e falei para ele que viesse, muito amor o esperava do lado de cá.

Liguei para a médica, que estava voltando de uma praia perto, para Nélia e chamei minha prima, que morava no mesmo prédio, para me ajudar. Levantei e pus um mantra para tocar, respirei fundo e uma calma profunda me tomou. Senti que não teria nada com o que me preocupar, tomei meio copo de suco de soja entre uma contração e outra, que já me faziam perder o fôlego. Eu sentia o colo do meu útero se abrindo, e nem adianta a Medicina dizer que não é possível, simplesmente sentia meu interior expandir.

Arrumamos as coisas e fomos para maternidade, eu, Luna e a prima Nathalia. Minha tenda vermelha começava a ser formada. Fui direto para a emergência ser avaliada com o plantonista que ao me examinar constatou dilatação completa, porém não percebeu que tocara a bundinha e não a cabeça do Miguel.

Não dr., muito obrigada mas não vou aceitar a cesárea instantânea com a qual o senhor me brindará caso descubra em que posição Miguelito está. E, ouvi ao longe uma vozinha me dizendo que seria encaminhada ao centro obstétrico, respondi que apenas sairia de onde estava quando a minha médica chegasse, e me calei para todo o sempre. Ele tentava continuar a anamnese e às suas perguntas e as da enfermeira sobre possíveis dores e sintomas, eu apenas vocalizava os sons da minha "Partolândia" intensa. Antes de passar a ignorá-los, notei que estavam bastante desconfortáveis. Uma mulher entregue às suas sensações de parto é força com a qual certamente não costumam lidar, e tentavam tratar com "normalidade" a fêmea arisca que se agachava e gemia alto em cada contração.

Chegaram Ana Katz e Nélia, e permanecemos lá na salinha do consultório a espera da dr. Querida, enquanto Nathalia tomando o papel de pai foi resolver a internação e encaminhar Luna que só voltaria para cortar o cordão umbilical, enquanto eu tentava encontrar alguma posição que me desse conforto, sem resultado. A grandiosidade daqueles movimentos, a força que eu sentia no ventre perpassava todo meu ser, as poéticas ondas eram na verdade caixotes que quebravam com estrondo na arrebentação. Senti necessidade de gritar, e berrei alto três vezes, equalizei e retomei os gemidos.

E ela chegou, a contraparte da ciência, a parceira que sempre acolheu minhas necessidades e desejos, que sempre percebeu a mulher e não um procedimento obstétrico. Dr. Plantão apressou-se em passar o "útero-bomba" adiante, e engasgou quando soube que eu estava prestes a parir um bebê pélvico, agradeceu sua vinda e possivelmente ainda deve engolir em seco quando lembra o enorme perigo que correu.

Subimos sem demora ao apartamento, não sem antes ser assediada moralmente no elevador pelo técnico de enfermagem que conduzia uma cadeira na qual eu tentava me equilibrar na posição menos desconfortável, já que não conseguia sentar. É imperdoavelmente desrespeitoso o modo como a sociedade percebe uma mulher parindo, ignoram sua sensibilidade potencializada, o seu estado alterado de consciência, a avalanche de sensações que está atravessando. Alguns fingem não perceber, outros assediam com jocosidade ou violência, reprimindo, menosprezando, comandando, punindo. O fato é que mesmo eu estando em um dos melhores hospitais da cidade, fui vítima de uma piadinha infame, não percebida por mim no momento, porém captada no registro em vídeo que Nélia fazia, e respondida prontamente por Ivana, outra prima que se juntou a minha tenda para fotografar.

Adentrei no quarto arrancando as roupas e indo para o chuveiro, a nudez era libertadora e relaxante. O tampão mucoso saiu, tentei acariciar minha barriga mas ela contraiu em resposta, pedi desculpas pela intromissão e vieram então os puxos, fui para o quarto e a doutora "querida" fez um toque quase insuportável, certamente a única dor desagradável que senti em todo o processo, achou que ainda estava alto e foi trocar de roupa. Eu fiquei de joelhos e me apoiei no encosto dos pés, alguém colocou um travesseiro, era a posição que escolhi para parir. Aninha tentou me massagear, recusei, a essas alturas qualquer toque ou tentativa de fazer contato com o mundo me era desagradável. Fechei os olhos e senti que estava chegando a hora, fiz força, a dra. auscultou os batimentos e disse que ia visitar outra paciente; a equipe do hospital ainda no entra e sai com todas as máquinas de fazer "ping", tentando paramentar o quarto. Ergui-me e falei: "Vai sair!".

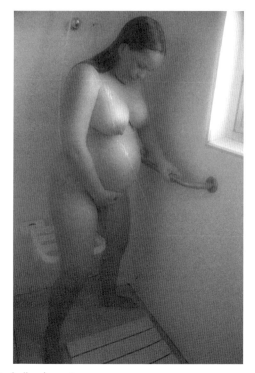

Figura 7. Patrícia em trabalho de parto.

E senti Miguel escorregando de mim, com um leve ardor. Ouvi alguém sussurrar que era a bolsa, e de repente a fala emocionada de Nélia: "Meu Deus, doutora! É ele! Vem Miguel, Miguel!" Meu coração acelerou e pedi para cuidarem da cabeça dele, mas ninguém me tocou. Olhei pra baixo e vi uma trouxinha apoiada na cama e ainda dentro de mim, meu bebê pélvico e empelicado sentou na cama e estava calmamente abaixando os bracinhos, e então saiu inteiro, rompendo a bolsa e caindo na cama num choro forte. Eu prontamente o ergui e trouxe pro meu peito, não queria que nenhuma outra mão o pegasse, e de fato a única intervenção que recebi foi um abraço cúmplice da minha obstetra. A alegria explodiu em vivas, palmas e muitas lágrimas emocionadas, todas celebravam comigo esse lindo e especial nascimento.

As palavras nunca serão suficientes, nem fiéis às emoções; igualmente nunca sentirei nada tão arrebatador. Eu abracei meu neném, cheirei seu corpinho e aquele rostinho inchado, provei o gosto do vérnix e para sempre terei na memória seu perfume. Depois de percorrer um longo, por vezes cansativo caminho, cheio de surpresas nem sempre felizes, eu agora tinha meu filho parido e nascido de mim! Meu milagrinho estava ali nos meu braços, e me fitava com olhinhos que ainda se acostumavam à luz. E, nesse instante, eu era apenas Gratidão!

E de fato ninguém o tocou, envolvi-o um pano e a neonatologista de plantão o avaliou entre minhas pernas, sugeriu passar uma sonda para testar se o "caminho do leite" era normal. Como assim, caminho do que mesmo? Retornei por alguns instantes da minha viagem por mares "oxitocinados" para responder ao jaleco branco que me chamava, mas esse tal de modelo tecnocrático não perde oportunidade de se infiltrar! Recusei polidamente e apenas permiti a aplicação da vitamina K, e nos dois dias que passamos internados ele sempre foi cuidado por mim mesma no apartamento.

Fiquei lambendo minha cria e ele lambendo meu seio. O cordão só foi cortado cerca de quarenta minutos após o parto, que aconteceu às 12h22 do dia 29 de maio de 2011, pela dra. Querida e o auxílio luxuoso de Luna, a irmã. Após nos desconectarmos levantei e a placenta nasceu no banheiro, peguei a árvore da vida nas mãos e a beijei, agradecendo seu cuidado em nutrir meu filho e sua vigilante proteção.

E essa aventura prazerosa fez tudo valer a pena, pois nem a alma nem o sentimento é pequeno.

PARTE 2

Como se preparar para o PNAC

Capítulo 4

A CESÁREA É UMA CICATRIZ EMOCIONAL?

INTRODUÇÃO[1]

Soma-se a isso um claro veto social à manifestação de desgosto/não aprovação da mulher com a experiência do parto de um filho. Uma vez que mãe e bebê estão bem e com saúde, as mulheres são censuradas quando manifestam algum tipo de sofrimento ou desaprovação em relação à experiência vivida, e entendem que seu sentimento é desmerecido, silenciado e desmoralizado.[2]

O impacto subestimado de uma cesárea

Ainda não há estudos suficientes sobre o impacto psicológico da cesárea. No Brasil, Heloisa de Oliveira Salgado elaborou sua dissertação de mestrado sobre esse tema (veja citação anterior). Em 2008, os resultados de um estudo feito na Alemanha e publicados em um livro[3] revelaram o seguinte: a maioria das 162 mulheres entrevistadas que haviam feito uma cesárea disseram que a mídia não falava o bastante do impacto de realizar essa cirurgia e que, para elas, a cesárea havia sido uma decepção, uma experiência não natural de ter um filho e que elas a tinham vivido como um "fracasso" como mães. As entrevistadas disseram que sentiram necessidade de viver o luto. Os autores do estudo destacaram que cerca de metade dessas mulheres sentiram dificuldades para estabelecer um vínculo com seus bebês nascidos por cesárea.

Muitas vezes, subestimamos o que o parto representa para uma mulher, mesmo que o parto normal seja cada vez menos frequente em nossa sociedade. Além disso, esse acontecimento é de tamanha intensidade que é raro que não nos lembremos dos detalhes até o fim da vida.[4] Se, desde alguns anos, as mulheres grávidas pela primeira vez manifestam o desejo de ter uma cesárea, por medo do parto, outras pensavam de modo oposto. Ter um parto difícil e, em particular, vê-lo acabar em uma cesárea inesperada, significa para algumas mulheres a destruição do sonho de ter um parto natural. O trabalho de equipe com o parceiro é interrompido, o controle do que está acontecendo lhe é tirado das mãos e, muitas vezes, elas são privadas dos momentos preciosos de contato com o bebê durante as horas que se seguem ao nascimento, sem contar que a recuperação é mais difícil e prolongada.

Pode-se argumentar que não são todas as mães que reagem assim. É verdade, e ainda mais verdadeiro quando a cesárea foi planejada e bem explicada, e foi realizada sob anestesia regional, com a presença do parceiro e um contato com o bebê é estabelecido desde o nascimento. Porém, mesmo uma cesárea necessária, feita em boas condições, pode ser vivida com dificuldade, como relatou Lisette, que fez três cesáreas por causa de uma pelve defeituosa, devido a um acidente de carro:

Eu tomei anestesia geral em minha primeira cesárea, pois a peridural não tinha funcionado, mas fiquei consciente nas outras duas. Isso não foi fácil porque a peridural não agiu completamente. Mas preferi isso a tomar uma anestesia geral. Pelo menos, meu marido e eu pudemos acolher conscientemente nossos dois últimos filhos quando eles nasceram. Os médicos, talvez porque minhas cesáreas aconteceram na hora do almoço, preferiram conversar nas operações sobre comida e seus restaurantes favoritos. Que atmosfera para o nascimento de nossos filhos![5]

Segundo os estudos mencionados por Nicette Jukelevics, autora de *Understanding the dangers of cesarean birth – Making informed decisions*[6] [ainda não traduzido para o português], o modo pelo qual uma mulher reagirá à sua cesárea é influenciado por fatores complexos: o motivo que a levou à esta cirurgia (também chamado de "indicação"), seus valores, suas crenças e expectativas diante do parto, os traumas anteriores que tenha vivido, o apoio que recebe — ou não — durante a gestação e no decorrer do parto, a percepção de como ela foi tratada pelos profissionais, seu envolvimento nas decisões relativas aos cuidados e seu sentimento de controle do acontecimento.

As mulheres falam pouco com seu médico sobre o parto

> *Quando li* Une naissance heureuse,[7] *["um parto feliz", ainda não traduzido para o português], chorei todas as lágrimas de meu corpo. Chorei ao descobrir que o terrível sofrimento íntimo que eu carregava comigo desde meu primeiro parto, dois anos antes, tinha um nome: roubo. Haviam me roubado, me extorquido contra a vontade, devido a minha inexperiência: minha confiança, minha faculdade de parir pela via natural e também meu direito a um nascimento feliz.*[8]

Muitos médicos ignoram se suas clientes estão satisfeitas com o parto. As raras pesquisas sobre esse assunto não permitem que as mulheres expressem seus sentimentos reais em relação a seu parto, seja cesárea ou não. De fato, quando a nova mãe ainda está no hospital, ela permanece sob o efeito do que acaba de acontecer, está aliviada por "ter passado por isso" e feliz por seu bebê estar saudável, e pode não se sentir totalmente livre para dizer o que pensa enquanto ainda está sob os cuidados dos profissionais. É raro, tão rápido após o parto, que uma mulher se dê conta do que acabou de se desenrolar e do modo como ela o viveu. Assim, os incômodos causados pela episiotomia, o fórceps ou mesmo a cesárea não pesam demais. Além disso, quando é necessária uma cesárea imprevista, a mulher fica atordoada e é difícil ter perspectiva e ser crítica em relação ao que aconteceu. Com frequência, meses ou mesmo anos mais tarde, em especial durante a gestação seguinte, é que questões, emoções e sentimentos suscitados por um parto difícil veem à tona e, às vezes, de maneira inesperada.[9] Foi preciso que eu estivesse grávida de novo para que percebesse — ao ver um filme sobre partos que me perturbou muito — até que ponto meu primeiro parto me havia afetado. Antes disso, eu achava que tinha aceito minha cesárea sem nenhum problema. Nos Estados Unidos, uma pesquisa, feita em meados dos anos 2000, revelou que as mulheres cesariadas tinham maior tendência a se sentirem assustadas, impotentes, devastadas, estupefadas e a se acharem menos competentes, menos confiantes, menos no controle de si mesmas durante o evento.[10]

Eu sou uma mãe que teve uma cesárea para um bebê com apresentação pélvica. Meu filho está com seis meses. Eu quero ter outros e desejo que estes nasçam em uma casa de parto ou em casa. Não me sinto bem em um ambiente hospitalar. Começo, portanto, a me preparar mentalmente para esses nascimentos futuros com uma mistura de medo, tristeza e o sentimento persistente de ter falhado ao aceitar uma cesárea. Fisicamente, eu começo a me curar.Emocionalmente, começo a me perdoar... Isso está acontecendo.[11]

Isabelle Brabant, parteira há mais de trinta anos, enfatizou ter constatado que mulheres que tiveram um parto difícil raramente falam disso no ano seguinte. De modo geral, se uma mulher fala de seu parto, isso ocorre com suas amigas, sua mãe, sua educadora pré-natal, mas raramente com o médico. Depois de uma cesárea, acontece muitas vezes que ela se questione durante anos se a cirurgia realmente era necessária ou se poderia ter sido evitada. Milhares de mulheres me escreveram ou telefonaram para contar sua dificuldade em aceitar a cesárea, e as questões que as assombram quanto a esse assunto. Algumas mães, mesmo que tenham dado à luz por via vaginal a um outro filho antes da cesárea, podem considerar a experiência penosa e desejar apenas uma coisa: trazer uma criança ao mundo por via natural.

O IMPACTO EMOCIONAL OU PSICOLÓGICO DE UMA CESÁREA

**Pequeno estudo no Quebec
com mulheres que fizeram uma cesárea em 2005**

- 52% disseram não ter participado do processo de decisão.
- 35% disseram que os riscos não foram informados.
- 39% não tiveram informações suficientes no pós-parto.
- 26% ficaram insatisfeitas com a experiência da cesárea.
- 35% tiveram uma recuperação mais longa (fadiga, dificuldade para agir).
- 13% disseram não ter sido capaz de cuidar de seus filhos.
- 45% tiveram dores pós-operatórias.
- 16% disseram não ter sido preparada para a cesárea.
- 19% arrependeram-se de ter feito a cesárea.
- 13% tiveram sequelas físicas ou psicológicas.[12]

O impacto da cesárea sobre as mulheres

Médicos que acompanham as mulheres durante um parto vaginal depois de uma cesárea são mais sensibilizados para o impacto de um parto cirúrgico: o dr. Philippe Shea, clínico geral canadense, disse que mais da metade das mulheres que o procuram para um PNAC choram no consultório na primeira consulta pré-natal; ou ainda, o dr. James King, ex-diretor do Serviço de Obstetrícia e de Ginecologia do Hospital Grace de Vancouver (atualmente BC Women's Health Hospital and Health Centre), que contou ter ouvido um número incalculável de mulheres lhe contar as experiências penosas que viveram em sua cesárea.

Pode ser também que, incapaz de enfrentar as emoções sentidas porque o parto foi penoso demais, uma mulher racionalize toda a experiência. Caroline Sufrin, que foi responsável pela VBAC Association de Ontário, relata como ela fez de tudo para convencer sua doula de que ela havia tido "cesáreas fantásticas", e que não era para ter um parto "satisfatório" que ela desejava um PNAC. Ela conta que, depois deste, uma cólera enorme tomou conta dela e se manifestou em crises de raiva. Só então se deu conta de a que ponto havia reprimido essa cólera. Ela não teve consciência disso até se encontrar em trabalho de parto: "E pensar que eu dizia que minhas cesáreas foram fantásticas. Como eu fui cega! Elas me deixaram em pedaços. Eu nem mesmo percebi que meu coração chorava em silêncio há cinco anos. Agora, eu me sinto novamente inteira, plena."[13]

A adaptação à maternidade não nos deixa muito tempo, em especial quando se trata do primeiro filho, para refletir o que acabou de acontecer. Além disso, uma mulher pode não ter o apoio necessário para confrontar os sentimentos dolorosos. Não se pode esquecer, também, que uma mãe ou um casal podem estar muito felizes com a chegada do bebê, sem necessariamente sentir a mesma coisa em relação ao parto.

A pressão social sobre a mãe

Infelizmente, nossa sociedade demonstra frequentemente pouca compreensão diante de uma mulher decepcionada com seu parto ou sua cesárea, como aponta o depoimento a seguir: "'Por que você está contrariada?', foi o que me perguntaram durante meses. 'Você tem um bebê saudável, está bem e deveria estar contente. Você não teve de viver o trabalho de parto!' Mas, era isso que eu queria viver, um trabalho de parto e um parto por via vaginal, e não o vivi."[14]

Não se deve esquecer que a expressão de sentimentos negativos pelas mulheres em relação a seus partos continua a ser um assunto tabu, e que a reação tanto na população quanto entre os profissionais da saúde (quer sejam médicos, enfermeiras, parteiras ou até mesmo psicólogos) é: "Você tem um belo bebê saudável, esqueça o resto!". E, frequentemente, dizemos: "Felizmente, a tecnologia existe e ela salvou sua vida; você tem sorte!". Helen Dunn, em sua dissertação sobre o impacto da cesárea sobre o vínculo com o bebê, destaca essa situação. Segundo ela, isso está ligado à imagem da maternidade veiculada em nossa sociedade, que é obrigatoriamente, desde o nascimento do bebê, um acontecimento sempre feliz; não se cogita que, às vezes, possa ser difícil, exigente ou vivido com dificuldade. Dito de outro modo, a imagem da "boa mãe" é a relacionada ao parto e que pressiona as mulheres:

> *Influenciada até pela culpa da ideia muito difundida de que a maternidade constitui a última expressão da feminilidade, uma mulher que foi traumatizada por seu parto ou que sente uma distância emocional entre ela e seu bebê, sofre em silêncio; ela se culpa, se sente inadequada e, por consequência, não busca o apoio que lhe faz uma falta cruel (...) Em nossa sociedade, espera-se que as novas mamães acolham o nascimento de seu bebê com alegria, entusiasmo e amor incondicional.*[15]

Segundo a instituição Childbirth Connection, que revisou estudos científicos, em comparação ao parto vaginal, fazer uma cesárea aumenta o risco dos seguintes impactos:[16]

- experiência insatisfatória;
- menos contato precoce com seu bebê;
- primeiras reações menos favoráveis diante do bebê;
- depressão nervosa;
- trauma psicológico;
- problemas de saúde mental e autoestima;
- estabelecimento difícil de um cotidiano.

Parir: um impacto importante sobre as mulheres

Um parto confirma para uma mulher sua capacidade ou incapacidade de trazer uma criança ao mundo. É um ato que marca profundamente o inconsciente feminino. O primeiro parto é um rito de passagem para uma nova etapa de sua vida de mulher. A gestante que pensa ter "fracassado" ao ter uma cesárea pode sentir intensamente esse "fracasso" diante das mulheres que tiveram "êxito" em seu parto vaginal.[17] Esse sentimento não é necessariamente consciente, e pode se manifestar de diversas maneiras. Além disso, muitas mulheres que fizeram uma cesárea experimentaram uma hospitalização associada a uma cirurgia, fontes de muito stress e tensão.

> Não sei o que é trazer uma criança ao mundo. Não saberei jamais, e tenho dois filhos de 11 anos e meio (nascidos por cesárea). Quando um médico me disse: "Senhora, deixe de ser infantil e seja racional", ele não podia compreender esse aspecto da questão; compreender que me haviam tirado a chance de viver uma coisa que me pertencia e que eu não posso mais recuperar.[18]

Como disse o dr. Brooks Ranney, que foi presidente do Acog, em 1982, depois de mais de trinta anos de prática em obstetrícia e uma taxa pessoal de cesáreas de apenas 5,6%: "Todo médico que realiza uma cesárea deve se dar conta de que ele muda algo nessa mulher para sempre, ou seja, sua capacidade de trazer uma criança ao mundo. Portanto, não devemos fazer uma cesárea simplesmente devido a uma perturbação momentânea de uma máquina (o monitor)."[19]

> **Uma cesárea imposta: um exemplo de discriminação?**
> Uma mulher indígena canadense manifestou o desejo de ter um PNAC. Ela estava com diabetes gestacional, mas estimávamos que o bebê seria menor do que o primeiro. O médico tentou induzir artificialmente seu parto quando ela atingiu 39 semanas de gestação, sem sucesso. Ele tentou novamente com 40 semanas. Depois de 15 minutos de estimulação com oxitocina, o médico disse: "É uma cesárea". As enfermeiras ficaram perturbadas. Essa mulher teve uma cesárea e lhes disse em seguida: "Eu não entendo porque tive uma cesárea."[20]

Para Sheila Kitzinger, antropóloga e autora de diversos livros sobre o nascimento, tratamos diferentemente a masculinidade e a feminilidade. Ela me disse, em uma entrevista:

> Existe uma grande empatia por um homem incapaz de ter uma ereção ou de ejacular, e todos ao menos compreendem que isso é importante para ele, e que faz parte de sua identidade masculina. Mas não compreendemos as mulheres decepcionadas, tristes e frustradas por não poderem cumprir a função fisiológica feminina normal por excelência: dar à luz.

Parir por via vaginal pode ser, para algumas mulheres, um modo de se unir a todas as outras mulheres que trouxeram ao mundo seus filhos desde muitos milhares de anos. Alguns médicos compreendem a importância disso. Segundo eles, quando o parto se transforma em uma cirurgia, pode-se legitimamente esperar que esse acontecimento provoque reações emocionais violentas.[21]

> *Eu tentava me convencer de que devia estar grata por ter um bebê vivo e saudável. Não compreendia por que eu estava tão furiosa, decepcionada e perturbada com a cesárea. Eu ficava inquieta por me sentir tão deprimida. No entanto, tínhamos feito tudo para ter um parto natural. Nós nos informamos, eu estava bem alimentada, tinha praticado as respirações e caminhava quase todos os dias. Não tinha sentido meu corpo não ter conseguido se abrir para dar à luz. Eu queria muito, ou ao menos, creio que eu o queria. Senti tanta vergonha por ter uma cesárea. Todo mundo me repetia que era normal atualmente ter este tipo de parto, mas se é normal, por que isso me perturba?* [22]

O sofrimento das mulheres

> O que aconteceu, meu Deus? Como isso é possível? (...) Foi a pior noite de minha vida (...) (Eu me senti) vulnerável, miserável, invadida por dores e... Devastada.[23]

Elizabeth Shearer, educadora pré-natal e pioneira na informação sobre a cesárea nos Estados Unidos, acredita que as maiores dificuldades de uma mulher depois de uma cesárea não estão tão ligadas à cirurgia, mas ao sentimento de ter sido pressionada, de não ter sido informada do que se passava e não tê-lo entendido.[24] Já no início dos anos 1980, estudos demonstravam que as mulheres menos suscetíveis a uma depressão pós-parto eram aquelas que tinham a sensação de terem vivido uma experiência de parto positiva.[25] Para a mulher em trabalho de parto, a garantia de controlar o evento, a possibilidade de influenciar algumas decisões e fazer parte da equipe aumentam a autoestima e a levam a viver uma experiência positiva. O médico canadense Michael Klein afirmou, a partir dessas mesmas fontes, que o *baby blues* e algumas formas de depressão estão associados ao uso de anestesia peridural, à decepção sentida em relação ao desenrolar do segundo estágio do trabalho de parto e ao parto com ajuda de instrumentos.[26] E, um estudo recente confirma que as gestantes que têm complicações graves em seu parto correm mais riscos de sofrer de problemas de saúde mental em seguida.[27]

Como já havíamos salientado, as pesquisas sobre o impacto psicológico de uma cesárea são fragmentadas e pouco numerosas. A primeira Consensus Development Conference Statement norte-americana sobre a Cesárea,[28] por exemplo, permitiu constatar que as mães que tinham vivido uma cesárea haviam sentido diversas reações: medo em relação à saúde do bebê; alívio pelo fato de o trabalho de parto chegar ao fim e o bebê nascer; sentimentos de impotência, de perda de autonomia; autoestima diminuída; questionamento de sua feminilidade; mudanças na imagem corporal; sentimento de que sua integridade física havia sido atingida; inveja em relação às outras mulheres; dificuldade de assimilar a experiência do parto, de estabelecer um contato com o bebê, e até mesmo de reconhecê-lo como seu; culpabilização do bebê (muitas vezes inconsciente); medo do parto; comportamentos de "luto", incluindo a negação, a raiva, a culpa e a depressão; culpabilidade em relação aos sentimentos negativos vivenciados, quando não se consegue apenas se "alegrar por ter um filho saudável".

Helen Dunn (na dissertação de mestrado já citada) menciona que as mulheres que ela entrevistou tinham um profundo sentimento de tristeza em relação à cesárea, que podia se prolongar pelo ano seguinte, e mesmo depois dele. Essas mães tinham a impressão de ter fracassado, elas se sentiam traídas por seu próprio corpo, pelo modelo médico de cuidados e pelos profissionais que as atenderam. Algumas descreviam o acontecimento como uma "zona de guerra", onde lutavam para se proteger e proteger seu bebê, e tinham acabado por perder a batalha. Elas ficavam atordoadas, devastadas, traumatizadas e viviam sentimentos ou emoções como culpa, vergonha, raiva, tristeza, remorso e perda.

Um fator que pode aumentar o sentimento de tristeza de algumas mulheres é a percepção, depois do fato, de que a cesárea que fizeram não era necessariamente obrigatória, como mostrou um estudo feito no Rio de Janeiro.[29] Nesse estudo, foram analisadas as indicações para as cesáreas realizadas em dois hospitais privados, e se concluiu que: 91,8% delas foram inadequadas e apenas 8,2% foram adequadas. Veja o que pensa uma psicóloga brasileira:

> No Brasil, várias mulheres que tiveram uma cesárea começam a se informar sobre o assunto e se dão conta de que foi uma cesárea inútil, que o médico as traiu. Elas descobrem, por exemplo, que algumas informações que lhes deram eram falsas e que não se pode dizer que uma bacia é "estreita demais" na ausência de trabalho de parto, nem que um bebê é "grande demais" antes que uma mulher tenha tentado trazê-lo ao mundo. Do mesmo modo, uma volta do cordão umbilical não justifica uma cesárea. Elas tomam consciência dos resultados de pesquisas e das recomendações da Organização Mundial da Saúde. É muito difícil fazer, então, o luto da cesárea que não deveria ter acontecido.[30]

Segundo Nancy Cohen, coautora de um dos primeiros livros publicados sobre o PNAC nos Estados Unidos, *Silent knife*, ninguém parece se dar conta de que fazer uma cesárea se parece mais com a experiência de se tornar um bebê e não, se tornar quem deve cuidar do bebê. A mulher, após uma cesárea, pode se sentir tão fraca, impotente e assustada quanto um recém-nascido. Segundo a autora,[31] a perda da confiança em si pode prejudicar a capacidade de cuidar de seu bebê, pois algumas mulheres estão tão preocupadas em tentar entender o que lhes aconteceu que sentem muita dificuldade em se concentrar nas necessidades de seu filho. Não se deve esquecer que a recuperação de uma cesárea equivale à de uma cirurgia abdominal. Não só é preciso se reajustar fisiologicamente ao fim da gravidez, às mudanças hormonais que ocorrem nesse período ou que estão ligadas à amamentação, mas também é necessário se levantar durante a noite nos primeiros meses, e se ajustar à vida de mãe.

A síndrome de stress pós-traumático (SSPT)

Em 2010, recebi um telefonema de uma mulher cuja síndrome de stress pós-traumático (SSPT) não tinha sido reconhecida e que sofria muito. Ela me disse que, desde a cesárea, tinha dificuldades, que chegavam a afetar sua relação com seu bebê. Ela havia consultado um médico e um psicólogo a esse respeito, e ambos lhe disseram que seu filho era saudável, que ela devia ficar contente e esquecer tudo o mais. Como eu tinha feito, em 2004, uma revisão da literatura sobre a SSPT, achei ter reconhecido nas dificuldades que ela me descrevia uma síndrome de stress pós-traumático, e lhe sugeri que consultasse um terapeuta especializado em Obstetrícia. Ela fez isso, e me ligou novamente para dizer que tinha sido a primeira vez que alguém realmente a ouvira e que escutara a respeito da cesárea dela. Ela foi diagnosticada com SSPT, o que a confortou muito, pois não se compreendia mais.

Um estudo[32] publicado em 2003 revela, por exemplo, que as mulheres sofrem, sim, um trauma em seguida a uma cesárea imprevista, mesmo que algumas neguem terem sido traumatizadas. Em geral, os profissionais de saúde não compreendem toda a angústia que pode invadir uma mulher depois desse tipo de acontecimento. Muitas se inquietam durante a cesárea: com o que veem e com os ruídos dos instrumentos cirúrgicos e com a pequena largura da mesa de cirurgia, além de serem incomodadas pelas fortes luzes e pelo frio que reina na sala de operações.[33] Nenhuma das mulheres entrevistadas por Dunn havia previsto a dor e o tumulto emocional que sentiram depois da cesárea.

Pode-se assim, desenvolver uma síndrome de stress pós-traumático depois de um parto (ou uma cesárea) difícil.[34] É preciso saber que, desde 1994, o parto consta na 4ª edição do *Manual diagnóstico e estatístico de transtornos mentais* (DSM-IV – *Diagnostic and statistical manual of mental disorders*) como fator de risco que pode dar lugar a uma síndrome de stress pós-traumático. A cesárea pode ser vivida pelas mulheres como um trauma psíquico.[35] Uma experiência traumática implica uma ameaça real ou percebida para a sua saúde ou a de alguém próximo (no caso, o bebê), como um ataque à sua integridade física. A pessoa traumatizada experimenta, durante o acontecimento, sentimentos intensos de medo, impotência ou horror em reação ao que está acontecendo. Os sintomas de SSPT podem demorar a surgir. Nicette Jukelevics, autora do livro *Understanding the dangers of cesarean birth* e editora do site <www.vbac.com>, resume bem como reconhecer os sintomas: as mulheres afetadas podem sonhar com seu parto e pensam nele com muita frequência, sem poder controlar esses pensamentos; durante o período pós-natal e por um bom tempo depois, elas podem reviver traumas anteriores (flashbacks), ter manifestações de hipervigilância (dificuldade para dormir e se concentrar), irritabilidade, sobressaltar-se com facilidade, ter pesadelos, ficar ansiosa, e tudo isso, enquanto ainda devem cuidar de um bebê ou de uma criança. Elas podem tender a evitar os lugares, pessoas ou situações que relembrem o acontecimento traumático. Algumas mulheres têm dificuldade na relação com os filhos, seja porque não puderam ter contato com eles logo depois da cesárea, seja porque estão sofrendo com os sintomas invasivos da SSPT.[36]

Impacto sobre o casal e a família

Há mulheres que sentem dificuldades na relação com o companheiro.[37] Segundo a autora de *The VBAC experience*[38], Lynn Baptisti Richards, isso pode afetar a vida do casal e sua rotina sexual: falta de desejo sexual, ou dor durante as relações. Algumas até evitam os contatos sexuais, com medo que provoquem outra gestação. Mulheres que tiveram um parto vaginal depois da cesárea me disseram que sua vida sexual mudou, para melhor, depois de seu PNAC. Mas, Claudia Panuthos enfatiza em *Transformation through birth* [ainda não publicado em português] que, depois de uma cesárea, algumas mulheres se tornam muito sensíveis à menor violação de sua integridade física, e podem até reagir intensamente a uma simples equimose. Outras têm a impressão de que seu corpo "se fechou" para prevenir qualquer violação posterior.

Relatam também uma diminuição no desejo de ter filhos ou, pelo menos, um aumento no intervalo até a concepção de outro bebê. Um estudo[39] mostra que, se é normal que todas as mulheres que parem desenvolvam estratégias mentais para atravessar o momento das dores como os instantes durante o trabalho de parto em que desejam que ele termine depressa ou que nem sempre compreendam o que ocorre ou se sintam desanimadas, assustadas ou perturbadas, as mulheres que desenvolvem uma síndrome de stress pós-traumático tiveram, mais do que as outras durante o parto, momentos de pânico, de raiva, um sentimento de fracasso, um estado de dissociação e pensam com maior frequência na morte; e, depois do nascimento, essas mulheres são menos capazes de permanecer centradas no momento presente, elas têm mais lembranças dolorosas, memórias invasoras e revivem mais o parto mentalmente. Não devemos esquecer que uma síndrome de stress pós-trumático não tratada pode levar à depressão.

Ter um trauma torna a vida especialmente difícil. As mulheres entrevistadas disseram que os profissionais não responderam a suas necessidades psicológicas durante o parto e que a atitude ou os comportamentos deles as afetaram negativamente.[40]

Compreende-se, portanto, que se essas mulheres são profundamente afetadas por sua cesárea, isso também tem um impacto sobre o resto da família, quer haja ou não um trauma. Segundo a Revista *Icea News*,[41] uma cesárea pode interferir na dinâmica das relações familiares durante meses ou mesmo anos.

Impacto sobre a relação com o bebê

> Eu me sentia "dissociada" de meus gêmeos, não estava realmente presente na interação com eles.[42]

Helen Dunn realizou entrevistas em profundidade com mulheres que tiveram uma ou duas cesáreas e um ou vários partos vaginais. Algumas disseram ter tido uma sensação de "desconexão" com seu bebê nascido por cesárea, e também um sentimento de angústia. Porém, o estudo de Dunn revela inclusive que essas mulheres não chegaram a exprimir esse sentimento ou, quando o faziam, eram mal recebidas, considerando-se a pressão cultural que existe sobre a "boa mãe" e a insistência de que todas devem estar felizes depois de um parto (mesmo depois de uma cesárea). Ela relata o caso de uma mulher que havia consultado uma enfermeira especializada em depressão pós-parto, seis semanas depois de fazer uma cesárea. A enfermeira a chamara de "narcisista" e lhe havia dito que "parasse de se comprazer de sua tristeza".[43]

O sentimento de afastamento em relação ao bebê pode ter sido experimentado logo após a cesárea ou ter se desenvolvido mais tarde. De qualquer modo ele afeta o que se passa quando uma mulher está com seu bebê, como mostra o relato a seguir:

> Um dos elementos que me faz voltar à cesárea é o bebê. Muitas vezes, por exemplo, enquanto amamento, penso no que aconteceu; e, em vez de (como eu fazia com meu outro filho, que nasceu por via vaginal) reparar em seu narizinho, em seus cílios e de pensar nele, eu olho para a parede e os pensamentos que me veem são "Eu gostaria que o médico tivesse sido mais gentil; eu gostaria de ter alguém a meu lado durante todo o tempo."[44]

O estudo de Dunn revela, portanto, que algumas mães, ao cuidarem de seu bebê, não estão realmente "presentes" com ele, respondem mal a seus sinais e não têm um sentimento de amor. Um trabalho publicado em 2008, no qual foi utilizada a ressonância magnética durante o período pós-parto, tem indicações similares: os resultados mostraram que as mulheres que tiveram uma cesárea eram menos sensíveis ao choro de seu bebê. Isso podia ser visto nas imagens dos circuitos cerebrais relacionados aos processos sensoriais, à empatia, ao despertar, à motivação, à recompensa e à regulação dos hábitos. Pode ser que esses efeitos se devessem à fadiga que afeta uma mulher depois de uma cesárea.[45] Algumas mulheres sentem o medo de terem "prejudicado" seu bebê; elas lamentam profundamente não serem a primeira pessoa a pegar o bebê no nascimento, tentam compensar depois os momentos de contato precoce perdido de maneira equivocada.

Outro estudo ilustra como esse vínculo se torna, às vezes, mais difícil após uma cesárea: as mulheres, em especial, se receberam anestesia geral, demoram mais a dar um nome a seu filho.[46] No estudo de Ryding et al.,[47] a metade das mulheres teve dificuldade de acreditar que o bebê que lhes era apresentado era realmente o seu. Uma possível explicação seria que a cesárea diminui os níveis da oxitocina natural na mãe,[48] que é chamada pelo médico francês Michel Odent de "hormônio do amor". Além disso, o trauma ligado à cirurgia e a administração de anestésicos pode afetar o comportamento da mãe e até de seu bebê.

E, se uma mulher é sedada no parto (quer seja ou não uma cesárea), acontece de ela não ter realmente certeza de ter tido essa criança. Como relata Janelle Marquis, enfermeira e educadora pré-natal:

> As mulheres que não estão despertas têm a impressão de ter perdido o parto, de ter ido às consultas pré-natais por nada. Elas se sentem decepcionadas por não terem visto o bebê nascer. Elas sentem, com frequência, dificuldade para amamentar, pois foram separadas de seu bebê. As mulheres muitas vezes me dizem "Tem um pedaço que falta no meu parto", ou "Às vezes, tenho a impressão de que este bebê não é meu", ou ainda "Roubaram meu parto".

Segundo Betsy MacKinnon, os pediatras declararam durante a Conferência de Consenso Canadense sobre a Cesárea que esta intervenção afetava o processo de apego entre mãe e filho, pois a operação cansa a mulher a ponto de torná-la menos presente para o seu bebê e de recusar a amamentação (embora antes do parto ela pudesse ter intenção de amamentar). Ou seja, ela tem dificuldade com o aleitamento.

A reação do companheiro[49]

Ainda que nem todas as mães que passam por uma cesárea sintam as dificuldades que foram mencionadas nas páginas precedentes, não deixa de ser verdade que isso ocorre com um grande número de mulheres. Segundo alguns pesquisadores e os depoimentos de casais que viveram uma cesárea, a única consequência positiva desta intervenção (é claro, que além dos casos em que ela salva a mãe ou o bebê de um perigo real) é o maior envolvimento do pai durante o período do pós-parto.[50] Diversos pais desenvolvem uma relação privilegiada com seus filhos, pois muitas vezes precisam se ocupar mais dele devido ao estado da mãe. Não esqueçamos que os pais também vivem emoções fortes durante um parto difícil. Eles não são indiferentes a um nascimento complicado que terminou em uma cesárea. Parece que as reações dos homens são tão variadas quanto as de suas parceiras: alívio por ver a parceira e o bebê sãos e salvos depois de complicações; alegria por ter estado presente durante a cesárea; raiva daqueles profissionais que os deixaram de lado e pouco informados; impressão de não terem se preparado o bastante para a cesárea durante os cursos pré-natais; medo de não saberem o que os espera ao voltar para casa; culpa ao pensar no que a parceira passou; sentimentos de impotência, de decepção, de tristeza e de frustração.[51] Os homens estão menos habituados a exprimir o que sentem, e muitas vezes é difícil para eles se "curarem" da cesárea que vivenciaram a seu modo. Alguns pais com quem falei me disseram ter hesitado por muito tempo antes de querer outro filho. Outros têm dificuldade em compreender por quê sua parceira reagiu tão intensamente à cesárea.

O impacto sobre o bebê

Quanto aos bebês, quase não existem pesquisas de longo prazo sobre seu desenvolvimento quando nascem por cesárea; os estudos frequentemente não ultrapassam um ano ou pesquisam um número pequeno de bebês. O documento publicado depois da Primeira Conferência Americana sobre a Cesárea, realizada nos Estados Unidos, concluiu que "grosso modo, os efeitos de uma cesárea sobre o desenvolvimento da criança parecem mínimos e, depois de 8 a 12 meses, não existem diferenças entre bebês que nasceram por via vaginal ou por cesárea".[52] Todavia, essa conclusão data de mais de trinta anos.

Segundo a dra. Michelle Harrisson, autora de *A woman in residence*, muitas vezes esquecemos que "em uma cesárea, o bebê não tem nenhum aviso de que será expulso do universo confortável do útero dentro de alguns minutos. Se a cesárea não foi precedida por algumas horas de trabalho de parto, isso pode ser um choque para ele."[53] Mesmo que a cesárea não apresentasse nenhum risco físico, nem para a mulher nem para seu bebê, o fato de que essa experiência afeta negativamente muitas mulheres, casais e até mesmo famílias inteiras não seria suficientemente forte para que nos esforçássemos para só realizá-la em caso de necessidade?

A "CURA" É POSSÍVEL DEPOIS DE UMA CESÁREA MAL VIVIDA?[54]

Uma cesárea deixa muitas vezes uma cicatriz que não é apenas física. Algumas de vocês ficaram apenas decepcionadas. Para outras, a ferida permanece aberta por muito tempo e isso pode acontecer mesmo que a cesárea tenha salvo sua vida ou a de seu bebê. Às vezes, reagir intensamente está ligado de forma inconsciente a outras perdas vividas quando você era mais jovem e não viveu o luto. Ter um parto difícil (ou uma cesárea) talvez a tenha deixado com um sentimento de perda, e seu sonho de dar à luz naturalmente e de ver seu bebê nascer foi despedaçado. Você também pode se arrepender de não ter vivido com seu parceiro essa etapa importante de sua vida.

O que fazer para curar um parto difícil?

Um luto a ser feito

Se você teve uma experiência penosa, existem muitas chances de que tenha atravessado (ou ainda venha a atravessar) diversas etapas que podem ser concomitantes ou se repetir. Elas podem durar meses, ou mesmo anos. Comparamos essas reações às que sentimos durante um luto. Pode ser necessário algum tempo para que você se sinta capaz de rever o que lhe aconteceu. Uma gravidez posterior pode fazer emergir sentimentos até então enterrados.

Pode-se passar pelos sentimentos a seguir:

- estupor, estado de choque, dificuldade de acreditar que isso realmente aconteceu;
- raiva, frustração, irritação, inveja, culpa;
- nostalgia do que não foi vivido, inveja das outras mulheres, tentativas de entender o que aconteceu;
- depressão, estado de desorganização, desespero;
- aceitação: a vida retoma seu curso; podemos usar o que vivemos para ajudar outras mulheres etc.

Existem diversos meios para se fazer o luto do parto que não foi vivido. O objetivo não é apenas tentar compreender o que se passou, mas sobretudo exprimir os sentimentos e emoções que você vive e que dificultam sua vida, para chegar, por fim, a um estado de paz interior. Suas necessidades podem ser compreender e exprimir o que ainda há dentro de você depois de sua cesárea, em um contexto de escuta e de ausência de julgamento por parte de seus interlocutores. Isso lhe permitirá, talvez, viver o luto em relação a esse acontecimento.

Compreender melhor o que ocorreu

Diversos autores de obras sobre a cesárea e o PNAC, assim como parteiras e educadoras pré-natais que trabalham com mulheres que realizaram uma cesárea, acreditam que é importante compreender o que ocorreu, seja durante uma nova gestação ou mesmo antes dela. Para isso, pode-se consultar a ficha médica e, se necessário, revisá-la com o médico ou a parteira, conversar com pessoas que não nos julgarão, ou ler sobre o assunto. O objetivo é fazer as pazes com essa experiência penosa. E isso não é fácil. Como acontece também com outras ações de crescimento. Você irá sentir, e talvez reviver, sentimentos dolorosos, mas isso pode se mostrar benéfico, em si mesmo ou como um caminho para um PNAC. Os autores de *A good birth, a safe birth* acreditam que emoções negativas durante um trabalho de parto aumentam a dor, o deixam mais lento e prejudicam a dilatação.[55] E na Inglaterra, vários hospitais oferecem às mulheres sessões de "esclarecimento". Essas sessões estão disponíveis para todas as que desejem rever seu parto, independentemente do tempo transcorrido (podem ser vários anos). As mulheres consultam uma parteira,[56] que revê com elas a ficha obstétrica e o que se passou em seus partos, são as parteiras que as mães confidenciam como se sentem em relação a esse parto.[57] Porém, quando existem manifestações da síndrome de stress pós-traumático, é preciso buscar profissionais especializados.

Você também pode pedir às pessoas que a acompanharam (seu parceiro, uma doula) no parto e/ou cesárea, que deem sua opinião sobre o que aconteceu e os motivos que levaram à cesárea (se houve uma).

Exprimir os sentimentos vividos desde a cesárea

Algumas mulheres não estão, necessariamente, em contato com o que sentem em relação a sua cesárea. Como saber se você tem sentimentos não resolvidos sobre a intervenção cirúrgicas? Um sinal revelador pode ser sua reação ao ler um livro sobre parto, PNAC ou cesárea, ou ao ver os relatos de parto por via vaginal. Outra atitude possível é evitar os relatos de parto ou então ficar perturbada ao ver partos (fictícios ou não) na TV, no cinema ou na internet. Outro sinal pode ser o que você sente ao lembrar dos profissionais presentes em seu parto, por exemplo: raiva, tristeza, sensação de ter sido traída etc.

Não basta, no entanto, exprimir sentimentos e emoções. Algumas pessoas têm "reservas" inesgotáveis de raiva ou de tristeza, mas se sentir furiosa com um profissional durante anos não resolve nada. Pode também acontecer que o que ocorreu durante a cesárea e o que sentimos depois disso esteja ligado a uma outra ocorrência difícil vivida anteriormente. Pode ser necessário, então, consultar um terapeuta para compreender melhor o que se passa dentro de nós.

Compreender o processo de cura

Viver o luto de um parto vaginal que não pôde ser realizado ou completado não quer dizer que o ferimento irá doer para sempre. Com o tempo, as feridas cicatrizam e os sentimentos se atenuam. Existem modos de acelerar o processo e de curar realmente uma cesárea ou um parto difícil, mesmo que você não queira ou não possa viver um PNAC.

A cura é um fenômeno que toca todo o ser: corpo, mente, coração e alma. Deming e Comello disseram:

> "O corpo tem necessidade de repouso, nutrição e de exercício para se curar... O espírito tem necessidade de entender o que aconteceu. Ele precisa de fatos, de informações. Depois de uma cesárea, uma mulher pode querer ver sua ficha médica, discuti-la com o médico, falar sobre o que aconteceu com as pessoas que estiveram presentes etc. O coração precisa de apoio e de empatia de quem o rodeia... A alma precisa situar o acontecimento no sentido de sua vida."[58]

Um processo gradual

Como fazer para curar? Em primeiro lugar, é um processo gradual. Trata-se de ir liberando cada camada de emoções... E, pouco a pouco, a sensação é mais suave, a dor é menor, a reação é menos dramática. Enquanto um relato de parto pode, no início, perturbar totalmente algumas mulheres, gradativamente a tristeza fica mais leve, elas terminam por ter apenas lágrimas nos olhos e, depois, conseguem respirar e seguir adiante. Finalmente, a dor chega à superfície e, depois, diminui. Porém, isso pode levar meses e, às vezes, anos. Lynn Madsen explora esse processo em seu livro *Rebounding from childbirth*.[59]

No entanto, é preciso primeiro admitir que fomos atingidas por viver uma cesárea ou um parto decepcionante. Para tomar consciência, pode ser útil escrever tudo o que esperávamos desse parto, antes que ele acontecesse, e também tudo que não aconteceu: nossas expectativas, nossas esperanças, nossas frustrações. Depois, passamos à etapa seguinte: exprimir o que sentimos na hora, e ainda sentimos hoje. No domínio das emoções, não existe controle nem lógica. Não existem emoções "boas" nem "ruins". Elas são sentidas e, se podem ser expressas e recebidas sem julgamento, isso traz um potencial de cura. Quando nos sentimos invadidas por uma emoção é preciso tentar não julgá-la, nem julgar a si mesma. Todos os sentimentos são adequados. Eles não podem ferir ninguém, a não ser nós mesmas se forem guardados!

Nem sempre é necessário ir a um terapeuta para se curar, mesmo que isso seja indicado em alguns casos, quando as emoções ocupam muito espaço, atrapalham a vida diária e duram muito tempo.

> *Fazer o luto de uma experiência difícil parece com o que ocorre em um parto: podemos tentar ignorar o que acontece e resistir, negar e lutar contra. Ou podemos nos abandonar e encontrar em nós mesmas uma força e recursos que não acreditávamos ter, que ajudam a atravessar a dor e criar uma nova vida.*[60]

Meios possíveis para favorecer a cura

Existem diversos recursos que uma mulher que tenha sofrido com a cesárea pode usar para fazer as pazes com esse importante acontecimento de sua vida. Você pode encontrar mais detalhes a esse respeito na obra de Madsen,[61] assim como no site <www.plus-size-pregnancy.org>, de onde foram extraídos vários dos seguintes exemplos:

Parece importante, como já dissemos, exprimir o que sentimos a respeito da cesárea, arejar as emoções. Os seguintes meios podem ser úteis:

- Escrever um diário: sobre o que você sente durante a busca da cura.
- Dar atenção a seus sonhos: um modo de interpretá-los é dizer a si mesma que as personagens ou as situações constituem partes de si mesmas, que tentam lhe dizer alguma coisa; por exemplo, sonhar que devemos cuidar de um bebê e que somos negligentes, pode significar que não estamos cuidando de nós mesmas.
- Escrever o que você deseja vir a acreditar: a técnica das afirmações, ficando atenta a todas as "vozinhas" internas que tentam lhe convencer do contrário; por exemplo, afirmações como "Eu fiz tudo o que pude para o nascimento de meu bebê"; "Eu não sou responsável pelo que aconteceu no parto" etc.
- Escrever uma carta a si mesma ou às pessoas presentes no parto (mesmo que você prefira não enviá-la, isso pode ser libertador): para seu marido ou companheiro, médico, enfermeira, parteira, para exprimir como você viveu os eventos ao redor do nascimento de seu bebê.
- Falar do que sente com as pessoas em quem confia: que vão escutá-la sem julgar e nem minimizar seus sentimentos (uma dessas pessoas pode ser você mesma!).
- Se precisar ou se gostar, ler relatos de partos: chorar o que for preciso, assistir vídeos de nascimentos. Reviver emoções como tristeza ou raiva não é fácil, mas isso pode liberar você.
- Se tiver muita dificuldade para exprimir emoções e sentimentos relativos a sua cesárea: talvez você possa consultar um terapeuta.

Algumas mulheres também consideram útil:

- Usar a expressão artística: para colocar em imagens, palavras, movimentos ou papéis aquilo que trazem internamente. Pintura, romance ou crônica, dança, teatro: para algumas, isso é mais fácil do que fazer terapia. E, ainda existe a possibildiade de arte-terapia.

- Falar com o bebê sobre o nascimento dele: para, de algum modo, "revivê-lo" com ele, incluindo as emoções sentidas.
- Criar rituais ou cerimônias que a ajudem a ir em frente: deixando para trás os objetos que representam o que deseja deixar no passado simbolicamente (por exemplo, atravessando uma ponte e jogando na água um objeto que represente as emoções difíceis que não quer mais).
- Praticar atividades que propiciem relaxamento: soltar as tensões e o stress e, assim, deixar emergir o que está dentro de nós.
- Dizer a si mesma que o processo da cura pode levar algum tempo: e que é importante se dar esse tempo; ver esse processo como algo a médio ou longo prazo.

> **Pequeno exercício**
> Você pode tentar fazer o que lhe agradar, realizando pausas quando julgar necessário e repetir este exercício tantas vezes quantas sentir necessidade. Certifique-se de estar sozinha, e de não ser interrompida durante esse tempo. Tente fazê-lo depois de tomar uma ducha ou um banho, ou após fazer um relaxamento corporal completo, o que favorece o surgimento de pensamentos ou emoções. Se esse exercício se mostrar difícil demais emocionalmente, talvez seja útil falar sobre o que está passando com uma pessoa em quem você confie ou com um terapeuta:
> Pense em sua cesárea. Pense nos acontecimentos que levaram à cirurgia, um depois do outro, se necessário.
> Lembre-se do que sentiu um pouco antes, durante e depois da cesárea.
> Entre em contato com o que você tem sentido desde então e com o que está sentindo agora.
> Lembre-se do parto, transforme-o, imaginando como poderia ter sido se as circunstâncias fossem diferentes. Imagine como poderia ter sido se os profissionais se comportassem ou agissem de modo diferente, se eles tivessem podido atuar diferentemente ou se desejassem fazer de outra maneira.

Um meio privilegiado: ter um PNAC

E, se você deseja ter outro filho, essa pode ser uma boa maneira de acelerar sua cura: trazer esse bebê ao mundo por via vaginal (PNAC). De fato, muitas mulheres caminharam para a melhora ao escolher para a gestação seguinte um parto por via vaginal. Mesmo que um PNAC nem sempre seja fácil de obter nessa era de partos muito medicalizados e tecnológicos, ele pode ser extremamente curativo, como demonstram as inúmeras mulheres que me escreveram depois de seu PNAC, e como você pode constatar ao ler os depoimentos neste livro.

A importância de se perdoar

Depois, chega um momento em que é preciso pensar em se desprender, deixar ir embora a raiva e a tristeza. Para algumas pessoas, isso é ainda mais difícil do que exprimir os sentimentos. Perdoar aos outros os erros que cometeram (o que não quer dizer desculpá-los) e, principalmente, perdoar a si mesma, por exemplo, por não ter estado "à altura", por ter suportado mal a dor, por não ter dito "não" a uma intervenção etc. Chegar a se perdoar quer dizer aceitar o que aconteceu, deixar para trás os "se eu tivesse feito melhor as respirações, se eu não tivesse trabalhado tanto no final da gravidez, se eu tivesse dito 'não' para aquela intervenção..." E isso pode ser o início de uma certa paz interior.

A autora de *Living through personal crisis*,[62] Ann Kaiser Stearns, sugere também algumas perguntas que podem ajudá-la a compreender que não há razão para você se sentir culpada e, assim, auxiliá-la a apagar a culpa.

- No momento do parto, você sabia o que sabe agora?
- Como você poderia saber ou prever o que aconteceria, quando nem mesmo seu médico e sua parteira puderam prevê-lo?
- Você chega a se responsabilizar pelo que aconteceu, como se as outras pessoas envolvidas não tivessem sua parte de responsabilidade?
- Você se sente responsável por coisas que estavam completamente fora de seu controle?

O objetivo final da cura é dizer e reconhecer que fizemos todo o possível naquele momento: "Eu fiz isso e sobrevivi àquilo, e aprendi com essa experiência."

Para concluir, achei importante escrever este capítulo, pois o impacto psicológico da cesárea, geralmente, é subestimado. Parece que nossa sociedade não percebe a importância que pode ter para muitas mulheres o fato de elas mesmas trazerem seu filho ao mundo.

Finalmente, é importante que os profissionais de saúde possam fazer perguntas, com sensibilidade, para que elas se sintam autorizadas a falar sobre o que as preocupa em relação às suas cesáreas ou às suas consequências.Também é importante que esses profissionais (médicos, enfermeiras, parteiras) possam sugerir, se necessário, recursos terapêuticos para as mulheres que se sentem angustiadas ou que têm dificuldade em se adaptar à vida de mãe, depois de um parto difícil ou de uma cesárea.

RELATO DE PRISCILA:[63]

"Roubaram-nos a experiência do nascimento"

Minhas dores... Ainda choro quando me lembro delas... Considero que fui violada. Meus filhos foram violados. Fomos roubados; roubaram-nos a experiência do nascimento! Eu tinha vinte e poucos aninhos na primeira gravidez. Sempre quis parto normal. O meu GO daquela época, falou que acompanharia meu parto normal. No dia em que comecei a sentir as dores, fui para o hospital e me examinaram ao chegar, falaram que estava tudo bem, mas que ia demorar um pouco ainda, pois era meu primeiro filho. Fui para o quarto e me deixaram sozinha. O pai do meu filho estava na Holanda, e minha mãe não foi autorizada a entrar. Estava tranquila, fazendo exercícios. Quando as contrações ficaram espaçadas de três em três minutos, chamei a enfermeira e pedi para alguém vir me examinar só para ver se tudo estava "ok". Ela falou que ia ligar para o meu médico, e logo depois, veio para me levar para o centro cirúrgico. Eu falei: "Mas ainda não está na hora!". Ela respondeu: "Está sim".

Levaram-me ao centro cirúrgico, amarraram-me, anestesiaram-me e fizeram-me uma "cesárea surpresa". Não me examinaram, nem abriram minhas pernas, não me consultaram, não me respeitaram. Só quando tomei a anestesia me dei conta do que estava acontecendo, mas era tarde demais. O médico chegou com uma cara de mau humor e de sono, arrancou o Tomás da minha barriga, e só comentou: "Às vezes o bebê está em perigo." Eu chorei o tempo todo. Fui para a recuperação chorando, mal vi meu filho, mostraram sua carinha e o levaram embora. Fui para o quarto chorando e a mesma enfermeira veio me perguntar por que eu estava chorando. "Porque me fizeram uma cesárea." Ela respondeu: "Mas você não queria uma cesárea?". "É lógico que não!" Aí ela falou: "Nossa! Que estranho! Seu médico mandou fazer a cesárea por telefone!"

No meu segundo parto, queria que as coisas fossem diferentes. Procurei informações sobre parto humanizado, fui aos encontros de parto de cócoras na Unicamp e procurei um médico que se dizia humanizado. Fazia palestras, até trouxe o Michel Odent para Campinas... Tentaram me avisar que ele não era mais o mesmo, que andava fazendo cesáreas demais, principalmente quando o trabalho de parto caía em um dos dias "ocupados" dele. Não acreditei, não quis mudar, não ouvi. Entrei em trabalho de parto, cheguei no hospital com 5 cm de dilatação às 8 horas da noite. Por volta das 10 horas da noite, com 7 cm e tudo "numa boa", eu estava com uma doula querida, fazendo exercícios, o tal médico começou a fazer terrorismo: "O bebê está alto, vou furar sua bolsa. O bebê não desceu, é cesárea agora ou ele vai estar em perigo." Assim, sem maiores explicações. Que perigo era esse? Os batimentos estavam bons, não havia qualquer sinal de stress. Nenhuma tentativa foi feita de ajudar esse parto a acontecer.

Às 11 horas da noite Theo nascia de cesárea... Eu fiquei um bom tempo querendo acreditar que essa foi necessária, até levar um chacoalhão na lista Materna (Yahoo groups). Vi várias mulheres, com a mesma situação que eu durante o trabalho de parto, tendo lindos partos naturais... Além disso, fiquei sabendo que o tal médico fazia igualzinho com várias grávidas a noite ou nos finais de semana/feriados... Me senti uma idiota. Não era possível que me deixei enganar pela segunda vez! Essa, talvez, foi a cesárea mais dolorida...

Engravidei pela terceira vez nas minhas férias no Brasil. Comecei a sentir os sintomas da gravidez já na Bélgica. Fiz o teste, deu positivo. Fiquei radiante... No entanto, tive um sangramento grande, parecia menstruação. Por isso, marquei consulta no hospital universitário de Leuven. Fiz ultrassom; tudo bem com o bebê, mas tive um pequeno descolamento de placenta. Tive de ficar de repouso absoluto por um mês. No hospital universitário, queriam marcar minha cesárea: procedimento do hospital para mulheres que tiveram duas cesáreas prévias. Procedimento desse hospital e de vários outros para o meu desespero! Na Bélgica, fazem cesárea em último caso; uma mulher que já fez duas é porque realmente teve problemas nos partos anteriores, geralmente desproporção céfalo-pélvica. Não era meu caso, como fazê-los entender?

Dessa vez seria diferente. Eu tomaria as rédeas do meu parto, eu seria a protagonista, eu tomaria as decisões! Eu não aceitei a cesárea que quiseram me fazer e depois que tive certeza, por meio dos ultrassons seguintes, que o descolamento não aumentou, ao contrário, sumiu, comecei a procurar uma parteira para me acompanhar no parto. Fui em busca das parteiras independentes, estas são as que acompanham partos humanizados na Bélgica sem os procedimentos amarrados dos hospitais e suas interferências. Eu queria em casa ou em casa de parto. As parteiras aqui acompanham apenas partos de baixo risco, e embora eu explicasse que minhas cesáreas foram desnecessárias, elas não aceitavam me acompanhar. Bati em várias portas. Não desanimei. Até que me indicaram as duas parteiras mais experientes da Bélgica. Uma delas, falou que havia a possibilidade de tentar um parto natural, mas no hospital com o médico. Eu não quis. A outra, a Kitty, aceitou acompanhar meu parto no hospital.

Falou que em casa ou na casa de parto após duas cesáreas não era possível na Bélgica. A Kitty disse que tinha um hospital em Antwerpen no qual havia a flexibilidade da parteira independente acompanhar o parto humanizado no quarto da instituição, e que se tudo desse certo, poderia voltar para casa no mesmo dia com o bebê. O quarto teria bola, banheira, ela levaria a cadeirinha de cócoras, eu poderia levar meu som. O médico que trabalha nesse hospital, o S., é uma pessoa bem flexível e adepto do parto natural e humanizado. É o homem de confiança da Kitty. Eu faria as ecografias e alguns exames com ele, e ela faria o resto, inclusive o pré-natal. Ele viria durante o parto uma vez para ver se estava tudo "ok", e entraria em cena apenas se fosse necessário. Simpatizei muito com o S., na primeira consulta ele não titubeou quando lhe falei que queria parto natural após duas cesáreas. Ele falou, "Ok, você pode tentar, semana passada tivemos um caso assim e foi parto natural". Expliquei-lhe que eu ia ser acompanhada pela Kitty, e ele só falou: "Você está em boas mãos!"

A partir das 38 semanas comecei a sentir as contrações cada vez mais, sem dor, mas com maior frequência. A Kitty passou a vir me atender em casa. A bebê não estava encaixada e estava alta, mas a Kitty nunca me fez terrorismo por causa disso. Por sinal, a bebê continuou assim até o dia do trabalho de parto, ela só encaixou na hora. Continuei minha vida normalmente para tentar não ficar ansiosa demais caso passasse das 40 semanas. Afastei-me do orkut, do e-mail, das listas de discussão, de tudo que pudesse me deixar ansiosa... Minha mãe iria chegar no dia 20 de setembro, e eu ficaria mais tranquila, pois teria com quem deixar as crianças à noite se entrasse em trabalho de parto durante a madrugada. Tenho uma amiga que se propôs a ficar com os meninos caso isso ocorresse antes da minha mãe chegar, mas mesmo assim, mãe é mãe...

Peguei uma virose na escola dos meninos, e tive tosse, diarreia e enxaqueca no dia 17 de setembro. Dia 18, fui fazer monitorização no hospital, um saco, mas é o procedimento depois de 40 semanas. Dia 19, comecei a tomar o chá de framboesa com *vrouwenmantel* [roseácea] e tomei o banho de banheira com *sharlei*, ambos receitados pela Kitty. Não é que as contrações aumentaram? Assim que amenizaram eu dormi. Sabia que estava perto. No dia 20, voltei a tomar o chazinho. Minha mãe chegou com duas tias muito queridas às 2 horas da tarde, e eu passei um dia super gostoso. Conversamos, matamos a saudade, rimos! E eu sentindo contração sem dor o dia inteiro. Às 7 horas da noite comecei a sentir uma dorzinha leve. Acho que a Rebecca só estava esperando a avó chegar... Às 8 horas da noite fui em uma reunião na escola dos meninos. A dorzinha vinha de 15 em 15 minutos, mais ou menos. "Será hoje?", pensei.

No fim da reunião, avisei a professora que se o Theo não fosse a escola amanhã, é porque a Rebecca tinha nascido. Voltei para casa, fiquei conversando mais um pouco com minha mãe, e fui tomar o banho de banheira com sharlei novamente. Tão relaxante! Saí de lá sentindo mais dorzinhas... Eram 10 horas da noite quando liguei para a Kitty avisando que as contrações estavam vindo com uma certa frequência e com dor. Ela falou para eu esperar uma hora, e que se continuasse, para ligar novamente. Depois de uma hora elas continuaram, e começaram a ficar cada vez mais fortes. Kitty falou para eu ir para o hospital quando as contrações viessem de 5 em 5 minutos. Avisei minha mãe, acabei de arrumar as coisas, fechei a mala, peguei as almofadas, só esqueci os CDs que tinha separado para levar. Sorte que o Ramon tinha um CD maravilhoso do Bread no carro, sonzinho que lembrava a época que nos conhecemos. Saí de casa à 1 hora da manhã, xingando pois era um saco ter de ir para o hospital, e estava já bem dolorido, mas nada demais...

Minha mãe viu que as contrações estavam próximas, e ficou preocupada de eu não chegar a tempo em Antuérpia. Só falei, "Mãe, sossega, se Rebecca nascer no carro é porque ela nasceu bem!" Estava muito feliz e tranquila. No carro fui ouvindo Bread, e a cada contração eu rebolava no banco e fazia respiração de yoga. Estava tudo muito bem. A Kitty me avisou de tudo o que aconteceria no hospital. Ela me falou que o único procedimento chato seria uma monitorização que eu teria de fazer durante meia hora... Deitada. No mais, não teria camisola do hospital, nem gente entrando no quarto, nem nada... Cheguei lá preparada para isso. Era por volta de 1 hora da manhã. Fui andando até o quarto, e lá a enfermeira colocou o monitor. A Kitty chegou e notou que o batimento que o aparelho estava pegando não era o do bebê, e sim o meu... Ela ajeitou o aparelho e pegou o batimento do bebê.

Que saco! Fiquei apreensiva por ter que ficar ali por mais meia hora. A Kitty falou que não me deixaria ali por mais meia hora, ela só esperaria mais duas contrações e me liberaria daquilo. As danadas demoraram a vir, estavam realmente espaçando... Ela notou isso na hora, e falou que era normal acontecer isso quando as mulheres chegam no hospital. Ela viu que estava tudo "ok" depois das duas contrações e tirou o aparelho de mim. "Agora acabou, você precisa voltar a se sentir em casa!" Arrumamos o quarto de modo mais aconchegante, ligamos um som, ela trouxe uma bola. Eu fiquei na bola rebolando durante as contrações, e ela me trouxe um chazinho gostoso. Estava feliz, dançava durante as contrações e Ramon só ria! Senti que as contrações voltavam a ser mais intensas. Kitty decidiu fazer o toque. Eram mais lá de 2 horas da manhã. Surpresa negativa... 1 cm apenas! Poderia ter entrado em parafuso...

Tentei manter a calma, mas comecei a pensar: "Vai demorar muito! Vai demorar dois dias! Estou perdida!" Já estava doendo razoavelmente... Ramon falou: "Isso não quer dizer nada, pode abrir tudo de repente." E a Kitty confirmou, "Isso mesmo!" Voltei para a bola, respirei fundo para relaxar e pensei: "Vamos lá!" A Kitty saia do quarto para me deixar mais à vontade, e eu comecei a dançar durante as contrações que ficavam mais doídas. Comecei a chamá-las: "Venham e tragam minha filha para meus braços!" Ramon estava cochilando no sofá, e eu falei para ele dormir na cama, eu chamava quando precisasse, não ia usar a cama para nada mesmo! A Kitty voltou e perguntou se eu não queria entrar na banheira. Eu disse que sim, e durante as contrações, cada vez mais fortes e próximas eu ficava de cócoras. Comecei a conversar com a Kitty nos intervalos: "Poxa, não entendo, como pode em casa estarem de 5 em 5 minutos, chegar aqui espaçarem, e estar só 1 cm!"

A Kitty respondeu: "Para de pensar! Para de pensar, agora! Chama a Rebecca, mentalize as contrações para baixo, para baixo, para baixo." E foi isso que fiz. Parei de pensar e me entreguei ao trabalho de parto. Deixei de notar as horas, parei de prestar atenção de quanto em quanto tempo as contrações vinham. A onda forte do trabalho de parto me pegou, e me deu um baita caixote! Aquele caixote que parece que você está dentro de um liquidificador, rola, aspira água, se rala e perde o controle do seu corpo, só se dá conta quando está deitada na areia com o biquíni todo torto! Tomei vários caixotes na infância, quando passava as férias no Rio de Janeiro e adorava entrar no mar para pegar onda quando elas estavam enormes! É o melhor modo que posso explicar o que senti durante o trabalho de parto: um caixote!

A Kitty perguntou se eu não queria tomar um remedinho homeopático para ajudar nas contrações, eu aceitei, e ela trouxe uma poção mágica misturada com água. Eu tomei aos pouquinhos. As contrações vinham cada vez mais, e eu resolvi sair da banheira. O bicho estava pegando... Deu vontade de ir no banheiro. Fechei-me no banheiro e vomitei. Sabia que era normal vomitar, tinha lido nos relatos de parto que depois disso as mulheres se sentiam melhor, e foi o que ocorreu comigo. Em seguida, perdi o tampão. Contrações fortes mesmo. Tive uma diarreia e coloquei tudo para fora. A natureza é sábia. Eu sabia que meu corpo estava se limpando para a chegada do bebê.

Dentro do banheiro andava para lá e para cá, muito rápido, tinha que andar, quase correr! Batia na parede e voltava, parecia o carrinho do meu filho... Comecei a gemer alto, precisava soltar aquilo de dentro de mim, e gemia, gemia. Sai do banheiro e veio mais uma contração bem doída! Começou a doer as costas, e eu andava muito rápido para lá e para cá o tempo todo, não sei de onde saiu aquela energia toda. Eu não parava quieta. Não imaginava que ia ter vontade de quase correr... Eu tinha que andar e colocar a pélvis para frente. Deve ter sido uma cena engraçada, por isso a importância de nos sentirmos a vontade, sem ninguém estranho no local do trabalho de parto! Eu não me inibia com a presença daqueles em quem confiava, Kitty e Ramon. Falei para a Kitty: "Não tem mais posição boa, não tem! Não tem!"

Ela notou que estava indo bem rápido, falou para eu voltar para a banheira e pediu para o Ramon posicionar a ducha nas minhas costas na hora da contração. Eu berrava mesmo, sem dó. Lembro-me que teve horas que chamei por minha filha, "Vem Rebecca! Vem!" Kitty fez o toque e... 7 cm. Aí eu levantei, fiquei de pé na banheira, segurando com uma mão a mão do Ramon, e a outra mão, a da Kitty. As contrações vinham entre intervalos muito pequenos... Eu comecei a gingar o corpo para lá e para cá, e jogar a cabeça de um lado para o outro. Ramon falou que eu parecia em transe. Eu entrei na Partolândia. O dr. S. entrou no quarto nesse momento (não o vi) e perguntou, "tudo ok?" Kitty respondeu:

"7 cm". Ele falou: "Ótimo!" Virou as costas e saiu do quarto. Foi muito discreto. Quando eu gingava o corpo, a Kitty gingava o corpo dela junto com o meu. Aí comecei a querer fazer força. Ela pediu para esperar mais um pouco.

Durante mais uma contração, eu gritava que precisava fazer força, e fazia realmente um pouco, era muito difícil de controlar! Ela fazia a respiração cachorrinho para eu fazer também, eu tentava, mas tinha que fazer força... Ouvi a Kitty falar para o Ramon que o bebê estava muito baixo e que já tinha passado pelo lugar mais difícil da pélvis. Veio mais uma contração, e eu berrava e reclamava que estava doendo, e que precisava fazer força. Aí ouvi a voz suave do Ramon lá longe, pois eu estava longe e a voz dele parecia que vinha do fundo de um poço: "Pri, a bebê já passou por aquele lugar mais difícil, está perto. Pri, é o seu sonho, aquilo que você sempre sonhou, está perto! Calma, está pertinho, muito perto."

As palavras do Ramon foram uma injeção de ânimo para mim. E durante um pequeno intervalo, abri os olhos e agradeci a Kitty, falei: "Você é maravilhosa, obrigada. E você também Ramon, você é maravilhoso!" E "pumba!" outra contração e voltei a Partolândia! E comecei a falar que precisava ir ao banheiro... AGORA! Kitty me falou: "Não, você não pode ir ao banheiro, esse não é um bom lugar..." Aí falei que precisava fazer cocô. Ouvi ela dizendo para o Ramon: "Não é cocô, Ramon, é o bebê!" De repente, entrou uma fase de calmaria... A dor forte das contrações pararam. Eu sentei na banheira. A Kitty me falou que agora eu podia fazer força. Ela perguntou se eu queria sair, sentar na cadeirinha de cócoras, me perguntou o que eu queria fazer. Eu respondi: "Aqui na banheira está bom. Quero ficar aqui!"

Encostei na banheira, respirei e esperei um pouco. Silêncio. Reuni minhas forças e comecei a fazer força. Kitty falou para eu olhar em direção a vagina e fazer a força de "soprar o balão". E eu fiz. Aí parei, respirei, esperei mais um pouco. Ramon falava: "Lembra, tudo tem seu tempo." Aí reunia minhas forças e empurrava! Comecei a sentir não exatamente uma dor, mas uma ardência na vagina. Era o círculo do fogo, que tinha lido tantas vezes nos relatos. Fiz mais uma força e mais uma! A Kitty falou para eu sentir a cabeça da Rebecca. Eu pus a mão e senti sua cabecinha. Acho que fiz mais umas duas forças e a Rebecca saiu "pluft", na água, minha peixinha! Veio direto deitar sobre meu peito. Eu não acreditei na hora. Ela veio tão pequenininha e chorando. Rebecca nasceu às 6h15, do dia 21 de setembro de 2007. A Kitty esquentou a água, e colocou uma toalha para deixar a Rebecca quentinha. Fiquei abraçadinha com ela, e ouvia o Ramon vibrando ao lado. Ainda sentia uma cólica. Logo a placenta saiu. Dr. S. veio me dar os parabéns nessa hora.

Saí da água e fui deitar com a Rebecca na cama. Nos enrolamos nas cobertas e fiquei olhando minha filha. Ela não quis mamar naquele momento. Eu olhei seu corpinho, olhei se era mesmo uma menina... Aí a pior parte, tive que tomar uns pontinhos (no total três)... Tenho medo de injeção, mas não do parto. Eu fiquei com uma sensação de prazer por dias. Era muita oxitocina junto com a felicidade por minha filha ter nascido. O prazer que senti é realmente algo a parte, algo além... Senti-me completa, no auge da minha feminilidade, algo ligado com meu instinto animal mesmo. Não chorei na hora em que a Rebecca nasceu. Mas chorei na hora em que a Kitty veio se despedir de mim no hospital, agradeci muito ela ter aceitado me acompanhar, e ela respondeu que gostava de acompanhar mulheres que acreditavam em si mesmas, e eu era uma delas.

Fui para o outro quarto andando, e dei de mamar para minha filha. O Apgar dela foi 9 no primeiro minuto e o resto tudo 10. A pediatra passou por lá, deu alta para a bebê e no mesmo dia, ao meio dia, voltamos para nossa casa. Na manhã que fiquei no hospital, muitas enfermeiras vieram me dar os parabéns. Todas ficaram sabendo da minha história: duas "desnecesáreas" enterradas com um lindo parto natural. No dia em que minha filha nasceu, escrevi aos amigos: "Rebecca nasceu! Rebecca significa 'a que une'. Chegou para unir a mulher dentro de mim, despedaçada por duas experiências roubadas. Minha filha veio continuar o ciclo de mulheres fortes na nossa família. Sinto-me super mulher! Sinto-me poderosa. Hoje, pari o Tomás, o Theo e a Rebecca!

Rebecca nasceu na água, sem anestesia, sem episio, sem interferências, num parto que veio novamente para testar a minha confiança no meu corpo de parir. Eu confiei na natureza, e me deixei levar assim como uma onda forte que te dá um caixote. Minha filha nasceu linda e veio ficar comigo o tempo todo! Nasceu hoje às seis da manhã e já estou em casa."

Capítulo 5

TER UM AMBIENTE FAVORÁVEL E APOIO

POR QUE, QUANDO E COMO SE PREPARAR

Todas as mulheres que pensam no PNAC, necessariamente vivenciaram uma ou mais cesáreas anteriores, qualquer que tenha sido o motivo (apresentação anômala do bebê, parto muito difícil etc.). Algumas deram à luz por via vaginal antes da cesárea, mas outras só conhecem a cesárea. Quer você tenha achado a experiência penosa ou não, quer a tenha aceitado bem ou não, você se arrisca a não confiar em sua capacidade de parir "como as outras mulheres", isto é, por via vaginal. As mulheres que tiveram um PNAC lhe dirão: enquanto não tiver passado por isso, você não pode saber se é possível dar à luz. Mesmo que acreditemos que o bebê foi a causa (apresentação anômala, por exemplo), pode existir uma dúvida até o último minuto. Quase todas as mulheres que entrevistei confirmaram isso. Pessoalmente, eu já estava fazendo força quando perguntei se iria ter outra cesárea. Todos riram e disseram: "Desta vez, não!"

Com certeza, algumas mulheres conseguiram um PNAC sem estarem preparadas para isso, especialmente aquelas que fizeram um não planejado, antes da data prevista para a cesárea, ou ainda aquelas que se beneficiaram de uma atmosfera e condições de trabalho de parto extremamente favoráveis. Mas, se você desejar colocar a sorte do seu lado — especialmente se a cesárea anterior foi causada por um trabalho de parto distócico ou por uma desproporção céfalo-pélvica — é preferível, segundo o conselho de todos os que se interessam por essa questão, que você se prepare bem e tenha apoio.[1] Dar à luz por via vaginal depois de uma cesárea é como escalar uma montanha, e quem faria isso sem um mínimo de preparação?

Uma pesquisa demonstrou que as mulheres que durante sua gestação e seu trabalho de parto queriam ser informadas, faziam perguntas, se afirmavam e desejavam tomar parte nas decisões que lhes diziam respeito, tiveram efetivamente uma probabilidade muito menor de que seu parto terminasse em cesárea do que aquelas que se colocavam passivamente nas mãos dos profissionais.[2] Essa atitude de passividade — calando suas necessidades ou suas intuições, querendo ser "salva", remetendo-se inteiramente aos outros — não nos ajudará muito a ter um parto satisfatório. Especialmente no caso do PNAC, ser responsável é muito importante. Isso quer dizer:

- Cuidar-se, alimentar-se bem, manter-se em forma, achar maneiras de relaxar que ajudem na hora do nascimento.
- Planejar o que desejamos como parto, sem esquecer a possibilidade de uma cesárea, comunicando clara e firmemente e quantas vezes forem necessárias nossas preferências aos profissionais; pode ser útil fazer um plano de parto. Você poderá incluir, também, o que gostaria que acontecesse no caso de precisar de uma cesárea.
- Fazer todas as perguntas necessárias até ficar satisfeita; exigir ser tratada como um indivíduo, e não como um número; estar pronta caso surja a necessidade de trocar de médico ou de hospital.
- Prever quem lhe dará apoio antes e durante o parto.

Informar-se: quando a internet e as redes sociais mudam a mulher

Entre as mulheres que tiveram anteriormente uma cesárea e que interagem entre si online, algumas estarão em posição melhor para exercer sua autonomia (estão mais capacitadas), darão à luz e continuarão sua vida. Outras vão desenvolver habilidades de comunicação, e mais conhecimentos de redes sociais para ajudar outras mulheres que se encontram na mesma situação. Outras, ainda, tendo desenvolvido as mesmas habilidades se tornarão líderes, equipadas, capazes e "capacitadas", contribuindo de modo significativo para a pesquisa, o desenvolvimento de políticas, a melhora das práticas institucionais e a defesa dos direitos que envolvem o parto.[3]

Já há vários anos, a internet e, também, as redes sociais que se desenvolveram através dela, como o Facebook e o Twitter, permitem que as pessoas se informem melhor no que diz respeito a sua saúde. No campo da maternidade, as mulheres podem aprender mutuamente e, inclusive, comunicando-se enquanto estão grávidas e depois de seus partos. Esse desenvolvimento constitui, segundo os autores de um artigo publicado em 2010, uma revolução, pois permite que as "consumidoras" informem-se por si mesmas, conversem com pessoas que estão na mesma situação e, por isso mesmo, retomem o poder sobre um acontecimento que acima de tudo lhes pertence: o parto de seus filhos. Existem diversos sites que fazem a divulgação do PNAC, em português e ou em inglês, e ajudam as gestantes a superarem os obstáculos de acesso ao PNAC (Anexo 1). Em francês, pode-se também consultar o site Césarine (<www.cesarine.org>), e participar do fórum Avachance (ver lista de recursos no Anexo 1). Em resumo, o aparecimento da internet e das redes sociais constitui uma ajuda no domínio da saúde, e auxiliam em particular as mulheres que tiveram anteriormente uma ou mais cesáreas.[4]

A preparação física

A gravidez é uma ocasião privilegiada para a mulher cuidar de si mesma, em nome do bem-estar do bebê que virá. Alimentamo-nos melhor, paramos de fumar, não bebemos álcool, nos asseguramos de fazer exercícios com regularidade e tentamos repousar com mais frequência. Não faltam obras sobre a arte e a maneira de ter uma bela gravidez e dar à luz a um bebê saudável. Você pode encontrá-las em todas as livrarias. Assim, não me estenderei sobre o assunto.

Manter-se em forma torna-se particularmente importante se você deseja ter um PNAC. Gozar de boa saúde aumenta as chances de realizar um parto normal. Você pode ajudar a natureza se familiarizando com as técnicas que visam a facilitar o desenrolar do parto, por exemplo, fazendo cursos de yoga pré-natal, de relaxamento, de antiginástica, de meditação, de canto, de dança. Não importa! Trata-se apenas de aprender a relaxar e a respirar melhor. Depois de uma cesárea, muitas vezes duvidamos de nossa capacidade de em seguida dar à luz por via vaginal, sem contar que nossa sociedade e o modelo biomédico do parto não fazem nada para reforçar a confiança das mulheres.[5] Assim, pode ser útil fazer algo para fortalecer a crença em seu corpo durante a gravidez, mesmo que seja se envolver em uma atividade física valorizante, para que você tenha uma experiência de "sucesso" físico antes do parto.

Pode ser, também, que algumas abordagens terapêuticas para o sistema músculo-esquelético, como a osteopatia, ajudem a propiciar o bom desenrolar do PNAC, especialmente se você teve uma cesárea por distócia (parada ou lentidão do trabalho de parto, ou má apresentação do bebê). Existem também outros métodos corporais, como o método Bonapace (método canadense de preparação para o nascimento)[6] para ajudar a administrar a dor das contrações ou o método ensinado por Bernadette de Gasquet para favorecer a fisiologia do parto.[7]

A preparação mental

Recentemente, a auto-hipnose tem sido cada vez mais utilizada para lidar com a dor das contrações. Segundo as pesquisas, a hipnose durante o trabalho de parto tem os seguintes benefícios: redução da necessidade de analgésico, dor menos intensa, mais satisfação das mulheres em relação ao alívio da dor, trabalho de parto mais curto, menor utilização de oxitocina e aumento do número de partos espontâneos (sem fórceps ou vácuo extrator).[8]

Além disso, outras técnicas de preparação mental podem ser úteis para um PNAC. Sabemos que cada vez mais atletas recorrem ao "condicionamento mental", com a ajuda de psicólogos, para se prepararem para as provas de que participam. Esses esportistas se familiarizam com o *biofeedback*, a autossugestão, a visualização ou ainda a técnica de afirmações.

A técnica de *biofeedback* tem como base a ideia de que nós somos capazes de autoinfluenciar mentalmente algumas funções corporais ou acontecimentos fisiológicos, por exemplo, aumentar nossa temperatura ou bloquear as sensações de dor. A visualização usa a autossugestão, o poder do pensamento positivo e a meditação dirigida. E, a técnica das afirmações (ou talvez um parto natural) pode ajudar a aumentar a confiança em sua capacidade de dar à luz e identificar as crenças negativas que podem bloqueá-la. A autora de *Transformation through birth*, Claudia Panuthos, menciona que alguns de nossos pensamentos são mantidos por uma bagagem de experiências emocionais que podem nos influenciar e, até mesmo, governar aspectos de nossa vida.

A visualização do parto e do nascimento

A visualização usa a autossugestão, o poder do pensamento positivo e a meditação dirigida. Visualizar aquilo que queremos age, segundo alguns, como um imã. Quando uma imagem é gravada no espírito, ela torna o subconsciente sensível a elementos ou situações fortuitas que nos ajudam a atingir determinada meta. Segundo o dr. Maltz, o sistema nervoso não diferencia entre uma experiência imaginada e uma experiência real. Estão sendo feitas pesquisas científicas nesse domínio. Por exemplo, na Universidade Saint Paul, em Ottawa, Yvon Saint Arnaud, doutor em psicologia e autor de *Guérir par le plaisir* (edições do Centre de Psychosynthèse de Montréal), dirigiu durante vários anos um centro de pesquisas em medicina e orientou teses de mestrado e doutorado em visualização.

Você pode fazer dois tipos de visualização: um para ajudar a "curá-la" de sua cesárea, e outro para favorecer o bom desenrolar de seu parto normal. A visualização do primeiro tipo provém, principalmente, do trabalho que se pode fazer em companhia de um terapeuta (falei um pouco sobre isso no capítulo 4). Essa visualização convida você a voltar à cesárea, a rever o filme dos acontecimentos e a entrar em contato com as emoções sentidas à época e depois. Em uma etapa subsequente, essa visualização dirigida fará com que você reviva o parto, como ele teria acontecido se as circunstâncias tivessem sido diferentes e se todos os profissionais soubessem, pudessem ou quisessem agir de modo diferente.

A repetição regular e constante de uma visualização é certamente importante. Por esse motivo é que considero prematuro começar a fazê-la aos três meses de gestação: o risco é você se cansar bem antes do parto. Eu sugeriria que se fizesse interiormente uma limpeza em relação a sua cesárea (ver o capítulo precedente). Depois, se isso interessasse, fazer afirmações para mudar as crenças que lhe habitam (ver adiante). Ou ainda, fazer 15 dias de afirmações em alternância com 15 dias de visualização. É preferível não realizar o trabalho terapêutico e a visualização ao mesmo tempo, pois isso exige um esforço interno intenso. Também me parece preferível fazer a visualização durante as últimas semanas da gestação, quando o parto se aproxima!

Outra abordagem que você pode usar é afixar fotos ou imagens que a levem a crer em cenários positivos. Foi o que fez uma mãe que me relatou seus partos: ela fez uma série de círculos concêntricos (um dentro do outro) para ilustrar a dilatação progressiva do colo, de 1 a 10 cm (medidas reais). E afixou isso na parede na hora do parto! Ela também usou desenhos do progresso do bebê durante o trabalho de parto. Você também pode se rodear com belas fotos de mulheres em trabalho de parto e dando à luz para se inspirar!

A participação em encontros pré-natais

Participar de encontros pré-natais é importante, em especial, quando você não viveu trabalho de parto antes de sua cesárea. No entanto, para um PNAC, eu escolheria, se possível, um tipo diferente de encontro do que são realizados para um primeiro parto e que ocorrem em hospitais. De fato, essas reuniões muitas vezes se centram na aprendizagem do "controle" do parto por meio da respiração e de um "incentivo" intensivo.

> Em nossa sociedade, as mulheres que parem estão isoladas e separadas de seu corpo e de outras mulheres que deram à luz. Desde que o mundo é mundo, o modo como vemos o parto vem do modelo masculino de domínio e

controle. Ele é aceito pelas mulheres por medo e pelo desejo de serem cuidadas. Atualmente, elas são submetidas às máquinas, aos horários e à tecnologia. Conscientes, elas se transformam em expectadoras do nascimento de seus próprios filhos.[9]

Os encontros pré-natais não voltados para uma ótica de controle são realizados, sobretudo, por parteiras, doulas e educadoras perinatais, em casas de partos e nas organizações que trabalham para a humanização do nascimento (ver também a lista de recursos no Anexo 1). Não só concebemos o parto de outro modo, mas criamos um clima que permite que as mulheres e os casais exprimam o que sentiram depois da cesárea e os medos que podem sentir durante a gravidez presente. Como é da natureza humana, deixamos para nos preparar na última hora. É verdade que nunca é tarde demais para decidir que se deseja um parto por via vaginal, nem mesmo na chegada ao hospital, mas nem sempre, nessas condições, você achará um médico que aceite seu desejo ou terá um ambiente favorável.

O ideal, para viver uma gravidez harmoniosa e calma, seria se preparar antes de engravidar novamente! Mas, essa é sempre uma ação que exige determinação e, algumas vezes, é preciso ter muita coragem para enfrentar a recusa de alguns médicos, para não se deixar desanimar pelas histórias de horror que ouvimos sobre os perigos de uma ruptura uterina e para encontrar alguém que aceite nos deixar tentar, mesmo que sob inúmeras condições.

Felizmente, em especial nas grandes cidades, no Canadá, a situação mudou e o PNAC tornou-se um pouco mais comum. Porém, alguns centros hospitalares ainda se recusam a fazê-lo, e muitas mulheres ainda têm dificuldade para encontrar um médico que aceite acompanhá-las. No entanto, se você mora longe dos grandes centros, isso nem sempre é uma desvantagem, pois acontece de alguns hospitais regionais pequenos autorizarem os PNACs sem fazer muito alarde, ainda que em algumas regiões esse tipo de parto ainda não seja autorizado. No entanto, se você não entrar nas "normas" oficiais de um PNAC, será necessário ter a mesma determinação das pioneiras dos grandes centros urbanos há alguns anos. Como elas, você deve se informar sobre o PNAC, talvez mostrar a seu médico ou a sua parteira[10] a cópia da posição oficial de uma associação médica para tranquilizá-los (ver no capítulo 3 o quadro sobre as situações ligadas ao PNAC), encontrar mulheres que tenham tido um parto normal após cesárea ou o nome de companheiros de profissão que seu médico possa contatar. Em resumo, essa ação nem sempre será fácil.

Existem tantos modos de se preparar para essa aventura quanto mulheres ou casais que a tentam. É preciso estar atento, em especial, aos aspectos a seguir, lembrando que você é a única a saber o que é importante para você:

- ter um ambiente favorável;
- preparar-se física e psicologicamente;
- ter ajuda disponível, se necessário;
- familiarizar-se com o fenômeno do parto;
- conhecer os meios que favorecem um bom trabalho de parto.

Pesquisa de profissionais incentivadores e de ambientes propícios

Encontrar um médico, parteira ou enfermeira-obstetra

O primeiro passo para um PNAC é, com certeza, o questionamento em relação à outra cesárea. O segundo passo é encontrar um médico, parteira ou enfermeira-obstetra que aceite, a princípio, conversar com você e a estimule na ideia de realizar o parto vaginal. Se não conhecer ninguém, você pode se dirigir a uma instituição de humanização do nascimento (ver lista no Anexo 1), ou ainda, simplesmente, telefonar para o serviço de obstetrícia do hospital em que gostaria de dar à luz para se informar se eles fazem PNACs, ou melhor, se eles o fazem com frequência.

Se o seu médico ou parteira não aceitar essa posição, peça-lhe que, pelo menos, indique um profissional que realize PNACs. Se não houver parteiras ou enfermeiras obstetras em sua região, ou se nenhum profissional da saúde aceitar que você tenha um PNAC, é evidente que você não poderá escolher realmente, a menos que dê à luz ainda mais longe de sua casa. Se você tiver escolha, é preferível encontrar um médico ou parteira que estejam familiarizados com o PNAC, acreditem nesse tipo de parto, respondam claramente a todas as suas perguntas e pensem que você tem boas chances de consegui-lo. Enfim, o ideal, se você for acompanhada por um médico, é encontrar algum que veja o parto como um processo normal, que só intervenha em caso de necessidade e com o qual você mantenha uma boa relação. Se for uma parteira, que ela não tema o PNAC. Não faz mal conhecer a taxa de cesáreas do médico, mas esse nem sempre é um bom indicador, sobretudo se ele for um ginecologista-obstetra que atenda principalmente uma clientela "de risco". Um elemento que pode ser importante é ter a presença desse médico ou dessa parteira ou dessa enfermeira-obstetra durante o processo do nascimento, em especial se você tem medo do parto.[11]

Se você perceber, mesmo com a gestação adiantada, que a relação se deteriorou ou que o médico ou parteira manifesta cada vez mais apreensão diante do PNAC, não hesite em consultar outro. Isso pode parecer difícil, se a gravidez estiver avançada, mas não é impossível. Não se esqueça que, atualmente, a maioria das mulheres faz o parto com um médico diferente daquele que a acompanhou, pois o trabalho em equipe é cada vez mais comum. Tenha certeza de que está bem claro em sua ficha médica que você deseja um PNAC, e que seu médico apoia sua escolha. Confirme com ele que qualquer médico que o substituir também respeitará a sua decisão. É triste ver uma mulher ou um casal que deseja ardentemente um PNAC ter essa possibilidade recusada em pleno trabalho de parto, simplesmente porque o médico presente é contra.

Os grupos de humanização do nascimento (como Rehuna, no Brasil) fizeram um considerável trabalho para ajudar as mulheres a ter o parto que elas desejem e que corresponda às suas necessidades. No entanto, a situação está longe de ser a ideal em todos os lugares. Não vou me estender muito sobre o assunto, exceto para dizer que qualquer que seja o parto, a mulher ou o casal tem o direito de exigir que este se desenrole conforme seus desejos (exceto, bem entendido, em casos de urgência, nos quais se deve agir muito rapidamente, mesmo que exista a obrigação de obter o consentimento). O parto é antes de tudo um acontecimento familiar que, felizmente, é cada vez mais reconhecido como tal. Existem leis que amparam o parto humanizado desde a década de 1990, e em 2005 foi aprovada a lei que obriga o Sistema Único de Saúde (SUS), da rede própria ou conveniada, a permitir a presença de um acompanhante para a mulher durante todo o período de trabalho de parto, parto e pós-parto imediato (Lei n. 11.108, de 7 de abril de 2005).[12] E, mesmo se realizarmos um PNAC, temos o direito de negociar o parto que queremos. Mas, é totalmente preferível fazê-lo ANTES de entrar em trabalho de parto.

Fazer o acompanhamento da gestação e o parto com uma parteira ou uma enfermeira-obstetra ou ainda um médico que considere o parto como um acontecimento normal, familiar, e não um evento médico, é importante para uma mulher que tenta um PNAC. Suas chances de sucesso tornam-se maiores. De fato, esse tipo de profissional confia na capacidade de a gestante dar à luz, conhece modos de ajudar à natureza, se necessário, e não intervém intempestivamente.

Evidentemente, sempre é possível, mesmo que não seja fácil, mudar de hospital em pleno trabalho de parto. Também se pode recusar uma cesárea, um direito reconhecido pelas cartas de direitos e de liberdades, dentre elas a da Alliance du Ruban Blanc pour la maternité sans risque (ver Anexo 4), que entretanto não é simples e pode provocar reações negativas do ambiente hospitalar.[13]

Segundo Nicette Jukelevics, os especialistas médicos pensam que uma boa parte das cesáreas poderia não ser realizada. Uma das maneiras de evitá-la é fazer perguntas sobre essa cirurgia ou sobre o PNAC.

Aqui estão algumas das questões que você poderia fazer aos profissionais de saúde:[14]

- Quais são os riscos a curto e longo prazos para mim e para o bebê em uma cesárea repetida?
- Em que fazer mais uma cesárea afetaria minhas gestações e partos futuros?
- Se o hospital em que você atende não autoriza o PNAC, você pode me encaminhar para algum colega seu que trabalhe em um hospital que o autorize?
- O que o seu hospital faz para estimular as mulheres a evitarem as cesáreas desnecessárias?

Encontrar um hospital

A escolha do médico ou da parteira[15] ou da enfermeira-obstetra (no Brasil) em alguns casos ocorre junto com a escolha do hospital. Algumas pessoas preferem encontrar primeiro um hospital onde se façam PNACs, no qual os profissionais não se inquietem e o parto seja visto como se deseja, e só depois consultar um ou alguns médicos (ou uma parteira ou uma enfermeira-obstetra) que trabalhem nele. Outras gestantes preferem achar um médico ou uma parteira que lhes convenha, antes de qualquer coisa, pois dizem que é essa pessoa, e não o hospital, que tem a última palavra no que lhes diz respeito. Se todos os profissionais da instituição concordar em respeitar seus desejos, mesmo que você não seja "paciente" deles, tanto melhor; mas, nem sempre é assim. Minha preferência seria encontrar uma instituição familiarizada com PNACs, mais do que achar um médico que os favorece, desde que essa escolha seja possível, é claro. Pois, um médico ainda que esteja certo em suas convicções, nem sempre estará de plantão. É bom conhecer as diretrizes do hospital no que se refere ao desenvolvimento do parto em geral, além dos protocolos previstos para um PNAC. Você pode se informar com seu médico, sua doula ou sua educadora pré-natal (se ela souber das práticas do centro hospitalar) e com a enfermeira-chefe do serviço de obstetrícia. Aqui estão algumas perguntas que você pode fazer:

- Quais são as regras, em vigor, para uma parturiente? E para um PNAC? (Ver o penúltimo capítulo para ter uma ideia do que se pode pedir).
- As diferenças individuais são levadas em conta ou todas as mulheres são tratadas do mesmo modo, independentemente dos desejos e da situação de cada uma?
- Qual é a taxa de cesáreas realizadas?
- Qual é a taxa anual de PNACs?
- Qual é a porcentagem de episiotomias e de fórceps ou vácuo extrator em relação ao número total de partos?

- Qual é a taxa de mortalidade perinatal?[16] (atualmênte, no Quebec, essa taxa é de 6,9/1.000; no Brasil, este índice é 14,1/1.000, em 2011 para regiões Sudeste, Sul e Centro-Oeste, os dados são incompletos[17])

Um serviço especializado em gestações de risco com certeza tem uma taxa de cesáreas mais alta do que um hospital que atende mulheres classificadas como de risco habitual. Mas, taxas acima de 15% (em qualquer caso) indicam problemas.[18] Estudos como o de Johnson e Daviss (2005), de Rooks *et al.* (1989) ou de Stapleton e Illuzzi (2013) realizados com um número elevado de norte-americanas saudáveis e cuja gravidez apresentou poucos riscos revelaram taxas de cesáreas pouco elevadas e partos, em geral, sem complicações.[19]

O DIREITO DE SABER O QUE OCORRE EM OBSTETRÍCIA

Nos Estados Unidos, um grupo começou, em 2007, a coletar todas as informações sobre as práticas dos centros hospitalares (em obstetrícia). Trata-se do projeto *Transparency in maternity care* ("Transparência nos cuidados de maternidade") que é uma pesquisa realizada com mulheres que deram à luz, para que elas respondessem perguntas sobre seu parto. O objetivo é coletar dados sobre os estabelecimentos que praticam a obstetrícia. Uma experiência piloto foi realizada, também em 2007, em Nova York, e o trabalho deve se estender, a seguir, a todos os estados norte-americanos.[20]

Existem também, cada vez mais, sites que permitem que os pacientes qualifiquem a prática dos médicos que os atenderam, respondendo a um questionário (como o "Rate your doctor" ["Avalie seu médico"]).

Ter um PNAC em casas de parto ou em casa?[21]

Os estudos têm demonstrado que, em geral, as mulheres podem dar à luz de modo seguro em casas de parto, em centros de parto normal ou em sua residência, desde que o parto ocorra na presença de um profissional qualificado. Porém, grávidas cujo parto apresenta um risco adicional, como aquelas cujo bebê se encontra em apresentação pélvica, aquelas que esperam gêmeos ou aquelas que tiveram uma cesárea anteriormente, devem ser informadas adequadamente sobre os riscos e as vantagens de darem à luz em todos os lugares possíveis nessa situação.

Em dois estudos sobre o PNAC realizados em casa de partos,[22] as taxas de ruptura não foram elevadas, mas os autores preferiram não incentivar as mulheres a darem à luz em tais estabelecimentos. Essa opção de realizar o parto fora de um hospital não seria aconselhável em caso de duas ou mais cesáreas anteriores, ou se o PNAC for pós-termo. É necessário, também, que haja um serviço hospitalar de referência e uma comunicação entre os dois estabelecimentos, isto é, entre a casa de parto ou o centro de parto normal e o serviço hospitalar.

Os autores, porém, criticaram o fato de os riscos cumulativos de se ter mais de uma cesárea não serem considerados nas conclusões desse estudo. De fato, alguns acreditam que não deveríamos desestimular as mulheres a terem um PNAC em casas de parto ou centros de parto normal quando elas querem ter mais de um filho, porque as taxas de sucesso nesses locais são superiores às dos serviços hospitalares, além de os riscos cumulativos de se ter mais de uma cesárea (histerectomia, dificuldades respiratórias para o bebê, morte no útero etc.) apontam a favor de diminuir o número de cesáreas repetidas. As casas de parto também têm as taxas menos elevadas em todos os tipos de intervenções.[23]

Quanto ao PNAC em casa, apenas dois estudos, que eu saiba, relataram resultados desse procedimento: incluindo um com 57 mulheres e o outro, 53.[24] No estudo norte-americano, não ocorreu nenhuma ruptura uterina, mas considerando-se o pequeno número de mulheres e a ausência de outros trabalhos, os autores preferiram não incentivar essa opção. No estudo governamental realizado sobre parto em domicílio no Reino Unido, os resultados foram bons no conjunto. Não tive acesso, no entanto, aos resultados relativos somente aos PNACs.

Considerando-se que podemos, agora, saber os fatores que influenciam positiva ou negativamente o risco de ruptura uterina, nem todas as mulheres têm o mesmo nível de riscos ligados ao PNAC. Uma gestante cuja situação apresente diversos fatores que não aumentam o risco de base do PNAC estaria em uma posição melhor para ter um parto no domicílio do que uma em outra situação. Pessoalmente, eu hesitaria em me decidir por esse caminho. De fato, mesmo se o PNAC em domicílio apresentar menos riscos de ruptura uterina iatrogênica (isto é, resultantes de intervenções como a indução artificial do trabalho de parto), permanece o fato de que os riscos de acontecimentos desfavoráveis aumentam caso haja uma ruptura, pois só se pode fazer uma cesárea em um serviço hospitalar.

Seja como for, se considerarmos um ou outro desses locais de nascimento, a situação mais favorável seria de início a presença de circunstâncias que diminuam a probabilidade dos riscos de ruptura: uma só cesárea anterior; intervalo igual ou superior a 18-24 meses entre a cesárea e o PNAC planejado; técnica de sutura em duas camadas, utilizada na cesárea; medida do segmento uterino (local da incisão) igual ou superior a 2,5 mm (embora alguns autores falem de 2 ou de 2,3 mm); parto que não seja pós-termo; assim como um trabalho de parto que progrida normalmente, para não submeter indevidamente o útero a contrações ineficazes.

Além de se assegurar de que haja um acordo estabelecido pela parteira com um serviço hospitalar, em caso de transferência. Em outras palavras, que um médico com vínculo com uma casa de parto ou, pelo menos, que o serviço de obstetrícia mais próximo saiba quando você entrar em trabalho de parto, para assegurar um bom atendimento no serviço hospitalar, caso seja necessária uma transferência.

Encontrar uma doula

Foi o dr. John Kennell, coautor de um dos primeiros estudos sobre o apoio durante o trabalho de parto, quem declarou:

> Se eu lhe dissesse hoje, que um novo medicamento ou um novo aparelho eletrônico teria o poder de reduzir os problemas de asfixia fetal e de progresso do trabalho de parto em dois terços, ou ainda que ele diminuiria a duração do trabalho de parto pela metade e favoreceria a interação mãe-filho depois do parto, haveria um movimento para que cada unidade obstétrica tivesse essa novidade a sua disposição, qualquer que fosse seu custo. Ora, é precisamente isso que pode trazer a presença de uma doula.[25]

> "Eu não aguento mais!" Não é um pedido de cesariana, mas a expressão da dor e do desconforto do parto. Poucos minutos depois, mais uma vez, Branca diz que não aguenta mais, e seu medico diz para nós no quarto (fazendo uma observação): "Veja, esta foi a quarta tentativa para me pressionar."[26]

O apoio durante o parto é um fator muito importante no sucesso de um PNAC. Ainda mais do que em um parto comum, pois a mulher que optou por dar à luz por via vaginal depois de uma cesárea tem, em geral, a necessidade de ter a seu lado uma pessoa em quem ela confie, que confie nela e a apoie durante seu trabalho de parto. O marido é importante, mas nos damos conta, cada vez mais, nos ambientes que se ocupam do nascimento, que talvez estejamos no caminho errado ao desejar que o marido seja o apoio principal durante o parto (seja ele como for). Colocamos uma responsabilidade grande demais sobre seus ombros. Ele também viveu um fracasso caso o primeiro parto terminou em cesárea. Ele não é especialista em partos. Ele precisa descansar, e comer de tempos em tempos.

Algumas pessoas questionam até mesmo a pertinência do "incentivo" durante o parto. De fato, mesmo que o parto se assemelhe a uma prova esportiva, os melhores resultados não são necessariamente obtidos quando se utilizam todos os métodos próprios ao mundo do esporte. Meu primeiro parto, que terminou com um cesárea depois de 30 horas, foi maravilhosamente "incentivado" por meu marido. Nós tivemos uma cumplicidade única, que não esqueci e que é a única boa lembrança dessa experiência penosa. Estranhamente, na segunda vez, minha necessidade mais premente foi ter a meu lado, durante o trabalho de parto, uma doula, uma amiga que, além de tudo, era uma parteira. Ela sabia que eu era capaz de dar à luz, sabia o que era um parto e esteve ao meu lado durante as horas que passamos no hospital. Contração após contração, ela me apoiou e me incentivou (mesmo eu não tendo coragem, e me queixando várias vezes), de modo que consegui evitar o uso de medicação e chegar ao fim. Meu marido estava lá, é claro, e se eu tiver um novo parto, tenho certeza de que viveremos esse parto de outra forma, ainda mais juntos, pois eu sei agora — e ele também — que eu posso parir, e que isso não me levará à morte!

Todas as mulheres deveriam se beneficiar de um apoio contínuo durante seu trabalho de parto e ao dar à luz.[27]

Inúmeros efeitos benefícios das doulas

A questão do apoio durante o parto foi muito estudada cientificamente. Encontramos efeitos benéficos a curto e a longo prazos. Os estudos, então, mostram os benefícios para as mulheres, os bebês e os casais de ter uma doula junto a eles durante o nascimento. Os efeitos mais estudados ocorrem sobre o parto e o bebê. Outras consequências positivas foram notadas, mesmo que tenham sido analisadas com menor frequência: baixa da taxa de amniotomia (ruptura artificial das membranas), menos uso de monitoramento fetal eletrônico e de vácuo extrator, taxa mais alta de partos espontâneos, baixo índice de traumatismos perinatais, comportamentos mais positivos e maior satisfação da mãe, melhora na amamentação e menos depressão pós-parto.

Em 2013, 22 estudos clínicos randomizados[28] envolvendo mais de 15 mil mulheres foram efetuados pela Biblioteca Cochrane[29] em sua revisão sobre o apoio durante o parto. Numerosos resultados levaram a um consenso. Demonstrou-se, sem qualquer dúvida,[30] as vantagens do acompanhamento durante o parto, do apoio contínuo durante o trabalho de parto e o parto, e, em especial, do auxílio dado por uma pessoa preparada para isso, mas que não fosse um membro da equipe do hospital, nem alguém próximo da parturiente. As vantagens dessa ajuda foram demonstradas em diferentes países, considerados desenvolvidos ou em vias de desenvolvimento, com uma clientela diversificada, em especial no nível socioeconômico, tanto entre as primíparas quanto entre as mulheres que já tinham um ou vários filhos. O efeito foi mais marcante quando: a doula não fazia parte do quadro de pessoal do hospital, estava presente desde o início do trabalho de parto e o apoio era contínuo, em vez de intermitente.

Impacto sobre o parto: duração mais breve do trabalho de parto e menos intervenções

Os efeitos sobre o parto são numerosos e importantes: redução da duração do trabalho de parto, diminuição do uso de medicamentos analgésicos e de anestésicos,[31] taxa mais baixa de partos instrumentais (uso de fórceps ou vácuo extrator) e menores números de cesáreas, além de menos oxitocina para estimular o trabalho de parto.

Impacto sobre a mãe: taxa de satisfação mais elevada e outros resultados sobre o estado emocional e psicológico

As mulheres acompanhadas disseram sentir mais satisfação do que as mulheres que não foram acompanhadas.[32] Sua experiência do parto foi mais positiva.[33] As parturientes que exprimiam a satisfação em relação a seu parto sentiram ter realizado algo importante, estarem no controle e serem cuidadas.[34] Esse sentimento maior de estar no comando também foi constatado em outros estudos, assim como as taxas menos elevadas de depressão pós-parto.[35] As mulheres acompanhadas tiveram menos ansiedade durante o parto e sentiram menos dores, elas também foram mais capazes de exercer seu poder (*empowerment*)[36] e guardaram uma excelente lembrança dessa experiência.[37]

Impacto sobre o bebê: um Apgar[38] melhor e uma taxa de aleitamento mais alta

Observa-se uma redução dos Apgar inferiores a 7 com cinco minutos,[39] uma taxa de aleitamento exclusivo mais elevada[40 e 41] e menos dificuldades para sugar o leite materno.[42]

Impacto sobre a relação mãe-bebê: maior vínculo e maternagem

Nota-se mais facilidade para a mãe acompanhada cuidar de seu bebê, e ela lhe dedica mais tempo. Ela demora também menos dias (2,9 dias, em média) para desenvolver um vínculo de intimidade com seu bebê, em comparação a mulher não acompanhada (9,8 dias).[43] O acompanhamento contribui, portanto, para reforçar o vínculo entre a mãe e seu filho.[44]

Impacto sobre o pai: tranquilidade e vínculo com o bebê

A presença de uma doula[45] durante o trabalho de parto, mesmo que possa ser temida inicialmente por alguns pais ou alguns casais,[46] mostra-se, em geral, como algo bom também para o pai. Em um estudo clínico randomizado, todos os pais do grupo que se beneficiaram dos serviços de uma doula consideraram sua ajuda extremamente importante. Vários disseram que não poderiam ter vivido esse parto sem a presença dela.[47]

Em nossa sociedade, esquecemos, frequentemente, que a presença de uma mulher próxima da parturiente era algo comum nas sociedades não industrializadas. Apoiar a mulher durante o trabalho de parto é muito importante e reduz a ansiedade.[48] De modo geral, reconhecemos que em momentos de stress a necessidade de apoio fornecido por outro ser humano aumenta, proporcionalmente, com o grau de ansiedade sentido. Quando você programar o apoio para o seu parto, peça para ter a seu lado todas as pessoas que escolheu para apoiá-la. Você não tem de escolher entre seu marido e uma doula.

Como lidar com as reações das pessoas à sua volta

Quando manifestamos o desejo de ter um PNAC, as reações das pessoas que nos rodeiam podem ser muito variadas. Mesmo que os PNACs tenham começado a ser conhecidos nos anos 1980, muitas pessoas ainda acreditam no ditado "uma vez cesárea, sempre cesárea". Elas podem se preocupar com a sua decisão, e até tentar desencorajá-la. Você pode, então, reagir de diversos modos. Em primeiro lugar, é essencial não se deixar influenciar por essas reações, provocadas mais por ignorância e preconceitos do que por outros motivos. A seguir, você pode optar por ignorá-las ou por informar as pessoas mais queridas a respeito de como funciona o PNAC. A International Childbirth Education Association criou uma "carta às pessoas próximas" intitulada "Oui, je vais avoir un AVAC" ("Sim, eu vou ter um PNAC"), uma ideia original para informar as pessoas próximas sobre as suas intenções, para lhes ensinar um pouco e lhes pedir que respeitem sua decisão, mesmo que não estejam de acordo. Claro que é possível não contar às pessoas sobre seus planos, o que, às vezes, evita situações difíceis. Pode ainda compartilhar apenas algumas pessoas.

Em qualquer parto, um ambiente favorável só pode ajudar. Em um PNAC, isso se transforma em um fator primordial. No entanto, mais uma vez, se você não puder reunir todas as condições "ideais", sua própria determinação a ajudará a superar os obstáculos que surjam em seu caminho. Pois, como enfatiza o dr. Michel Lirette: "O que importa, por fim, não é o médico, nem a enfermeira, nem a parteira, mas a parturiente. Se ela tiver autoconfiança, não irá precisar de mim nem dos outros. Estamos lá simplesmente para ajudá-la, para reforçar sua confiança. Afinal de contas, depois de passar décadas ouvindo 'uma vez cesárea, sempre cesárea', é normal que as mulheres que desejem dar à luz por via vaginal após uma cesárea não se sintam confiantes."

RELATO DE MARLA STERN:

"E então, PNAC lá fomos nós! Tínhamos a informação, a paciência e a equipe humanizada"

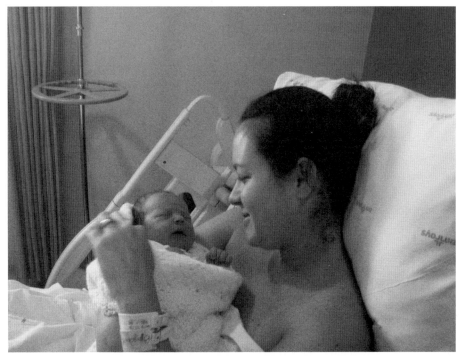

Figura 8. "Tudo o que queria sentir! Obrigada filha!", Marla ao segurar Mariana logo após o parto.

Mariana começou a ser gerada pouco depois do nascimento do Pietro (a cesárea para bradicardia). Com o tempo, dia a dia, eu fui me apaixonando pela maternidade, por cuidar e acalentar uma criança, ver o desenvolvimento, acompanhar o crescimento, amar incondicionalmente. Um segundo filho virou parte dos planos em seguida.

Confesso que, por muito tempo, eu quis mais o parto que o filho. Sim, a ferida do "não parto" do Pietro sangrava, e me fazia querer tentar de novo. Mas percebi que não se substitui um "não parto" por um parto... Um "não parto" precisa ser revirado, destrinchado, o luto precisa ser vivido e as lições aprendidas.

E, nesses três anos de intervalo, eu aprendi muito sobre o parto, a maternidade, as mulheres, o empoderamento. Eu tive o enorme privilégio de ajudar e alentar as mulheres próximas a mim ou as do outro lado do mundo, aquelas conhecidas e as desconhecidas, e a cada parto dessas "amigas" eu deixava um pouco para trás a minha frustração. Eu conseguia entender alguns dos meus equívocos. Eu "paria o meu não parto". O curso de doulas veio para lavar de vez todas as mágoas, fez com que eu encarasse tudo o que fiz e não deveria ter feito, conseguisse perceber o que faltou e pudesse, definitivamente, querer outro filho. Foi nas aulas que, pela primeira vez, senti Mariana ao meu lado, sim, ela estava ali, me guiando, me acompanhando e dali por diante (até hoje) estivemos sempre juntas.

Em fevereiro tiramos o DIU e começamos as tentativas, em fevereiro também eu pari o segundo relato do parto do Pietro, dessa vez com ideias mais claras, coração aberto e com mais condescendência com meus erros — foi aí, eu acho, que o caminho se abriu de vez para a vinda da Mariana. Antes da primeira menstruação pós-DIU o Pietro, em um dia qualquer pela manhã, avisou ao meu pai: "— O irmãozinho está chegando, vovô!" E assim descobrimos que estávamos grávidos! Chorei de emoção, chorei muito e agradeci a Mariana por ter nos esperado.

E então, PNAC, lá fomos nós! Tínhamos a informação, a paciência e a equipe humanizada.

Com 8 semanas fizemos o exame da sexagem fetal e descobrimos que teríamos uma mocinha! Nossa que surpresa! Sempre acreditamos que desse mato aqui só sairiam meninos. Com 12 semanas a USG morfológica e o fantasma número 1: placenta baixa. Ela sobe, eu sei, mas é um dos ônus de "entender muito das coisas". Fantasma mandado embora na segunda USG morfológica: placenta no lugar dela! Ufa! Com trinta semanas fizemos a USG 4D que o papai tanto queria e o fantasma número 2 apareceu: Mariana estava pélvica, sentadona... Com todos que eu falava, ouvia a mesma coisa: "Paciência, ela vira, tem tempo." E o tempo passou, e ela continuou lá, sentada. "Bebê sentado está esperando alguma coisa", dizia a doula. E que raios essa menina esperava? Eu não sabia dizer.

Com 32 semanas fomos ao primeiro encontro "oficial" com a nossa amada doula Mariana (sim, a doula também se chama Mariana). E lá, pela primeira vez, ouvi o nome da dra. A., a doula comentou que ela estaria em São Paulo na minha data provável de parto (perto do Natal e Ano Novo), e se precisássemos poderíamos chamá-la, mas eu estava tranquila em saber que a minha GO [médica ginecologista-obstetra] atual estaria por aqui também. Enfim, seguimos... Com 33 semanas lá fomos nós para a consulta pré-natal, eu fui crendo que Mariana tinha virado, pois estava fazendo exercícios e tinha sentido uma dor bem forte na pelve no dia anterior, o que poderia ser um sinal. Mas não... ela tinha ido de transversa para pélvica mesmo. Pela primeira vez falamos em parto pélvico e a médica foi categórica: "risco desnecessário". Falamos também em versão externa (virar o bebê "por fora", tracionando o útero), e ela disse que não sabia se era possível, por causa da cesárea anterior. Combinamos de aguardar a próxima consulta, e ela ficou de confirmar a possibilidade da versão externa. Foram duas semanas de muita tensão para mim, toda vez que acordava durante a noite eu colocava de imediato a mão na barriga para ver se ela tinha virado e nada. Exercícios, moxa, plantar bananeira... Só Deus sabe o que eu fiz. Nesse meio tempo eu me informei sobre parto pélvico, versão externa em mulheres com cesárea e tudo apontava para o mesmo caminho: era possível e recomendado. Conversei com meu marido — que confiava e gostava muito da médica — e disse que eu não abriria mão do PNAC, e tudo de bom que ele poderia nos trazer, por uma razão dessas. Chegamos em um consenso que, se ela não fizesse a versão externa, procuraríamos outro médico que fizesse. E de novo, o nome da dra. A. me foi recomendado, tanto para a versão externa quanto para o parto pélvico.

35 semanas e a consulta fatídica: Mariana sentada e o veredito da médica: não faço a versão externa e nem parto pélvico. Novamente nas palavras dela: "risco desnecessário". A conversa foi mais profunda e não vale a narrativa, mas ali ficou claro para mim que, infelizmente (porque continuo gostando demais dela, como pessoa e como profissional), nossos valores no que diziam respeito ao parto eram muito diferentes, e eu não conseguia mais confiar nela para me assistir. Como bem definiu meu marido: "Ela não comprou a minha briga, no momento em que eu mais precisei, a limitação dela falou mais alto." Eu não a julgo, não a condeno, mas eu tinha que seguir em frente nas minhas convicções, assim como ela fez. Sai do consultório e liguei para doula, queria o telefone da famosa dra. A., afinal, ela me perseguia há tempos. Era tarde e não consegui ligar para agendar nos consultórios, resolvi arriscar e ligar no celular, ela não atendeu. Segurei minha ansiedade, mas para a minha grata surpresa, ela me ligou de volta! Comentei o caso e ela disse que poderia ir ao consultório para "vermos o que era possível fazer", marcamos para a tarde seguinte. O marido não poderia ir comigo, ou seja, a responsabilidade era toda minha, era "matar no peito e chutar pro gol".

E lá fomos nós, encontrar a dra. A. Conversamos um pouco e ela foi me examinar, disse que Mariana estava realmente pélvica, mas alta — o que tornava a versão mais fácil. Apalpou, apertou, mexeu e ela virou! Praticamente sozinha, segundo a médica; "Foi só um empurrãozinho", ela disse. Eu não podia acreditar, semanas de angústia resolvidas ali, de forma tão simples! Já deixei os dados com a dra. A. Sim, nosso parto tinha de ser acompanhado por ela, afinal bebê sentado está esperando, e Mariana esperou a dra. A. Mariana me levou a ela, eu podia discutir? Os sinais foram muitos, e Mariana me guiou e eu cheguei onde precisava chegar. Tinha acabado a "saga do pélvico". Com isso consegui me centrar, começar a curtir a barriga, o Pietro, o final de ano que tanto gosto. 36, 37, 38, 39, 40 semanas... passou bem rápido, corri para lavar roupinhas, comprar as últimas coisinhas, curtir meu filhote, namorar o marido.

Confesso que ansiedade começou a bater, o medo do "E se eu não entrar em TP?" Mais uma vez o "suporte virtual" foi fundamental, e a dra. A. também ajudou muito, traçamos nossos planos: acupuntura e descolamento de membranas com 41 semanas e também começaríamos a monitorar, se nada acontecesse indução com 42 semanas. Indução? Ah, indução não... Foi assim que tudo começou da outra vez, não...

E eu tinha pensado mil coisas para o TP em casa, imaginado tanto coisa legal. Não, indução não... Mas conversando de novo com um dos "anjos virtuais" eu consegui espantar o fantasma número 3, e entender que se fosse necessário, assim seria, e que não necessariamente tudo acabaria da mesma maneira, seria crueldade comigo apostar nisso.

Bom, 40+6 e acupuntura, consegui achar alguém para me atender em plena semana do Natal/Ano Novo. Ufa! Na terça em que completamos 41 semanas, fomos almoçar com amigos, comi um "baita X-salada" e um sundae, afinal a médica tinha dito para eu me alimentar bem antes do exame! Saímos, levamos o Pietro (que tinha pedido para dormir na minha mãe) na casa da vó e fomos para o SL. USG e o diagnóstico: pouco líquido, pouquíssimo na verdade. A médica fez questão de mostrar, mal se viam pontinhos pretos de líquido na tela. Mas Mariana estava ótima! Ela ficou de ligar para a dra. A. e nos dizer como proceder, eu crente que ela ia me mandar para casa e dizer para beber muito líquido e repousar, até "antecipei" isso para o marido, e a médica do SL vira e diz: "– Olha, conversei com dra A., e diante do volume baixo do líquido, ela disse pra eu te internar que ela vai induzir o parto."

Eu gelei! Como assim? Nem mala arrumada eu tinha — era parte dos planos de passar o TP em casa. Eu queria fugir... não, não queria... ou queria? Ela ainda me abraçou, me confortou, uma fofa! Liguei pra dra. A. que me explicou que poderia me mandar pra casa, mandar-me hiper-hidratar mas que com 41 semanas e aquele volume, ela não acreditava que aquilo funcionaria e pior, o líquido poderia baixar mais, tornando as chances de sucesso da indução menores, ela acreditava que induzir era a melhor escolha. Parei e pensei: Mariana me trouxe até ela, eu sabia que o colo estava molinho, que poderia ter melhorado mais ainda com a acupuntura e tinha ciência que ela, como poucos profissionais, sabia conduzir uma indução, não tinha porque não confiar. Mas, eu ainda estava em pânico, eu chorava e dizia para o marido: "Mas eu não arrumei a mala! Eu não queria que fosse assim!" Mas era o jeito de Mariana, como tudo na gestação, foi tudo do jeito de Mariana. Eu rezei, pedi serenidade, e ela veio. Comecei a ficar empolgada, feliz! Minha filha ia chegar! O show estava para começar! Lembrei-me de um sonho que tive no começo da gestação, com uma música que dizia: "vou abrir minhas asas e aprender a voar, farei o que for preciso até eu tocar o céu, aproveitar as chances, fazer um desejo, mudar e desbravar". Era isso, era a hora.

Pedi que a enfermeira do SL não me examinasse — traumas do nascimento do Pietro —, pedi a menina da recepção um quarto no primeiro andar, o mesmo que ficamos quando Pietro nasceu, e fui atendida em tudo. Fomos para o quarto, esperar a médica, a doula e minha mãe que tinha ido em casa fazer as malas e traria o Pietro para se despedir.

Um casal de amigos queridos também chegou, eu aproveitei pra tomar um banho e lavar o cabelo (coisa que eu ia fazer em casa, de noite), e relaxar. Pietro veio, se despediu e perguntou: "A irmãzinha vai chegar?". A dra. A. chegou e foi examinar: Oba! 2 cm, descolou membranas, massageou o colo, dorzinha, colicazinha... e 4 cm! Uau!

Nem eu esperava essa! Resolveu também estourar a bolsa, e realmente o que saiu não encheria nem uma xícara de café. Era isso, soro em seguida. A doula também chegou e por volta das 11h fomos para "delivery".

A partir daí é tudo muito nebuloso... Lembro-me de pedir que ligassem a música e de começar a sentir as primeiras contrações de verdade, e de ficar feliz, de sentir a emoção transbordando em forma de lágrimas. Como eu esperei para sentir aquilo de novo! Não tinha sido como eu planejei, mas estava acontecendo e era bom! Agradeci a Deus e aos amigos que me acompanharam por ter chegado até ali, agradeci a minha filha por ter me guiado, por ter me escolhido para viver aquilo com ela, chorei muito, desabafei tudo o que eu passei na gestação toda. Lavei minha alma para viver aquela experiência! Sim, eu estava ali! Lembro de ficar murmurando músicas, de vocalizar a cada contração, de começar a sentir a camisola me incomodar, de chorar abraçada ao marido, das mãos quentinhas da doula me massageando, de pedir a banheira cheia, de entrar e sentir conforto, boiar, rebolar na água, agachar, deitar, vocalizar, viver e me entregar! Sim, era a "Partolândia"! Era onde eu queria estar.

Mas daí o cansaço foi batendo, batendo... E as contrações que vinham de 3 em 3 minutos (eu acho, era o tempo da música). Minha pelve doía muito, eu sentia Mariana me abrindo por dentro, fazendo força pra passar. Eu não conseguia descansar. Em pouco tempo eu me vi brigando com as contrações, e sabia o quanto aquilo era um problema. Lutei muito comigo mesma até pedir a anestesia, lembrei do relato de uma amiga em que ela dizia "só eu sei a dimensão da dor que eu sentia" e sim, naquele momento a dor era maior que eu, maior que a minha vontade de sentir tudo, me fazia querer fugir, não dava mais. Levei uma boa meia hora convencendo a doula e o marido que eu realmente queria anestesia (maldito plano de parto!), e então a dra. A. chegou, examinou e disse que eu estava com 6 cm — ou seja, ainda faltava muito, se eu estivesse com uns 8 cm acho que até desistia da anestesia, mas com 6 cm, não aguentaria mais 4 horas de dores como aquelas— e a essa altura eu já tinha passado da vocalização pra gritaria, a cada contração eu gritava e colocava no grito todas as minhas forças. E a própria dra. A. concordou com a anestesia, segundo ela, o colo estava tenso, a anestesia iria ajudar.

Bom, anestesia. Ufa! Ainda doía um pouco, mas eu consegui relaxar e fechar os olhos um pouco. Mas a dor na pelve não passava, não adiantava, e com o tempo começou a piorar. Acho que se passou meia hora, e a dor voltou com tudo, eu sabia que se ele desse anestesia para aquela dor passar, eu poderia colocar tudo a perder, era Mariana que queria vir, era ela desbravando e, mais uma vez, me mostrando o caminho, então eu gritava e chamava: "Vem, Mariana, vem minha filha, é a tua hora, vem que eu estou aqui!" Nessa hora a dra. perguntou: "Você vai conseguir dormir?" E eu respondi: "Não." E ela sugeriu: "Se você quiser fazer força, pode ajudar a dilatar e acelerar o processo."

Ótimo! Vamos lá. Banqueta de cócoras em cima da cama e lá fui eu. Olhei para o relógio e passava um pouco das 6h. Respira fundo, prende e faz força. E assim fomos por meia hora, até atingir os 10 cm. Perto das 6h30, lembro-me de ter ouvido ela pedir à doula que chamasse o pediatra, e que ele "viesse logo". Oba! Estava acabando! Acho que foi perto dessa hora que eu "peguei o jeito" da força que tinha que fazer, e perto das 7h eu pude esticar a mão e tocar os cabelinhos dela — ah, como eu queria isso! Dali em diante não teve dor, não teve cansaço, não teve nada, eu entrei em uma espécie de transe, em que eu só pensava em fazer força e trazer minha filha para os meus braços. Apesar da anestesia e de não sentir dor, eu sentia tudo, ela passando devagarzinho pela minha bacia, abrindo, moldando, sentia ela moldando o períneo ao redor da cabecinha, o tal círculo de fogo, sim, eu senti tudo!

Tudo o que queria sentir! Obrigada filha!

E assim, com uma força comprida eu senti a cabeça sair, acariciei de novo, e incontrolavelmente fiz mais uma força para que ela saísse todinha, escorregou e eu peguei. Peguei. Minha, só minha, minha Mariana, minha filha! Quentinha, molhadinha, um cheirinho que eu quis tanto sentir! Era isso! Conseguimos. Nós duas, nós três porque papai também foi um guerreiro, nós quatro porque Pietro esteve nos pensamentos em todos os momentos. Trabalhamos todos juntos e conseguimos! Veio para o meu colo, ali ficou, não chorou, nem sequer abriu os olhos, ela estava segura e sabia disso. Eu chorei, beijei, agarrei, afaguei. Era isso, eu tinha vivido o nosso momento, eu tinha dado a minha filha o nascimento que ela merecia, digno, intenso, forte, cheio de amor e respeito. Mariana foi minha vitória, e sem ela nada disso teria acontecido, o mérito é dela, o parto foi para ela, sempre foi.

Ficou no colo muito tempo, saiu um pouco para ser examinada, voltou e mamou muito. Ligamos para minha mãe e Pietro ainda estava dormindo, acordou em seguida e veio conhecer a irmã. Ele foi o primeiro da família a conhecê-la depois de nós. Ela é dele, tanto quanto é nossa.

E assim, João ganhou uma nova mulher, Pietro uma nova mãe e eu renasci. Eu quero, eu posso, eu consigo. Não sou melhor que ninguém, sou melhor apenas do que a Marla que entrou no SL naquele 27 de dezembro, e isso me basta. Eu pari e não fiz isso para mostrar para ninguém. Nem por mim. Eu fiz isso pela minha filha e ganhei de bônus uma oportunidade para renascer.

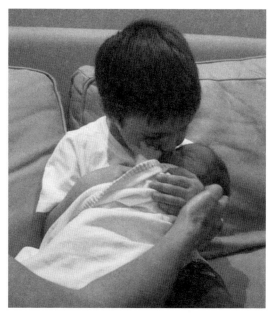

Figura 9. Pietro e a irmãzinha: "Ela é dele, tanto quanto é nossa".

Capítulo 6

PARA FAVORECER O PNAC DURANTE O TRABALHO DE PARTO

> As práticas recomendadas ditam políticas que incentivam o PNAC para a maioria das mulheres, evitam ações que aumentam o risco de ruptura uterina — como a indução artificial do trabalho de parto com as prostaglandinas ou o uso da oxitocina sem precauções para induzir ou estimular o trabalho de parto. As práticas recomendáveis também são aquelas que promovem o parto por via vaginal.[1]

Na opinião das pessoas que apoiam o PNAC, os fatores mais importantes para que ele ocorra são as condições em que o parto se desenrola. Um PNAC é, antes de tudo, um parto, porém como um parto normal após cesárea incompleto está associado a mais complicações que um "parto comum", é importante favorecer o seu bom desenvolvimento por meio de um ambiente e de profissionais que favoreçam o processo fisiológico e acreditem na capacidade de as mulheres trazerem seu bebê ao mundo. Segundo os profissionais de saúde com quem falei, as gestantes, há algumas gerações, têm cada vez menos confiança em sua capacidade de parir. Vemos assim, a importância de que a mulher se prepare e tente aumentar a confiança em sua habilidade de parir, escolhendo bem seu médico ou sua parteira ou sua enfermeira obstétrica, lendo livros como: *Parto normal ou cesárea? O que toda mulher deve saber (e todo homem também)*, de Simone Carmen Grilo Dinis e Ana Cristina, e *Parto ativo: guia para o parto natural,* de Janet Balaskas; recorrendo aos serviços de uma doula; assistindo a vídeos de partos fisiológicos que se desenrolaram bem. Também é importante não se deixar impressionar pelos partos (fictícios ou reais) que vemos na TV,[2] mídia que traz uma imagem extremamente medicalizada e assustadora do nascimento, e que acentua a ansiedade das mulheres que nunca deram à luz.

Antes de abordar o que podemos fazer para favorecer o desenvolvimento de um parto, eu recordo quais são as intervenções que preferivelmente devem ser evitadas.

INTERVENÇÕES QUE AUMENTAM A PROBABILIDADE DE TER UMA CESÁREA[3]

Aqui estão as intervenções ou protocolos que, segundo estudos científicos, podem aumentar a probabilidade de se realizar uma cesárea quando são feitos rotineiramente em mulheres saudáveis. Além do mais, esses protocolos não melhoram as condições para as mães e seus bebês. Segundo a própria opinião das autoridades médicas e do domínio da saúde, fazemos normalmente diversas intervenções em partos, sem que essas práticas se baseiem em resultados de pesquisa científica:

- uso de medicamentos para amadurecer o colo antes de induzir o parto artificialmente;
- induzir o parto por meios artificiais antes de 41 semanas completas de gestação;
- recorrer ao monitoramento eletrônico contínuo do ritmo cardíaco do bebê, em vez de monitorar intermitentemente ou por meio de ausculta do coração dele, no caso de mulheres que apresentem poucos riscos durante o parto;
- usar os resultados da ultrassonografia do terceiro trimestre da gestação para avaliar o peso do bebê e determinar a probabilidade de um parto vaginal;
- romper rotineiramente a bolsa;
- utilizar rotineiramente soro (oxitocina por via intravenosa);
- usar a peridural para alívio da dor, em especial, antes de 4 cm de dilatação do colo ou quando a cabeça do bebê não está encaixada na pelve da mãe;
- manter as parturientes na cama e restringir sua liberdade de movimentos;
- manter as mulheres em trabalho de parto na posição deitada;
- exigir que as mulheres façam força deitadas de costas e com os pés nos estribos;
- internar uma gestante no hospital antes que ela esteja em trabalho ativo;
- limitar o acesso ao apoio emocional e físico contínuo às mulheres em trabalho de parto;

- limitar a utilização dos serviços de parteiras às mulheres que apresentam poucos riscos;
- restringir o acesso à casa de partos às mulheres que apresentam poucos riscos.

COMO FAVORECER UM PARTO FISIOLÓGICO

Em uma minoria de partos, pode ser realmente necessário intervir para "ajudar a natureza". Mas, uma vez em trabalho de parto, antes de usar os meios habituais, por que não utilizar as medidas a seguir, como é feito, cada vez mais, nas instituições progressistas? As pesquisas têm comprovado que tais medidas podem ser eficazes. Elas favorecem o bom desenvolvimento de todo o parto, e, portanto, deve-se recorrer a elas quando o trabalho de parto progride mal ou muito lentamente ou ainda se o bebê estiver mal posicionado na fase de dilatação. Além disso, existem muitas coisas que se podem fazer durante o trabalho de parto, antes de recorrer a uma peridural ou quando não se deseja utilizá-la. Na maioria das vezes, o que favorece o bom desenvolvimento de um trabalho de parto são os itens listados nas condições da Iniciativa Internacional para o Nascimento Mãe-Bebê (IMBCI), das quais falamos no capítulo 1, e cuja versão em português pode ser encontrada no Anexo 3. Além disso, a Organização Mundial da Saúde, recomenda a maioria dessas práticas.[4] Abaixo, está o que se pode fazer durante o trabalho de parto e ao dar à luz.[5]

Durante a primeira fase do trabalho de parto (dilatação do colo)

Movimentar-se!

A Organização Mundial da Saúde recomenda incentivar a mobilidade durante o trabalho de parto. É importante não ficar deitada. São ações necessárias: sair da cama, andar, mexer-se, ficar na posição vertical para ajudar o bebê a descer e se posicionar bem. A posição vertical aumenta a eficácia das contrações, pode abreviar a duração do trabalho de parto, dilata o colo mais rapidamente, reduz o desconforto e a dor sentidos, diminui a moldagem da cabeça do bebê, reduz a incidência de variações anormais do ritmo cardíaco fetal e ajuda o bebê a ficar melhor durante o parto. A liberdade de movimento aumenta também a satisfação das mulheres em trabalho de parto. Ela ainda reduz: a possibilidade de episiotomia, o uso de oxitocina para estimular o trabalho de parto, as lacerações graves do períneo e a possibilidade que o parto seja auxiliado por instrumentos (fórceps ou vácuo extrator) ou que termine em uma cesárea. Além disso, não existe nenhuma prova de que se movimentar seja nocivo. Ao contrário, a posição deitada, em especial de costas, diminui a circulação do sangue entre a mãe e o bebê, podendo afetar negativamente o ritmo cardíaco dele e diminuir a oxigenação que o beneficia. Ficar deitada de costas aumenta também o nível de hormônios de stress na mãe, reduzindo a capacidade de o útero se contrair e sendo prejudicial ao trabalho de parto.

Se necessário, apoie-se em seu marido, em sua doula ou nos dois, se tiver dificuldade para ficar em pé. Você também pode se sentar sobre as grandes bolas de exercício que, cada vez mais, equipam os departamentos de obstetrícia e apoiar a parte superior do corpo na cama. A bola de exercícios favorece também a mobilidade da pelve que deve se reajustar constantemente para manter o equilíbrio. Ou utilize a cadeira de massagem, mesmo que não a estejam massageando. Durante a fase expulsiva, peça que coloquem a barra horizontal para que você possa se suspender nela quando estiver agachada, ou o banco de nascimento, ou peça que seu marido e a enfermeira a apoiem nas costas, na posição agachada. Muitas mulheres acham que as dores são menos penosas quando elas não estão deitadas.

Pode ser que insistam para que você fique deitada, ligada ao monitoramento do coração de bebê de modo contínuo. Esse procedimento não tem fundamento científico. Sim, é preciso realizar um monitoramento maior do ritmo cardíaco do bebê durante um PNAC, mas ele pode ser feito de modo intermitente, segundo diversos profissionais consultados. Uma revisão da literatura demonstrou que o uso do monitoramento fetal contínuo não traz vantagens, mesmo em gestações de risco.[6]

Alimentar-se de modo leve[7]

O parto exige muita energia. Pode ser importante tomar líquidos semissólidos ou alimentos de fácil digestão. A OMS recomenda que as parturientes sejam incentivadas a comer e a beber, conforme desejarem, ao longo de todo o trabalho de parto. Os semissólidos podem ser mais facilmente aceitáveis. Alguns hospitais permitem que as mulheres se alimentem durante o trabalho de parto. A revisão sistemática do CIMS[8] indica que a possibilidade de aspiração é ínfima, e os resultados da última revisão sistemática da Biblioteca Cochrane a esse respeito não apoiam a prática do jejum.[9] Não se alimentar também é estressante para a mãe.

Relaxar com água morna ou massagem

A imersão em água morna ajuda a relaxar. Se não houver uma banheira, uma ducha ou mesmo compressas mornas podem ajudar. Receber massagem também pode ser útil, se isso lhe fizer bem durante o trabalho de parto. Segundo a revisão sistemática da Coalition for Improving Maternity Services (CIMS),[10] a massagem reduz a dor, diminui o stress e a ansiedade da mãe, ajuda a suportar as contrações e contribui para tranquilizar, reconfortar e incentivar as mulheres que a recebem. Além disso, a imersão em um banho reduz: a hipertensão arterial, a ansiedade e a dor na primeira fase do trabalho de parto; o uso dos analgésicos e a estimulação artificial do trabalho; as mulheres consideram a imersão como uma ajuda para a fase expulsiva e têm a impressão de ter mais controle sobre o trabalho de parto e sobre o parto; a imersão na água morna favorece, também, a boa apresentação do bebê e a sensação, nas mulheres, de liberdade de movimento e de intimidade, já que elas ficam menos expostas.

Verificar se há algum problema no plano emocional

Se alguma coisa ou alguém contrariá-la ou se você tiver medo de alguma coisa, fale; se necessário peça à pessoa em questão que saia, pois o medo é uma emoção que pode bloquear a secreção natural de oxitocina. Não esqueça que se trata de seu conforto e de seu parto. Tudo deve ser feito para que você esteja bem.

Descansar se o trabalho de parto for longo

Embora a mobilidade seja incentivada para favorecer o trabalho de parto, pode ser que você tenha necessidade de períodos de repouso de vez em quando.

Urinar frequentemente

Uma bexiga cheia pode ser um obstáculo à descida do bebê, portanto a enfermeira, a parteira ou o médico devem lembrá-la de urinar frequentemente.

Mudar de posição frequentemente

Algumas posições, como a "de quatro", podem contribuir para acertar o posicionamento do bebê, fazendo-o virar de uma posição posterior (mais difícil para o parto e aumenta a dor sentida) para uma posição anterior; ficar "de quatro" também é preferido por algumas mulheres, que dizem sentir menos dor do que na posição sentada.

Durante a segunda fase do trabalho de parto (a expulsão)

O início da expulsão: por que se apressar?

Não é necessário começar a fazer força assim que a dilatação esteja completa. As pesquisas demonstram que não é prejudicial esperar, e que o corpo pode necessitar de uma pausa entre a dilatação completa e a fase expulsiva. Algumas mulheres sentem um forte desejo de fazer força, mas outras não. Umas têm necessidade de auxiliar a expulsão forçando entre as contrações, outras não. E alguns bebês ficam no nível das espinhas ilíacas (ou mesmo mais alto) até que a mãe comece ativamente a fazer força.

Preferir a posição não deitada para a expulsão

Se a dilatação estiver completa, você pode auxiliar a fase expulsiva ficando na vertical, sentando-se no vaso sanitário, deitando de lado ou, ainda melhor, ficando de cócoras (desde que a cabeça esteja encaixada), o que segundo as pesquisas aumenta o espaço pélvico em 20 a 30%, torna a força mais eficaz e diminui assim a duração do parto. A OMS recomenda a posição vertical para fazer força. A fase expulsiva será mais curta, menos dolorosa, provocará menos variações anormais do ritmo cardíaco do bebê, menos inchaço da vulva e pode acarretar menor perda de sangue.[11] Mas, em relação a este último item, alguns estudos afirmam o contrário; porém, a perda de sangue durante o trabalho de parto é difícil de avaliar. Não se esqueça que é você que está dando à luz e que é a sua preferência que deve importar, não a do profissional.

Preferir a força fisiológica?

O melhor é fazer força durante as contrações, de modo mais breve, relaxando tanto quanto possível as coxas e o períneo, sem fechar a glote completamente e, se necessário, soltando grunhidos. Chamamos essa forma de reflexo de puxo espontâneo (vontade incontrolável de fazer força para o bebê nascer), em oposição à força dirigida que é, em geral, a regra nos serviços hospitalares, mas que pode ter efeitos negativos para o bebê, por exemplo, provocar uma diminuição do oxigênio.[12] A OMS desaconselha a força dirigida.

A força fisiológica diminui a duração da fase expulsiva e reduz também as intervenções, além de melhorar o estado do bebê.[13] Porém, é possível, especialmente se você tomou uma peridural e não sente mais as contrações, que seja preciso dirigir sua força.

A duração da expulsão depende do estado da mãe e do bebê

No que se refere à segunda fase do trabalho de parto, da qual falamos e que começa quando a dilatação está completa, não se deseja que as mulheres a prolonguem, como ocorreu no meu caso, fazendo força por um tempo muito longo. Segundo o dr. Lirette, essa prática não tem nenhum fundamento científico. Algumas mulheres já fizeram força até por 4,5 horas, sem problemas.[14] Desde que o monitoramento do bebê seja adequado, por que entrar em pânico? Não nos esqueçamos de que uma mulher que fez todo o caminho para trazer ao mundo seu bebê não agradecerá a seu médico se, sem motivo válido, este tirar seu filho com a ajuda do fórceps ou de vácuo extrator porque não podia mais esperar e temia que "algo acontecesse". Ela terá o seu PNAC, mas também terá a impressão de que lhe roubaram a melhor parte, isso para não falar na episiotomia que muitas vezes acompanha o uso do fórceps e que a incomodará durante semanas ou mesmo meses.

Evitar durante a fase expulsiva: alguém pressionar o abdômen com força

A pressão abdominal (ou manobra de Kristeller) é uma intervenção controversa durante a fase expulsiva, na qual o profissional pressiona o ventre da mulher com as mãos, no sentido do "fundo uterino" para o canal vaginal, praticamente "subindo" sobre o abdômen da mãe para apressar a descida do bebê. Essa prática apresenta riscos importantes, mas infelizmente ainda é realizada em alguns serviços hospitalares.

O princípio da precaução deve prevalecer nesse momento. Segundo a enfermeira norte-americana Kathleen Rice Simpson e Eric Know,[15] no que diz respeito à expulsão, os profissionais poderiam ser mais pacientes e não impor uma duração máxima arbitrária à fase expulsiva. Eles deveriam deixar que o bebê descesse em seu próprio ritmo, mesmo que isso signifique uma demora.

Importante: se for usada uma peridural durante a expulsão, a dose de medicamentos deve buscar o alívio da dor e não a anestesia.

O QUE PODE FAVORECER UM PNAC

Devemos ir ao hospital em que momento?

Entre as exigências que são frequentemente feitas para um PNAC está a de que a mulher vá para o hospital logo no início do trabalho de parto. Por quê? Qual é a urgência? Ao contrário do que se pensa, uma pesquisa no hospital da Universidade McMaster, em Ontário, demonstrou que chegar ao hospital logo que o trabalho de parto está bem encaminhado (por exemplo, entre 3 e 5 cm de dilatação) reduz o risco de fazer uma cesárea.[16] Segundo o dr. Enkin, obstetra e professor de obstetrícia, é uma decisão que cabe a cada mulher. Segundo o dr. King, "é preferível que o trabalho de parto ocorra em casa até 4 ou 5 cm de dilatação, mas depois de duas cesáreas, é melhor ir mais cedo ao hospital". Se chegarmos cedo demais ao hospital, afirma o dr. Shea, "isso lhes dá mais tempo para se inquietar e ocasiões demais para intervir". Não identifiquei estudos que mostrassem que é preferível chegar ao hospital antes de estar em trabalho ativo quando se tenta um PNAC. Segundo um relatório do Ministério da Saúde de Manitoba (uma das províncias do Canadá), as mulheres que anteriormente deram à luz por cesárea (com uma incisão uterina transversal baixa) podem ser consideradas "de baixo risco".[17] Se sua situação não inclui os riscos adicionais (segundo o quadro das situações no capítulo 2), não há motivo para que você seja considerada como um gestante de risco.

E a ruptura da bolsa?

Muitas vezes, procura-se "acelerar" o trabalho de parto rompendo a bolsa ou provocando essa ruptura quando o colo é favorável. Será que isso é sempre desejável? A seguir, apresentamos o que disse Stéphanie Saint-Amant, em sua tese de doutorado (2012):

> A amniotomia ou "ruptura artificial das membranas" é praticada, em princípio, quando a cabeça do bebê está bem encaixada a fim de induzir ou acelerar o trabalho de parto. Essa intervenção é realizada (nos Estados Unidos) em 65% dos partos (Listening to Mothers II); um gesto que faz muitas vezes parte da rotina de internação no hospital. A amniotomia favorece as contrações, aumentando o apoio da cabeça do bebê sobre o colo, mas tem ao mesmo tempo o efeito de criar um trabalho "a seco", sentido, geralmente, como mais doloroso. No entanto, assim que essa intervenção é realizada, uma mulher não pode mais voltar para casa, pois o trabalho pode não evoluir ou estagnar: não estando mais protegido pelo saco amniótico, o bebê corre risco de infecção; a estimulação hormonal será portanto necessariamente realizada se as contrações se interromperem. Além disso, uma regra em vigor desde os anos 1960 estipula que, uma vez que as membranas se rompam, seja espontaneamente ou por meios artificiais, o nascimento deve ocorrer dentro de 24 horas, e um número crescente de profissionais ou de hospitais permitem, segundo seus protocolos, apenas uma demora de 12 horas, ou mesmo 8 horas.[18]

É absolutamente necessário acelerar um trabalho de parto, rompendo a bolsa? Um dos motivos mencionados é determinar a cor do líquido amniótico, um indicador do sofrimento fetal. O dr. Michel Odent prefere utilizar um amnioscópio para isso, isto é, um tubo com uma luz na ponta que ao ser introduzido pela vagina, permite ver a cor do líquido amniótico sem romper as membranas.

Às vezes, as membranas são rompidas para que se coloque um monitor interno mais próximo ao bebê. Será que isso é necessário, exceto nos casos em que queremos nos certificar de que existe mesmo um sofrimento fetal? Não nos esqueçamos de que romper a bolsa aumenta o risco de infecção, sobretudo se a mulher estiver de costas (o líquido escoa pior e pode refluir) e, se a bolsa for rompida cedo demais, essa intervenção tem menos efeito e pode aumentar ainda mais o risco de infecção na mãe ou no bebê. Tal procedimento também aumenta a chance de prolapso do cordão;[19] além do mais, o efeito de "almofada" para a cabeça do bebê desaparece. Não deveríamos recorrer a essa intervenção de modo rotineiro, mas apenas quando a situação o exigir realmente. Ainda mais, que ela torna as contrações mais dolorosas e mais intensas, e só diminui a duração do trabalho de parto em uma ou duas horas. E a revisão sistemática da CIMS mostra, também, que a ruptura das membranas não traz vantagens para o bebê, mas pode aumentar o risco de traçados preocupantes (ritmo cardíaco do bebê irregular).

E a duração do trabalho de parto?

Em muitos casos, se determina um limite para a duração do trabalho de parto em um PNAC. No entanto, esquecemos que é preciso considerar a mulher que tenta um parto normal após cesárea como uma primípara (mulher que dá à luz pela primeira vez), pois o primeiro parto terminou em cesárea. Assim, ela pode demorar mais que as atuais 12 horas "regulamentares" para levar seu trabalho de parto até o fim. É possível manter a autoconfiança quando se sente que é preciso "desempenhar" e transformar um fenômeno incontrolável em uma corrida contra o relógio? Segundo o dr. Enkin, é importante não ser rígida, mas "se não houver progresso, isso não pode ser ignorado indefinidamente; o que importa é o estado da mãe e do bebê".

Segundo o dr. Bujold, fixar um limite antecipadamente para a duração do trabalho de parto não favorece o PNAC. No entanto, um estudo que ele fez demonstra que seria importante, neste caso, evitar que um trabalho distócico (a dilatação do colo fica estagnada, apesar das contrações serem adequadas) dure tempo demais quando a dilatação do colo está adiantada.[20]

E o soro, é realmente necessário?

Muitas vezes, um soro é imposto na internação. Na verdade, um acesso intravenoso (*heparin lock*) seria menos incômodo — coloca-se uma dispositivo para ter uma acesso venoso, porém, a mulher não fica ligada a um soro — e pode ser usado caso ocorra uma urgência. De qualquer modo, é preferível colocar o soro intravenoso apenas quando o trabalho de parto estiver bem avançado, se você o aceitar.

Além disso, se deixarmos que as mulheres em trabalho de parto bebam e comam, não haverá necessidade de um soro que forneça líquidos e calorias;[21] e nenhum estudo demonstrou que a administração dessa solução melhora os resultados do parto ou o estado do bebê. Ao contrário, pode provocar desconforto e causar stress. O soro interfere com a mobilidade, e a administração de uma quantidade excessiva de líquido pelo soro pode provocar anemia e uma redução na osmolaridade[22]. Além do mais, o uso dessa solução sem eletrólitos[23] pode provocar problemas ao recém-nascido, dentre eles: hipoglicemia; hiponatremia;[24] icterícia, afirma a médica do Quebec, Julie Choquet;[25] e o soro com glicose pode provocar uma hiperglicemia.

E a estimulação artificial do trabalho de parto?

Os serviços e departamentos de obstetrícia parecem ter esquecido como um parto pode se desenrolar normalmente, sem intervenção médica. Cada vez se recorre mais à administração de oxitocina sintética durante os partos. O termo oxitocina vem de *oku* (rápido) e *tokos* (parto). Nos Estados Unidos, uma pesquisa nacional revelou que mais da metade das mulheres tiveram seu trabalho estimulado. Vimos no capítulo sobre os riscos do PNAC que as prostaglandinas e a oxitocina podem aumentar o risco de ruptura uterina, em especial, quando se trata do início artificial do trabalho de parto. Porém, no que se refere à aceleração (também chamada de estimulação), o quadro é menos claro. Estimular o trabalho de parto de modo prudente, com a ajuda de doses pouco elevadas de oxitocina, e monitorá-lo bem pode ser a diferença entre completar ou não um PNAC.

Recentemente, um estudo em larga escala realizado na França, revelou que o uso de oxitocina era uma causa importante das hemorragias pós-parto, uma das complicações mais temidas do parto.[26]

Podemos nos perguntar por que as mulheres modernas teriam contrações tão "deficientes" ou inadequadas que precisariam ser estimuladas tão frequentemente com hormônios artificiais?[27] Parece mais que os médicos e as enfermeiras estão tão habituados a ver contrações estimuladas artificialmente que interpretam mal as contrações naturais.

O conselho das associações de apoio ao PNAC, dos grupos de informação sobre a cesárea ou o PNAC e das pessoas conscientes das desvantagens das intervenções durante um parto é que é preferível não usar essas substâncias. Elas têm o inconveniente de causar, em alguns casos, uma série de dificuldades que podem levar à cesárea. Inclusive, a oxitocina sintética cancela a produção da oxitocina natural, o que pode, também, ter o efeito de perturbar a circulação de outros hormônios durante um parto (ver a seção sobre os benefícios do trabalho de parto para o bebê, no capítulo 3).

E os exames vaginais?

A OMS recomenda verificar a dilatação do colo a cada 4 horas, durante a fase de latência do trabalho de parto e durante o trabalho ativo. Não existe, portanto, justificativa para que sejam feitos exames vaginais mais frequentemente. Segundo Stéphanie Saint-Amant, "na Holanda — um dos países que têm as melhores estatísticas perinatais do mundo — pratica-se outra filosofia: esse gesto invasivo, pouco apreciado pelas mulheres, não é considerado útil nem necessário como fonte de informações sobre o desenrolar do parto; outros sinais são preferidos, como os emitidos pela parturiente: sons, posturas, respiração, sensações expressadas".[28] Além disso, o toque vaginal aumenta os riscos de infecção.

Os profissionais devem se certificar de que as mulheres realmente consentem que esse exame seja feito e, se for esse o caso, devem fazê-lo com respeito à intimidade, à dignidade e ao conforto da parturiente. Eles devem informá-la sobre o motivo exato para realizá-lo, como ele será feito e o resultado do exame. É necessário ter em mente: e se os exames vaginais também forem um ritual que invade o espaço íntimo feminino?

E a episiotomia?

> Cortaram-me com grandes tesouras, de um extremo ao outro, da vagina ao ânus. Eu chamo isso de um cesárea vaginal.[29]

A episiotomia é uma intervenção no parto. No Brasil, a taxa de episiotomia era de 94% em 2004.[30] Por muito tempo esse procedimento foi quase automático, isto é, realizado de forma liberal, sob o pretexto de que trazia vantagens que nunca puderam ser demonstradas. De fato, a episiotomia provoca mais dor do que um rompimento natural do períneo, enfraquece os músculos pélvicos, cicatriza pior e prejudica as relações sexuais.[31]

Pode ser que a posição deitada de costas ou semissentada, muitas vezes exigida pelos profissionais do hospital, para expulsão do bebê, torne a episiotomia mais necessária. Por outro lado, a posição de "sims" (deitada de lado) ajuda a evitar os rompimentos, dando à cabeça do bebê o tempo que for necessário para distender suavemente o períneo. Ora, se dermos apoio ao períneo durante a pressão, se aplicarmos (como fazem as parteiras e alguns médicos) óleos ou compressas mornas e se a mulher controlar bem a força, o orifício vaginal se expande progressivamente. Em resumo, a episiotomia só deveria ser justificada se houvesse urgência na conclusão do parto.

A revisão uterina é útil?

Alguns médicos fazem também uma revisão uterina depois do parto, isto é, eles aproveitam a abertura do colo para colocar a mão no útero e examiná-lo, verificando assim o estado da cicatriz. Isso não é absolutamente necessário, se tudo correu bem. Uma revisão uterina é, no mínimo, desconfortável, ou mesmo dolorosa. Ela pode trazer riscos, em especial o de infecção do útero. Além do mais, como é necessário fazer depressa, isso implica muitas vezes uma retirada rápida da placenta depois de ter cortado o cordão com pressa. O ritmo do nascimento e das ações seguintes é acelerado, em vez de seguir o curso normal. Claro que tudo é diferente caso haja suspeita de uma separação da cicatriz, se a mãe perdeu muito sangue ou se sente uma dor suspeita.

OS PROTOCOLOS DE UM PNAC[32]

Um PNAC, mesmo apresentando um pequeno risco adicional, continua a ser um parto. E assim como é importante favorecer o desenvolvimento fisiológico, é útil se informar a respeito dos protocolos do médico e do hospital para um PNAC (ou para todos os partos, se for igual); protocolos que, em alguns casos, não se baseiam em resultados de estudos científicos e podem prejudicar o desenvolvimento do trabalho de parto.

Perguntas úteis

Aqui estão as perguntas que você ou sua doula podem fazer, se necessário, durante o trabalho de parto,[33] em relação a uma intervenção que lhe seja proposta e que você questione, ou inclusive uma cesárea:

- Essa intervenção é necessária agora?
- É uma urgência ou temos tempo para conversar?
- Quais são as vantagens de fazer essa intervenção agora?
- Quais são os riscos (ou os efeitos colaterais possíveis) para mim e para o bebê?
- O que mais será necessário se decidirmos realizar a intervenção? (procedimentos, preparação etc.)
- Quais são as alternativas?
- O que aconteceria se esperássemos uma ou duas horas antes de decidir?
- Meu bebê ou eu correremos perigo se eu decidir não fazer essa intervenção?

Aumento das intervenções nos partos

Cada vez mais, as mulheres que não apresentam riscos específicos são submetidas, em muitas instituições, a diversas intervenções nem sempre indicadas do ponto de vista médico.

> **Menos intervenções médicas, graças às parteiras profissionais no Quebec[34]**
>
> Comparação de clientela de baixo risco acompanhada por parteiras e acompanhada por médicos:
> - Quatro vezes menos indução artificial (5,5% vs. 23,6%).
> - Quatro vezes menos utilizações de fórceps (1,4% vs. 4,1%).
> - Oito vezes menos uso de vácuo extrator (1,7% vs. 10,2%).
> - Cinco vezes menos episiotomias (5,8% vs. 32%).
> - Duas vezes menos cesáreas (10,8% vs. 19,8%).
> - Redução de mais de 70% de rompimentos de 3° e 4° graus.
> - Cerca de duas vezes menos partos prematuros (2,9% vs. 5,7%).
> - Cerca de duas vezes menos bebês de baixo peso (1,6% vs. 2,9%).
> - Três vezes menos hospitalizações durante a gravidez (3,3% vs. 10,3%).
> - Taxa de amamentação de mais de 98% entre as clientes das parteiras.

As intervenções inúteis aumentam a probabilidade de que o parto termine em uma cesárea e, frequentemente, uma intervenção leva a outras (a "cascata de intervenções"), como mostra um estudo recente[35] realizado com 800 mil mulheres. Por exemplo: rompe-se a bolsa, e como o parto deve então acontecer dentro de 24 horas, administra-se oxitócitos para acelerar o processo, isso provoca contrações mais dolorosas, administra-se então analgésicos ou uma peridural, que pode prejudicar a rotação do bebê e tornar o trabalho de parto mais lento. Isso, por sua vez, aumenta o risco de ter um fórceps ou ainda uma cesárea, o que pode provocar mais cuidados necessários ao bebê depois do nascimento.

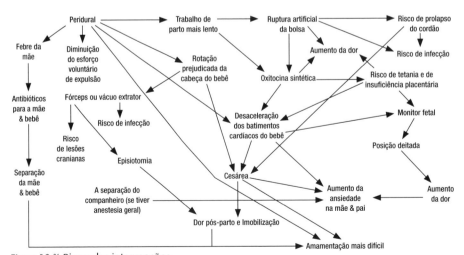

Figura 10.[36] Riscos das intervenções

* As flechas indicam a que ponto cada intervenção aumenta os riscos de precisar sofrer a seguinte.

Isso não quer dizer que se deva rejeitar indiscriminadamente todas as intervenções. Como disse a clínica geral Yolande Leduc, "é preciso julgar caso a caso, o que não é fácil, e ter os recursos à mão quando forem necessários". O problema é que as intervenções são muitas vezes efetuadas sem que as mulheres sejam informadas dos riscos que elas e seus bebês correm.[37]

Condições restritivas reduzem as chances de sucesso de um PNAC, medicalizando esse parto e diminuindo a confiança da mulher ou do casal no êxito da tentativa.

A seguir, estão algumas questões que podem preocupar as mulheres que desejam ter um PNAC. Dispomos atualmente de mais dados para respondê-las, mesmo que nem todos os aspectos dos partos tenham sido objeto de estudos.

O ritmo cardíaco do bebê deve ser monitorado o tempo todo?

Nos últimos anos, alguns protocolos relativos ao PNAC têm sido modificados. A Société des Obstétriciens et Gynécologues du Canada recomenda o uso de monitoramento eletrônico contínuo do coração fetal (monitor fetal eletrônico — MFE) para um PNAC. Porém, nenhum estudo sobre o PNAC indicou que é preciso usar o MFE de modo ininterrupto. Isso pode, inclusive, prejudicar o bom desenvolvimento de um PNAC, pois obriga a mulher a permanecer imóvel, não favorece um bom trabalho de parto e pode até mesmo suscitar sofrimento fetal ligado à posição deitada!

A revisão sistemática da CIMS[38] indica que, em comparação com a auscultação intermitente do coração do bebê, o monitoramento (acompanhamento eletrônico do ritmo cardíaco) contínuo não reduz a taxa de mortalidade perinatal, não melhora o Apgar do bebê, não diminui a taxa de admissão do recém-nascido na UTI, nem a incidência de paralisia cerebral. Porém, o uso do monitoramento contínuo ininterrupto aumenta a probabilidade de um parto auxiliado por instrumentos ou de uma cesárea, que é exatamente o que a mulher que tenta o PNAC deseja evitar... Os trabalhos e análises realizados pelo Ministério de Saúde do Quebec, em 2011 e 2012,[39] mostraram também que o monitoramento contínuo não apresenta vantagens para o bebê, mesmo que se trate de uma gravidez de alto risco, e que não deveríamos recorrer a ele rotineiramente. Além do mais, quando os monitores eletrônicos estão ligados a uma central no posto de enfermagem, como é o caso em alguns hospitais, isso reduz a interação entre as enfermeiras e as parturientes, diminuindo o apoio com que elas poderiam se beneficiar durante o parto. E as etapas que se exige que a gestante cumpra quando chegam ao hospital não demonstrou benefícios à saúde do bebê, mas aumenta a probabilidade de que o monitoramento seja contínuo e de que haja um parto com auxílio de instrumentos ou uma cesárea. O acompanhamento eletrônico do coração do feto não oferece nenhuma vantagem em relação à prevenção da morte do bebê.[40]

Se for importante monitorar o coração do feto, um acompanhamento intermitente talvez possa ser suficiente e, por que não, com a ajuda de um sonar, que não exige que a parturiente fique deitada na cama para que se possa captar o ritmo cardíaco do bebê. A OMS recomenda escutar o batimento do neném a cada hora durante a fase de trabalho latente, de meia em meia hora durante o trabalho ativo e a cada 5 minutos durante a fase expulsiva. No Canadá, mais hospitais usam a telemetria para monitorar o coração do bebê: a mulher em trabalho de parto carrega uma bolsa que contém o monitor, o que lhe permite mover-se como quiser. Os resultados são transmitidos automaticamente ao posto de enfermagem. Há portanto um meio de seguir as diretrizes da SOGC e, ao mesmo tempo, preservar a mobilidade!

O único efeito significativo que se encontra associado a essa intervenção de monitorar continuamente foi um aumento da taxa de cesáreas e de partos instrumentais.

É preferível evitar a peridural?

> Se a anestesia peridural for administrada a uma grávida de baixo risco, podemos nos perguntar se o que resulta ainda pode ser chamado de "trabalho de parto normal".[41]

Receber uma peridural durante o parto é algo costumeiro. Em nome do direito das mulheres de dispor de seu corpo e de fazer escolhas, muitos acreditam que receber uma peridural é um direito, e que cada gestante que a deseje deve ter acesso a ela. Sim, trata-se de uma escolha pessoal. Sim, às vezes, ela é necessária. De minha parte, tomei a peridural durante meu primeiro parto e optei por não tomá-la no segundo. No entanto, é preciso saber que:

- a peridural consiste em administrar medicamentos — dentre eles, narcóticos — que podem ter efeitos negativos;
- no Reino Unido, os partos sob peridural foram excluídos da definição de partonormal,[42] o mesmo acontecendo com os partos induzidos por meios artificiais, os com auxílio de instrumentos ou com episiotomia.

Frequentemente esquecemos que administramos até três famílias de medicamentos em uma peridural: anestésicos locais, epinefrina e narcóticos como a morfina e seus derivados.[43] Os narcóticos, por exemplo, em especial os que encontramos em uma família de medicamentos analgésicos como o Nubain, provocam efeitos colaterais. Segundo o dr. Choquet, eles podem bloquear a liberação de endorfinas e, por permanecerem mais tempo no organismo do bebê, podem prejudicar a amamentação. Sabemos também, há bastante tempo, que quando administrados muito perto do nascimento, os narcóticos como Nubain, podem provocar dificuldades respiratórias no bebê. Até mesmo a anestesia local (xilocaína) pode ser encontrada na urina do recém-nascido até 48 horas depois de seu nascimento.[44]

Os estudos têm demonstrado que a peridural pode desacelerar o trabalho de parto, prejudicar a rotação da cabeça do bebê, provocar coceiras incômodas, causar queda na pressão arterial da mãe, aumentar o uso de fórceps ou vácuo extrator para o nascimento (o que aumenta o risco de traumatismos no períneo), ou levar à cesárea (se for administrada cedo demais), e, às vezes, provocar rompimentos retais.[45]

Quebec tem uma taxa elevada de peridurais (68% dos partos vaginais em 2005-2006[46]). Algumas vezes, a peridural é necessária,[47] mas está longe de ser inofensiva no que se refere a efeitos colaterais. O dr. Michael Klein, médico e pesquisador, depois de examinar os estudos de Cochrane sobre o assunto (2000), concluiu que a peridural administrada *antes* da fase ativa do trabalho de parto mais do que dobra o risco de que o nascimento termine em uma cesárea.[48] O dr. Andrew Kotaska e seus colegas destacam que a peridural e a oxitocina mesmo em doses baixas, administradas para estimular um trabalho de parto lento, aumentam a probabilidade de que o procedimento acabe em cirurgia.[49] Além do mais, a peridural geralmente obriga a mulher a permanecer deitada, o que pode prejudicar o progresso do trabalho de parto e provocar mais sofrimento fetal, quando a veia cava é comprimida, pois isso diminui a oxigenação do feto. Parece também que os bebês têm mais problemas na amamentação,[50] dentre elas a dificuldade de sugar,[51] choram mais e têm uma temperatura corporal mais elevada.[52] A duração do aleitamento também pode ser menor.[53] O fato de terem febre com maior frequência provoca mais separação da mãe, para serem avaliados pelo médico, e mais antibióticos são administrados de modo preventivo. Em metade dos estudos, os efeitos sobre os bebês persistem até que eles completem um mês. Esses recém-nascidos são menos alertas, têm mais dificuldades para se orientar e sua motricidade é mais desorganizada.[54]

Por todos esses motivos, é preferível evitar a peridural, quando possível. O pesquisador inglês e parteiro Denis Walsh, autor de *Evidence-based care for normal labour and birth*, pensa que a demanda crescente pela peridural durante o trabalho de parto provém de uma resposta inadequada em termos de serviços e de uma abordagem que deixa a desejar diante da dor das contrações. Seria preferível ter um bom apoio durante o parto, acesso a uma banheira e aos métodos não farmacológicos para aliviar a dor.

É necessária a presença de um médico no hospital durante um PNAC?

Nos primeiros tempos do PNAC, nos anos 1980, muitas vezes o médico ficava no hospital durante o trabalho de parto de uma cliente que desejava um parto normal após cesárea. A partir das recomendações da Acog, essa prática foi retomada. Porém, não existem estudos que demonstrem que isso seja absolutamente necessário. É prudente que um ginecologista-obstetra e um anestesista sejam informados de que uma mulher que deseja um PNAC está em trabalho de parto, se eles estiverem "de plantão" fora do centro hospitalar. Tocamos aqui na questão do intervalo ideal entre os sinais que podem indicar uma ruptura sintomática da incisão uterina e o início da cesárea que ela exige.

Ouve-se, em geral, a recomendação que uma cesárea deve poder ser feita no máximo em 30 minutos (aconselhamento da Acog e da SOGC). Porém, existem dois estudos que indicam que esse intervalo não deve ultrapassar 17 minutos no caso de um PNAC.[55] Alguns hospitais, não tendo médicos especialistas no local 24 horas por dia, recusam a possibilidade de ter um PNAC às mulheres que o desejam. Além de nem todas as parturientes que desejam um PNAC caírem necessariamente na categoria de "risco elevado", nós nos perguntamos por que nesses hospitais se aceita que as outras mulheres, aquelas que têm um parto "comum" (sem cesárea anterior), deem à luz em seu estabelecimento, pois, qualquer parto apresenta um risco de complicações graves, mais alto do que o risco de ruptura uterina. Além do mais, nem sempre é verdade que um departamento de obstetrícia que tenha todo o pessoal e o equipamento necessário para proceder a uma cesárea de emergência consiga realizá-la em um tempo ótimo.

Eu tenho o direito de recusar uma intervenção?

Muitas vezes, as mulheres ou os casais que vão ter um filho ignoram que podem recusar uma intervenção. No entanto, até mesmo o American Congress of Obstetricians and Gynecologists reconhece esse direito às mulheres (ver quadro adiante). Existe, atualmente, uma carta sobre o respeito nos cuidados de maternidade, que contém artigos que explicitam o direito de recusar uma intervenção e de não ser submetida a ela contra sua vontade, em conformidade com a carta de direitos humanos (ver o Anexo 4). O fato de estar grávida ou de dar à luz não anula nenhum de seus direitos civis fundamentais. Se nem seu bebê nem você estiverem em perigo, você pode recusar as intervenções de rotina que lhe forem propostas. Às vezes, é necessário assinar uma recusa de tratamento referente à intervenção, mas se você estiver convicta de sua escolha, se tudo estiver correndo bem e se tiver a seu lado pessoas que a apoiam, por que não? Não nos esqueçamos de que muitas dessas práticas foram instauradas sem que pesquisas científicas tenham provado sua utilidade.

A Coalition for Improving Maternity Services destaca em sua revisão da literatura que um parto vaginal planejado não constitui um "tratamento", pois ele é o resultado inevitável de uma gravidez.

A carta *Cuidados maternos respeitosos: os direitos universais das mulheres grávidas*, da Alliance du Ruban Blanc pour la Maternité Sans Risque contém também artigos que estipulam o direito de ser informada, de consentir ou de recusar uma intervenção; de conservar sua integridade (física); e de participar de todas as decisões (ver Anexo 4).

Mulheres podem até recusar uma cesárea. Se quiserem lhe fazer uma cesárea simplesmente porque você já fez uma ou mais antes, ninguém pode obrigá-la a isso se você não der seu consentimento. Se uma parturiente sofrer uma cesárea contra sua vontade, ela poderá processar o médico ou o hospital por violência obstétrica e institucional. Se, quando você estiver em trabalho de parto, o hospital se recusar a ajudá-la e quiser enviá-la a outro local, você pode alertar a mídia... O que não é algo que o serviço hospitalar desejaria. O único modo no qual uma instituição médica poderia obrigar uma mulher a fazer uma cesárea é levá-la a um tribunal. Infelizmente, isso ocorreu nos Estados Unidos, nos anos 1980 e 1990. No Canadá, isso é raro. No Brasil, isto aconteceu, recentemente, em 1º de abril de 2014, o caso "Adelir", que foi divulgado e discutido nas redes sociais, nacional e internacionalmente.[56]

Ao contrário do que alguns podem acreditar, a escolha de ter um PNAC não é uma opção egocêntrica, na qual a mulher grávida pensa apenas em si.[57] Quando colocamos em perspectiva as vantagens e os riscos das duas opções, essa é a escolha mais sensata em quase todos os casos, pois as contraindicações para o PNAC são raras. É também a alternativa considerada mais "razoável" segundo a maior autoridade dos Estados Unidos em matéria de saúde, o Instituto Nacional da Saúde, inclusive no que diz respeito ao bebê.

AMAR A SI MESMA, POUCO IMPORTA COMO FOR O PARTO

Dar à luz não é uma tarefa simples a desempenhar. Mesmo que para muitas mulheres seja importante ter sucesso neste ato que só ela pode realizar, é ainda mais importante amar a si mesma, pouco importa como for o parto. Segundo a autora de *Pregnant feelings*, mesmo as mulheres que tentam um PNAC e o conseguem, muitas vezes são duras consigo mesmas porque não foram capazes de responder a algumas das inúmeras exigências que se fizeram. Tentar um PNAC em nossa sociedade é uma ação corajosa, e é preciso saber reconhecer isso. É importante dar crédito a si mesma por tê-lo tentado, e se perdoar, em caso de problemas, por "não ter estado à altura". Podemos culpar o médico, se nossos desejos não foram respeitados durante esse acontecimento, mas muitas vezes, e em geral de modo inconsciente, nós nos culpamos por não termos sido capazes de fazer respeitar o que queríamos. Não se pode esquecer que, em meio ao trabalho de parto, uma mulher raramente está em condições de fazer valer seus direitos. A tarefa que a ocupa é intensa demais. Então, vamos garantir que nossos direitos sejam respeitados antecipadamente; sejamos um pouco menos duras conosco; sobretudo, vamos nos preparar bem, manifestar clara e firmemente nossas preferências, fazendo com que elas constem em nossa ficha médica; e nos certifiquemos de ter pessoas que nos apoiem durante o trabalho de parto para vivenciarmos o parto que desejamos.

Se nem tudo se desenrolar como desejávamos, tentemos não nos sentir culpadas. Teremos muitas oportunidades para isso enquanto estivermos criando nossos filhos. Um parto não é um exame no qual seremos aprovadas ou reprovadas. Ele é o nascimento de um bebê, pouco importando de que modo seja concluído.

RELATO DE MIRIAN KEDMA MARQUES PEREIRA:

Eu estava tão cansada, mas tão feliz!

16 de Março de 2005 — Uma cesárea para Joel

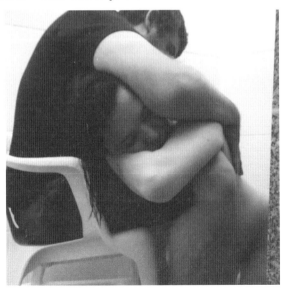

Figura 11. "Marcos sentou na escadinha e me apoiava pelas costas", diz Mirian reforçando o companheirismo do marido.

Eu sempre quis parto normal, eu nasci de parto normal e gostava de ouvir a minha mãe contar as histórias dos seus partos, se bem que ela teve uma cesárea, do meu irmão caçula, porque o médico queria aproveitar para fazer a laqueadura. Por isso, para mim o normal era que os bebês nascessem da maneira natural, então quando engravidei do meu primeiro filho comecei a pesquisar, a ler e me informar sobre o parto. Frequentei um curso para gestantes na cidade de Córdoba, Argentina, onde eu morava na época.

Com 22 ou 23 semanas mudei de médico depois que aquele que me acompanhava disse que como meu bebê estava sentado, certamente ele teria que me operar. Eu levei um susto! Sabia que o bebê ainda tinha muito tempo para virar e que eu não deveria fazer uma cesárea a não ser que fosse realmente necessária. Então, comecei a procurar um profissional que fosse a favor do parto normal.

Encontrei uma médica que tinha fama de fazer parto vaginal, logo perguntei às profissionais do grupo de gestantes se a conheciam e elas me informaram que era uma boa médica, e que várias gestantes tinham conseguido parto normal com ela. O parto normal do qual estavam falando era aquele parto cheio de intervenções: indução, enema, tricotomia, episiotomia... Mas naquela época eu acreditava que todas essas intervenções eram necessárias, que o parto normal era para ser assim mesmo e que, salvo raras exceções, essas intervenções não ocorriam... Mesmo assim fiquei feliz e comecei a me consultar com a nova médica.

Ela me pareceu muito simpática e prestativa. Perguntei se realmente o bebê ainda tinha tempo de virar e ela me respondeu que sim. De fato Joel virou e tudo foi correndo muito bem até o final da gestação.

Minha gravidez tinha sido perfeita, nenhum problema até as 37 semanas quando a médica me pediu um ultrassom só para confirmar que o bebê estava bem. Durante esse ultrassom o ultrassonografista viu que um dos rins do bebê estava um pouco maior do que o normal, viu também que o índice de líquido amniótico estava aumentado e que havia uma circular de cordão ao redor do pescoço do bebê. A médica viu os resultados e pediu um novo ultrassom; o bebê estava bem, não havia má-formação nem nenhum problema nos rins dele.

16 de março de 2005

Com 40 semanas exatas na DPP era o dia da consulta. Fui com o Marcos, era uma quarta-feira, 10h30. A médica me examinou, disse novamente que o colo ainda estava grosso, que estava preocupada porque eu continuava com apenas 1 cm de dilatação e ela não conseguia tocar a cabecinha do bebê, ele ainda não tinha se encaixado, e que como eu tinha polidrâmnio existia um risco muito grande em continuar esperando o bebê nascer sozinho!

— Como assim? — Perguntei.

Então ela me contou um caso para me fazer sentir medo.

A médica saiu do consultório dizendo que chamaria outra colega para ter uma segunda opinião, a outra médica entrou, se apresentou e fez um segundo toque vaginal em mim. Sangrei.

— Está vendo? Você está sangrando! Acho melhor internarmos ela, não é doutora?

A outra médica concordou!

— É melhor, ela está até sangrando!

Marcos e eu nos olhamos assustados, ele ainda perguntou:

— Mas doutora, não podemos esperar um pouco mais? Nós queríamos parto normal...

— De jeito nenhum! Eu não vou arriscar! Se vocês quiserem esperar vocês têm de assumir esse risco, e vocês não vão querer que seu filho morra, não é?

11h Saímos do consultório e fomos direto para o balcão de internações, já que o consultório da médica ficava no mesmo hospital. Marcos foi em casa pegar as malas com roupas que eu tinha separado para a maternidade e eu subi para o segundo andar... Fiquei triste, não seria parto normal... Tricotomia, enema, bata verde e toda a parafernália cirúrgica, eu estava frustrada por não conseguir meu parto normal, mas ao mesmo tempo me sentia aliviada e feliz porque em pouco tempo teria meu bebezinho em meus braços, e realmente acreditava, naquele momento, que a cirurgia seria o melhor caminho. Afinal, ninguém quer colocar a vida do seu filho em risco! Eu nunca tinha passado por uma cirurgia antes, estava assustada e com medo daquilo tudo tão desconhecido. Senti-me sozinha na hora de entrar na sala de cirurgias. O Marcos me deu um beijo e ficou olhando nervoso pelo vidro da porta. Na Argentina não pode haver acompanhante durante a cesárea, então meu esposo ficou do lado de fora.

Eu não vi o meu bebê, a enfermeira o encostou no meu rosto por um segundo, de passagem, e eu não podia amamentar quando ele voltou para o quarto.

A recuperação foi dolorosa, lenta e difícil. Precisei de ajuda para fazer quase tudo por aproximadamente um mês. Depois de um tempo comecei a questionar algumas coisas, porque eu não tinha ficado satisfeita com aquela cesárea, sentia que algo havia falhado, que alguma coisa não estava bem.

Como era possível que uma gravidez tão perfeita tivesse terminado em cesárea, e que de uma hora para a outra a médica decidisse fazer a cirurgia sem sequer apresentar alguma alternativa como a indução, ou esperar uns dias para ver se havia sofrimento fetal? Estas perguntas começaram a me incomodar alguns meses depois do nascimento do meu filho.

Então comecei a pesquisar, a procurar respostas. Em uma ocasião perguntei para um amigo médico e ele me confirmou que circular de cordão não era motivo para cesárea, depois em algum site encontrei que o prolapso de cordão umbilical não podia ser previsível antes de a mulher entrar em trabalho de parto. Finalmente tive a certeza de ter sido enganada por pura falta de informação!

Algum tempo depois, já apaixonada pelo mundo da humanização e sabendo da grande possibilidade de ter um PNAC em uma próxima gravidez, realizei os cursos de educadora pré-natal. Trabalhei um tempo com gestantes em Córdoba e anos depois me mudei para Campinas/SP, onde realizei o curso de doula, e engravidei pela segunda vez.

Havia se passado quase sete anos desde o nascimento do Joel...

2 de dezembro de 2011 – Nascimento da Sophia

Eu já estava há duas semanas com 2 cm de dilatação, entrando na semana 41 e nada. As contrações eram esporádicas e bem fracas, uma dorzinha no pé da barriga e só. A ansiedade já tinha tomado conta de toda a família e dos amigos; eu tentava não ficar ansiosa, ou ao menos não parecer. No dia 1º de dezembro, fui fazer uma cardiotocografia fetal bem cedinho e minha mãe me acompanhou. Como era pertinho de casa decidimos ir a pé. Eu com aquele baita barrigão já me sentia cansada e quando andava ficava com falta de ar, mas não perdia a oportunidade de fazer uma caminhada para ver se o trabalho de parto engrenava de uma vez. Durante o exame a enfermeira até brincou comigo:

— Domingo você já estará de neném no colo!

— Será? Duvidei.

Nas duas últimas semanas eu tinha feito de tudo: litros de chá de gengibre e canela, comida apimentada, caminhadas, acupuntura e namoro, tudo o que diziam que ajuda a iniciar naturalmente o trabalho de parto, afinal eu não queria indução e menos ainda passar por outra cesárea. Minha médica, me deu uma ajudinha fazendo o descolamento de membranas, e eu já estava perdendo o tampão mucoso há dias. O fantasma da cesárea era algo que vinha me perseguindo, por mais que eu soubesse que desta vez eu tinha uma equipe humanizada do meu lado e que a minha médica atual não faria uma cesárea desnecessária, tinha medo de que alguma coisa saísse do controle na hora do parto e que tivesse de passar pela cirurgia novamente. Agora já tinha trinta e seis anos, quase uma vovó querendo parto normal, né? (Nas mãos de outro médico seria cesárea, na certa!).

Naquela quinta-feira de tarde tive mais uma consulta com a minha GO; estava tudo bem, mas o colo continuava posterior e os 2 cm de dilatação ainda estavam ali. "Podemos esperar até dia 9"— ela me disse e eu pensei: "Nossa, vai demorar então!" Seriam 42 semanas, bem diferente da primeira gestação. Fui dormir sentindo aquelas contrações fraquinhas e esporádicas e acordei umas duas horas depois com elas mais ritmadas e fortes. Peguei o celular e fiquei monitorando o intervalo entre elas... De quinze em quinze minutos, depois de dez em dez... Respirei, tentei relaxar para ver se paravam. Não queria acordar meu marido por um falso alarme, mas elas não foram embora... Ficaram ali, se tornando cada vez mais ritmadas e próximas. Fiquei feliz, emocionadíssima, tinha chegado a hora de realizar o meu sonho! Chamei o Marcos e começamos a monitorar juntos as contrações, estavam vindo de 5 em 5 minutos e a dorzinha tinha começado a aumentar. Levantei e tentei comer alguma coisa, mas estava tão emocionada que só consegui beber um chá com algumas torradas. Decidi tomar outro banho quente, enquanto o Marcos ligava para a minha doula. Eram umas 5h da manhã. Começamos a ouvir a seleção de músicas que tínhamos feito: Enya, Celtic Women e outros instrumentais deliciosos e conversamos sobre a chegada da Sophia.

Pelo telefone a Renata me perguntou como estavam as contrações, se estava sentindo muita dor e me disse para voltar para o chuveiro e relaxar que ela já estava chegando. Fiquei bastante tempo na ducha, sentindo a água quentinha escorrer pelas costas, isso me trouxe alívio e me ajudou a me concentrar no trabalho que teria pela frente. Lá pelas 7h, a Rê chegou, ficamos conversando, medindo a linha púrpura, rindo bastante e logo percebemos que as contrações começaram a ficar mais fortes. Quando vinham as contrações eu comecei a ficar na posição de cócoras ou de quatro na cama, e comecei a pedir massagem nas costas, isso me aliviava bastante porque agora já não sentia dor no pé da barriga, mas, sim, nas costas.

Ligamos para a médica, e ela não estava em Campinas, estava de plantão em outra cidade, mas nos tranquilizou dizendo que chegaria a tempo... Juro que nem pensei na possibilidade de ela não chegar... Mais ou menos uma hora depois cogitamos a ideia de ir para a maternidade, todo o mundo já tinha se levantado, meu pai e minha mãe que tinham vindo de longe para o nascimento da netinha e Joel, que não parava de fazer perguntas sobre a iminente chegada da irmãzinha. Decidimos ir logo para o hospital antes que as contrações ficassem muito fortes para não pegar trânsito pesado, porque eu imaginei que devia ser desconfortável ir no banco de trás do carro sem poder me movimentar muito, e foi desconfortável, sim, mesmo com a maternidade a cinco minutos de casa. Chegamos lá, e logo na recepção tive algumas contrações fortes, enquanto o Marcos preenchia formulários e fazia a papelada eu me sentei em uma cadeira e me debrucei na primeira mesa que encontrei. Lembro-me da Rê me dizendo:

"Fique tranquila, se tiver que gemer, gritar, se abaixar durante as contrações, não fique com vergonha, não!" Mas eu não estava com vergonha, só queria ficar quietinha para não assustar as outras gestantes que estavam sentadinhas na recepção. *Quase todas esperando para serem internadas com sua cesárea marcada*, imaginei. Levantei a cabeça e olhei para o lado, elas estavam assustadas e os maridos também, e eu só tinha dado uns gemidinhos!

Subimos para o quarto e logo fui entrando novamente na ducha quente. Que alívio! Água quente e muita massagem nas costas... Era tudo o que eu queria. Ficamos ali, contração após contração esperando tudo acontecer naturalmente, não me lembro de muitas coisas, sei que passaram algumas horas, a dor aumentou e o cansaço também, mas eu não estava sofrendo. Muitos pensaram que sim, porque os gemidos aumentaram e passaram a ser vocalizações e depois gritos. Mas eu não gritava como uma histérica, era um som que saía não só da garganta, era lá de dentro, como uma descarga de energia que vinha junto com a contração e que se materializava em som, em força.

Não me lembro de ninguém entrando no quarto, mas me contaram que algumas enfermeiras perguntaram se estava tudo bem. Só me lembro de ver a Rê ao meu lado e o Marcos sentado à minha frente. Fiquei de quatro, depois de joelhos e me apoiei nas pernas dele. Eu respirava, vocalizava, falei bobagens do tipo "Não aguento mais, quero anestesia e cesárea", mas tanto a Rê quanto o Marcos sabiam que não era verdade e me ajudaram a me focar, me recordando sempre que eu podia, que eu queria um parto natural e que faltava pouco, muito pouco. Quando a contração passava, eu conversava, descansava e cheguei até a pegar no sono algumas vezes.

Não sei quanto tempo passou, mas eu já estava bem cansada, as contrações eram muito seguidas e fortes. Uma hora ouvi a Rê falando no telefone com a minha médica, ela já estava a caminho. Até aquele momento eu não tinha sido avaliada por nenhum médico, nem enfermeira, ninguém... Graças a Deus, por que eu não queira... Mas assim, não sabia com quantos centímetros de dilatação estava, só podíamos saber que a Sophia não demoraria muito mais pela intensidade e frequência das contrações, pelo meu comportamento (já estava na "Partolândia") e porque estava sentindo muita vontade de evacuar.

Perto do meio dia entrou uma moça com alguma coisa para eu comer, eu não quis, só aceitei beber água e isotônico, nunca tinha sentido tanta sede! Depois entrou a enfermeira-obstetra, a minha médica tinha pedido para ela me avaliar. Fui para a cama, e no meio do caminho tive uma contração, longa, demorada, dolorida... o Marcos me segurou, me abraçou e me ajudou a subir na cama. A enfermeira se apresentou. Lembro que olhei pra ela e senti uma tranquilidade... Que cabelo bonito que ela tem, pensei, longo e escuro...

— Vou fazer um toque para ver como está a dilatação – ela disse.

— Tudo bem. Espera aí, que lá vem outra contração...

Nossa! Foram as duas contrações mais dolorosas e horríveis que tive. Eu estava deitada olhando pra cima, rapidamente me virei para o lado, mas a dor não diminuiu, doeu tudo, as costas, a barriga, as pernas, eu segurei o lençol com força e gritei, até que passou... Nessa hora imaginei como deve ser ruim ficar deitada durante todo o trabalho de parto, sem poder se mexer com um monte de gente te dizendo o que fazer e o que não. A enfermeira fez o toque.

— Não estou sentindo o seu colo do útero. Você está com dilatação total!

— Já? Obrigada Senhor! Eu dei um grito! Não acreditava, pensei que ainda faltasse muito tempo, fiquei muito feliz e muito mais aliviada e confiante quando vi a obstetra entrando no quarto.

Um lençol foi colocado no chão e eu fui para a posição de cócoras. Marcos sentou na escadinha e me apoiava pelas costas. Eu fiz força mas a bebê não desceu. Segui as instruções da médica e mesmo assim ela não desceu! A Rê pegou um rebozo e decidiu fazer uma técnica de apoio com ele enquanto eu fazia força. O rebozo é um tipo de xale feito de tecido e muito utilizado pelas parteiras no México, pode ser usado para fazer várias técnicas de relaxamento durante o trabalho de parto e ainda para ajudar o bebê a se posicionar corretamente. Mas apesar da utilização da técnica a bebê não descia.

A obstetra, então, verificou que a cabecinha da Sophia não estava na posição correta, mas após algumas manobras a posição foi corrigida e a bebê começou a descer. Troquei de posição umas três vezes e preferi ficar semi-sentada, na cama mesmo, com a cabeceira bem levantada a alguns travesseiros nas costas. A Sophia começou a descer bem devagar, toquei sua cabecinha e senti o seu cabelo, era cabeluda! Com uma mão segurei na mão da Rê e com a outra na mão do Marcos e fiz uma última e força! E a cabecinha saiu. "Está com os olhos abertos!" Alguém comentou. Nessa hora eu sentia uma mistura de agradecimento, alegria, cansaço! Uma forcinha mais e ela nasce! E com a ajuda da médica ela veio para o meu colo, linda e chorona! Eram 12h45. Eu comentei entre sorrisos e lágrimas que preferia ter mil vezes um parto natural do que passar outra vez por uma cesárea! Marcos cortou o cordão umbilical depois que parou de pulsar e ficamos ali, olhando a nossa princesa, agradecendo a Deus por aquele presente tão lindo!

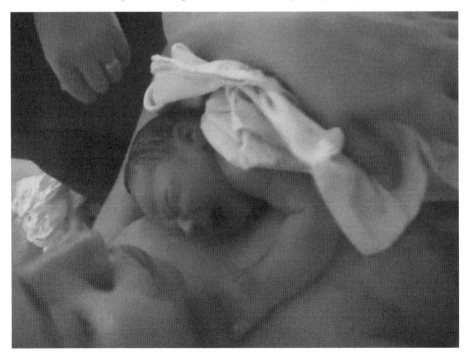

Figura 12. Mirian admirando sua princesa Sophia: "Eu estava tão cansada, mas tão feliz!".

Eu estava tão cansada, mas tão feliz! Finalmente pude vivenciar o parto como aquele rito de passagem que me conferia um poder de transformar a mim mesma e a realidade ao meu redor. Agradeci a Deus por me dar a força e a coragem para chegar até o fim do caminho e por me permitir realizar o sonho de dar à luz. Por ter me dado uma família abençoada, um marido que me apoiou em todos os momentos, e por ter iluminado o meu caminho colocando as pessoas certas nele!

Capítulo 7

DAR À LUZ, UM DESAFIO EXCLUSIVAMENTE FEMININO

> Dar à luz não é um acontecimento isolado na vida de uma mulher. Ela o faz com todo seu ser, seu corpo e seu espírito e é influenciada pelo modo como o nascimento é considerado em sua família e em sua cultura... Em nossa cultura, dar à luz é considerado perigoso e requer intervenções e tecnologia... Nós devemos modificar esse modo pensar, nos informando e criando novas imagens, se queremos potencializar nossa capacidade de dar à luz harmoniosamente, com nosso corpo e nosso espírito.[1]

Hesitei por muito tempo antes de escrever este último capítulo. Pode ser difícil para algumas mulheres que tiveram uma ou duas cesáreas ler sobre o parto e compreender o quanto dar à luz pode significar para elas. Entretanto, frente ao aumento da taxa de cesarianas na América do Norte, na América Latina e em todo o mundo, decidi abordar o assunto. Considerando a opção de algumas mulheres pela cesárea e a banalização deste procedimento, parece-me importante discutir os motivos pelos quais dar à luz por via vaginal pode ser tão importante na vida de uma mulher e até mesmo crucial para muitas delas. E por isso, também, produz impactos importantes, com efeito positivo para toda a sociedade.[2]

Em nossa cultura, o parto é visto como um acontecimento médico, e como mostra o aumento da taxa de cesáreas, como um evento cirúrgico. Já há trinta anos, no continente americano, por exemplo, as parturientes não recebem anestesia geral, devido aos riscos associados a esse tipo de anestesia. No entanto, outros tipos de práticas obstétricas interventivas desnecessárias e/ou prejudiciais às parturientes e aos bebês ainda são muito utilizados, e, em alguns casos, cada vez mais usados. Como reação a esse fato, surgiu um movimento no final dos anos 1970 de desmedicalização do parto na América do Norte e se espalhou pelo mundo. Esse retorno a uma concepção diferente do parto é liderado no Brasil, em especial, pela Rede pela Humanização do Parto e Nascimento (ReHuNa).

DEFENSORES DE UMA NOVA VISÃO DO PARTO

Já há trinta anos, profissionais de diversas áreas, como a educadora de pré-natal e antropóloga inglesa Sheila Kitzinger, o obstetra francês Michel Odent, o ginecologista-obstetra brasileiro Ricardo Jones, e muitos outros, têm trabalhado para que o processo de parto e nascimento retome à sua natureza fisiológica e fique centrado nas necessidades das mulheres e dos bebês.

Nos Estados Unidos, por exemplo, temos a antropóloga Robbie Davis-Floyd que é a autora de diversas obras, nas quais discute e faz críticas contundentes à medicalização do parto, e a doula Debra Pascali-Bonaro que produziu e dirigiu um documentário sobre o parto fisiológico e o poder das mulheres que dão à luz (*Orgasmic birth*), exibido em todo o mundo e traduzido em muitos idiomas. Na Inglaterra, a pesquisadora e parteira Soo Downe e o professor e pesquisador Denis Walsh escreveram livros sobre as práticas do parto normal baseadas em evidências e provas científicas. Na Itália, a parteira Verena Schmid é a autora de uma interessante obra sobre a dor no parto, publicada em inglês pela Fresh Heart Publishing. No Canadá, há o médico e pesquisador Michael Klein, professor emérito da University of British Columbia, que foi um dos primeiros médicos a questionar as práticas utilizadas no parto normal. Atualmente, modera um interessante grupo de discussão multidisciplinar na internet.

Em resumo, muitos profissionais — além de vários grupos de humanização do nascimento — trabalharam, e continuam trabalhando, em todo o mundo para que as mulheres se reapropriem desse momento singular de suas vidas.

Sheila Kitzinger, por exemplo, destaca que devido à herança do modelo higienista, na segunda metade do século XX, com a institucionalização do parto, a mulher perdeu o protagonismo nesse cenário. Segundo essa autora, o nascimento, assistido em hospitais parecia — e em alguns estabelecimentos ainda parece — um ritual desumano que inclui os seguintes elementos:

- a separação: a mãe é separada de seu companheiro ou familiares e de seus outros filhos. Muitas vezes, ela não pode ter nem mesmo uma amiga ou sua mãe a seu lado;
- a despersonalização: retiram suas joias e outros pertences; colocam nela uma pulseira para identificação, uma camisola hospitalar e a deixam em permanência em um lugar não familiar;
- a purificação: a mulher é "preparada", isto é, em algumas instituições seus pelos são raspados, faz-se um enema etc.;

- a atmosfera de medo: criada pelo fato de estar em um hospital; a sua volta equipamentos médicos, barulhos e gritos de outras mulheres em trabalho de parto, além de não saber qual o profissional que cuidará dela ou por quanto tempo este ficará ao seu dispor etc.;
- a avaliação do parto: incluindo toques vaginais repetidos, infusão de oxitocina e episiotomia;
- a celebração: "Ufa, terminou. Eu pensei que ia morrer, mas consegui".

Ainda segundo Sheila Kitzinger, na introdução de um livro de Michel Odent, *Birth reborn* [ainda não traduzido para o português], para:

> tornar o nascimento novamente um ato especificamente feminino, é preciso, em primeiro lugar, mudar nosso próprio modo de conceber o parto... E nos darmos conta de que dar à luz contribui para aumentar a autoestima e o poder feminino[3]. [...] O ambiente apropriado para dar à luz é o mesmo que aquele para fazer amor.

Michel Odent[4] enfatiza, em sua prática e em suas obras, a importância de criar um ambiente favorável ao parto fisiológico, e que não há aspecto mais importante no atual mundo ocidental para diminuir a taxa de mortalidade perinatal. Para tanto, reitera que se deve minimizar a quantidade de medicamentos prescritos às mulheres em trabalho de parto, reduzir o número de intervenções e não separar bebês saudáveis de suas mães. Isso só será possível se melhorarmos nossos conhecimentos sobre o parto e reconhecermos a importância do ambiente em que ele se desenrola.

Dr. Odent inspirou-se nas constatações de Niles Newton, pesquisadora da escola de medicina da Universidade de Chicago. Essa pesquisadora descobriu, nos anos 1960, que se colocarmos camundongos fêmeas em trabalho de parto em um lugar desconhecido, se as transportarmos para lugares diferentes entre o início do trabalho de parto e o nascimento dos filhotes, se as colocarmos em uma gaiola de vidro transparente onde elas se sintam observadas, em vez de uma escura e opaca, tornaremos seu parto mais longo, mais difícil e mais arriscado.[5]

Michel Odent, em sua prática, utilizou essas constatações e trabalhando em comum acordo com as parteiras profissionais transformou a casa de partos de Pithiviers em um lugar onde é bom dar à luz. Para ele, quanto mais uma mulher se isola durante o trabalho de parto, mais rápido ela dá à luz. De modo que, para dar à luz por si mesma, "com seus próprios hormônios", a mulher deve se "retirar" do mundo. Em um ambiente favorável, se a gestante se sente segura e livre para agir como quiser, apenas a observação dos ruídos que ela faz e de suas reações pode indicar o andamento do trabalho de parto ou se o nascimento irá acontecer em breve. Por exemplo, com a aproximação da segunda fase do processo a mulher pode manifestar uma necessidade súbita de se agarrar em algum lugar ou o pânico pode inundá-la. Essa descarga de adrenalina é característica do período expulsivo, e para identificá-lo não há necessidade que se realize mais um exame de toque vaginal.

Jean Saint-Arnaud, médico da família do Quebec, foi um dos primeiros médicos a trabalhar de maneira colaborativa com as parteiras profissionais; com relação ao cuidado com as mulheres, foi contundente: "No parto, a especialista é a parturiente." Não podemos superar de uma só vez o modelo de assistência obstétrica intervencionista que se aplica a determinadas circunstâncias obstétricas, como nos casos de riscos, a todos os partos. "Acabamos por confundir os partos de alto risco e de médio risco e, quando uma mulher não apresenta nenhum risco particular, nós a classificamos na categoria de 'risco habitual'." Ele continua: "Se deixamos de lado a vivência emocional do casal durante o trabalho de parto, estamos deixando de lado o essencial. Com frequência, é nesse momento que aparecem as dificuldades. Com a participação de doulas no parto, podemos entender melhor o que acontece."[6]

Segundo o dr. Saint-Arnaud, é importante que a mulher expresse suas emoções durante um parto, pois:

> O hipotálamo[7] é a sede das emoções. Alguns acreditam que a secreção de endorfinas está ligada ao hipotálamo. Além do mais, o hipotálamo controla a glândula pituitária que libera o hormônio oxitocina, favorecendo o trabalho de parto e o parto. Quanto mais favorecemos a expressão das emoções, pelas mulheres, mais a secreção de endorfinas[8] aumenta[9]. O quarto PPP [pré-parto e pós-parto], por exemplo, permite que as pessoas próximas e escolhidas pela mulher estejam presentes, propiciando-lhe conforto. Dessa forma a vivência do parto contempla as esferas emocional, familiar e social. Criando um contexto que permita que as mulheres "esqueçam" seus conhecimentos ou não se deixem levar por eles, durante o trabalho de parto, de modo que retomem o contato com seu instinto, seu corpo, suas emoções, favorece a secreção de endorfinas. Durante o parto, uma mulher deve deixar aquilo que "aprendeu". Uma das maneiras de fazê-lo é se concentrar no bebê.

O ginecologista-obstetra brasileiro, Ricardo Herbert Jones, destaca que o nascimento de seu filho mais velho ampliou sua visão sobre as mulheres no parto. Segundo suas próprias palavras, esse fato: "abriu meus olhos. Vi, pela primeira vez, uma mulher trazendo seu filho ao mundo com seu próprio poder enquanto era estudante de medicina." Há dez anos, este médico mudou radicalmente sua prática, montando uma equipe com sua esposa, uma enfermeira obstétrica, e uma doula para ajudar as mulheres a trazerem seus filhos ao mundo no local que desejarem — no hospital ou em casa. Os drs. Odent, Saint-Arnaud e Jones têm uma concepção do parto diferente da de vários de seus colegas. Ao agir assim, com uma nova visão sobre o parto, eles vão de encontro a algumas correntes de nossa sociedade.

O PARTO, UM ACONTECIMENTO CULTURAL E SOCIAL

> Parece, em geral, que os usuários e os profissionais estão cada vez mais à vontade com a tecnologia e mais reticentes à ideia de correr riscos.[10]

É evidente que o modo como nossa sociedade concebe o parto não é independente dos valores que ela profere. Por exemplo, em uma cultura em que tudo acontece rapidamente e na qual, ao menor problema, a primeira opção é recorrer à tecnologia, o parto não pode demorar. Portanto, a primeira ideia que surge é: devemos "ajudá-lo" com intervenções médicas e não com um apoio emocional ou com questionamentos sobre os motivos de ser assim.

Desse modo, nossas reações diante da dor do parto são muitas vezes reforçadas pelos valores que prevalecem na sociedade. A publicidade nos condiciona, por exemplo, a não querer suportar a menor dor de cabeça, nos incentivando a procurar o analgésico da moda, em vez de pensar em algo como um passeio ao ar livre, uma massagem feita por alguém próximo ou uma conversa sobre o que nos preocupa.

Não é de surpreender que os cursos pré-natais, em muitos casos, se concentrem no modo de evitar a dor e no silêncio sobre os medos, em vez de se orientar técnicas que possibilitam controlar tudo isso. Em *Transformation through birth*, Claudia Panuthos se pergunta a que ponto essa postura de "ignorar", de fato, não aumentam os medos e a sensibilidade à dor. Segundo ela, "uma preparação adequada para a dor deve incluir admiti-la, assim como a compreensão e o conhecimento de nossos medos facilitariam o parto."[11]

Parece que esquecemos que sentir dor durante o trabalho de parto e o parto não significa que alguma coisa não vai bem ou que existe perigo. Essas dores são normais. Enfrentá-las não quer dizer, também, aceitar o sofrimento. Podemos crescer em virtude de uma experiência difícil que tenha uma duração limitada. Durante as contrações, manter o contato visual com alguém (olhos nos olhos) e segurar a mão dessa pessoa é benéfico. A dor do parto nos obriga a pedir apoio a quem nos rodeia. O trabalho de parto acentua a produção das endorfinas que contribuem para diminuir essa dor. Esses hormônios também nos deixam eufóricas quando pegamos o bebê no colo. A dor que sentimos não tem mais importância, mesmo que nunca seja esquecida.

Por que dar à luz?

Há décadas, e mais recentemente, têm sido publicadas obras excelentes sobre novas concepções sobre o parto. Em *Birthing normally* [ainda não publicado em português], Baldwin e Palmarini escreveram:

> O parto é um processo no qual é preciso se entregar sem resistência, como durante uma relação sexual em que nós nos abandonamos para atingir o orgasmo. A energia é a mesma. O melhor é se deixar ir, aceitar ser invadida por algo mais forte do que nós. Nosso corpo sabe como parir. Devemos confiar nele. Parir é algo feito no momento, e não pode ser aprendido; como espirrar ou ter um orgasmo. Porém, do mesmo modo que se pode segurar um espirro ou bloquear um orgasmo, pode-se, pela resistência, prejudicar o processo do parto.[12]

Ao nos abandonarmos, ao dizemos sim, ao aceitarmos o que acontece mesmo que seja doloroso, ao mantermos contato com o bebê, estamos nos ajudando. Isso não é feito com a cabeça, racionalmente, mas com o corpo e o coração. Não é fácil, mas podemos chegar a isso gradualmente, pois o trabalho de parto dura tempo mais que suficiente para que tentemos domá-lo! O que ajuda é a entrega; uma mulher não deveria se sentir mal por se expressar, por gritar, se necessário, por resmungar, por cantar, pois tudo isso pode lhe fazer bem! Afinal de contas, por que não viver plenamente esse processo sem se preocupar em manter uma imagem de pessoa bem comportada? Nós parimos tão raramente em nossa vida!

Em uma época em que algumas mulheres pedem a seu médico que lhes faça uma cesárea sem necessidade médica e sem necessariamente ter tido um filho por cesárea anteriormente, podemos nos interrogar sobre os motivos que levam outras mulheres a desejarem intensamente trazer seu bebê ao mundo por via vaginal.

A resposta essencialmente vem do fato de que parir e trazer uma criança ao mundo não é apenas um evento médico, como o concebemos no mundo ocidental. O nascimento de um ser humano constitui, de fato, um acontecimento que envolve diversas dimensões, todas muito importantes.

A maneira como se concebe a dor é diferente, dependendo de o parto ser compreendido como um acontecimento médico ou familiar e natural. E, uma das dimensões muitas vezes negligenciadas é a dimensão psicológica dele.

O parto é, fundamentalmente, uma experiência de transformação[13]

> Nos mamíferos e, em particular nos seres humanos, todas as funções fisiológicas são afetadas por nosso estado de espírito [...] e, durante o parto, os aspectos do trabalho de parto são afetados profundamente por nossas emoções, crenças e relações interpessoais. Sabemos, já há tempos, que o stress

pode atrasar ou parar o trabalho de parto e pode provocar contrações uterinas sem ritmo e com dor extrema. Ainda temos muito a aprender sobre o efeito do stress, sobre o modo como o corpo e o espírito interagem, durante a gestação e o parto.[14]

A dimensão psicológica da gravidez e do parto remete ao impacto desse período para a identidade feminina, seu desenvolvimento e seu amadurecimento para a maternidade, que inclui sua relação com o bebê. De fato, as percepções negativas que uma mulher pode ter sobre seu parto podem afetar seu sentimento de competência materna, o vínculo com seu filho e o desenvolvimento de seu papel materno, segundo um estudo feito em Quebec.[15]

Em algumas culturas, por exemplo, na Guatemala, quando um trabalho de parto é difícil, a parteira pergunta à mulher se alguma coisa a preocupa, destacando que isso pode influenciar o parto, ou seja, a dimensão psicológica da gestação é analisada: "Nós carregamos conosco, durante nossos partos, todo tipo de preocupações; nós não nos perguntamos apenas se conseguiremos dar à luz, mas nos inquietamos com as mudanças que ocorrem em nosso corpo, em nosso papel como mulheres, em nossas relações interpessoais."[16]

A gestação e o parto são, de fato, momentos de vulnerabilidade na vida de uma mulher, como várias sociedades tradicionais compreendiam, criando tentativas de protegê-la do que poderia ser nocivo. Como vimos no capítulo 5, algumas mulheres podem apresentar síndrome de stress pós-traumático (SSPT) depois de seu parto.[17]

E isso não é verdadeiro apenas no caso das mulheres que já fizeram uma cesárea, pois qualquer parto traumatizante pode provocar uma SSPT, que também poderá ser acompanhada da impossibilidade de manter relações sexuais e da dificuldade no papel materno.[18] Um estudo afirma que a maioria das mulheres, que foram identificadas como portadoras da SSPT, teve um parto vaginal considerado pelo meio médico como normal.[19]

Além disso, existem relações entre o modo como a mulher é tratada pelos profissionais durante o parto e sua autoestima.[20] A pesquisadora e terapeuta Gayle Peterson[21] destaca os efeitos da maneira como se criticam as mulheres durante o parto sobre sua autoestima e suas relações familiares. E a socióloga inglesa Ann Oakley[22] aponta também uma relação entre o bem-estar emocional das mães e o uso das tecnologias durante o parto. Não é de se surpreender que o parto afete tantas gestantes, pois se trata de um importante rito de passagem, que influencia profundamente todos os aspectos da vida de uma mulher, sua imagem corporal e sua identidade (*senso de self*)[23]. As expectativas ligadas aos aspectos afetivos ocupam um lugar considerável no discurso das mulheres grávidas.[24]

A dimensão afetiva do parto também é, muitas vezes, negligenciada.[25] A educadora pré-natal Penny Simkin[26] mostra que a mulher se lembra de seu parto, mesmo muitos anos depois, e em particular, das atitudes dos profissionais, sendo que essas atitudes podem ter efeitos duradouros. Ela destaca que as lembranças negativas não se apagam com o passar do tempo, ao contrário. Do mesmo modo, a postura dos profissionais para com a parturiente pode levar, segundo sua natureza, a um sentimento de poder feminino ou a um sentimento de desânimo.[27]

Quando a violência obstétrica prejudica a experiência de dar à luz

Em relação ao comportamento dos profissionais durante o período perinatal e, em especial, durante o parto, as organizações internacionais começaram, já há alguns anos, a trazer à luz a violência que muitas mulheres sofrem, em diversos locais do mundo. Assim, em setembro de 2010, a organização Usaid International publicou uma avaliação da situação intitulada "Exploring evidence for disrespect and abuse in facility-based childbirth — report of a landscape analysis", depois de um encontro que ocorreu durante o colóquio internacional Women Deliver (Washington, maio de 2010), que reuniu milhares de participantes preocupados com a condição das mulheres no mundo.

Foram registrados relatos a respeito de situações vividas em 18 países, dentre os quais os Estados Unidos, o Canadá e o Brasil. Nesse documento definiu-se a violência durante o parto, como violações aos direitos humanos, assim como seus possíveis fatores. Trata-se de maltrato físico, de procedimentos realizados sem o consentimento da mulher, de cuidados que infringem a confidencialidade ou violam a dignidade da pessoa, de discriminação, abandono (omissão de cuidados) e da detenção em estabelecimentos por falta de pagamento dos cuidados recebidos (ver a carta *Cuidados maternos respeitosos: os direitos universais das mulheres grávidas*, no Anexo 4, criada em 2011 pela Alliance du Ruban Blanc pour la Maternité sans Risque). Estão sendo feitos estudos, atualmente, em alguns países para definir melhor o problema e os modos de resolvê-lo. Certamente, esses acontecimentos ajudarão as mulheres a encontrar cuidadores com atitudes e comportamentos positivos e de apoio, que lhes deixem boas lembranças dos partos.

> *Meu bebê está enfim entre nós e saiu pelo lugar certo [referindo-se ao parto normal], para nosso grande prazer! Estou contente por ter conseguido e certa de que isso afeta muitas coisas na minha vida. Com uma cesárea, eu não teria amamentado. Eu não estaria tão próxima de meu bebê e é certo que eu teria apenas uma gravidez depois dessa... Agora, tudo é possível. Eu sei que posso dar à luz e fico realmente contente! Aprendi muito sobre mim mesma com essa experiência da gravidez e do parto. Eu descobri uma firme determinação, autoconfiança, uma nova visão do que a vida nos dá, uma força interior desconhecida, uma capacidade impressionante de ultrapassar a mim mesma. Enfim, tudo isso me levou a fazer as pazes com meu passado em diversos aspectos, em especial, devido às minhas experiências com as cesáreas precedentes, mas também com as provas que tive de viver.[28]*

O parto pode, realmente, dar às mulheres um sentimento de realização e uma experiência de transformação profunda. Na segunda metade dos anos 1990, um estudo sobre a humanização do nascimento, realizado no Brasil, indicou sua importância. Se o aspecto da "transformação" se revela nos partos "humanizados", ele foi destacado especialmente em relação ao parto domiciliar planejado, quando as mulheres podem ficar em um ambiente que forneça segurança e respeito, e buscar no seu íntimo tudo que as ajudem a trazer seu bebê ao mundo.[29]

Um sentimento de realização

> Eu dei à luz confiando em minhas forças. Nós temos muita força interna, desde que saibamos usá-la e ousemos seguir o caminho que nos inspira, mesmo que não seja a direção valorizada pela sociedade... Ousar fazer o que nos parece o certo.[30]

Uma dimensão importante para os seres humanos é o sentimento de realização.[31] A experiência do parto inclui essa dimensão.[32] Além disso, trazer ao mundo uma criança pode ser uma vivência de profunda transformação, que pode ter repercussões sobre outros aspectos da vida.

As finlandesas,[33] por exemplo, percebem a gravidez e o parto como um acontecimento de crescimento e de bem-estar, e estão conscientes de suas múltiplas dimensões. O que se percebe na experiência das finlandesas é uma grande confiança em sua capacidade de dar à luz (*Eu sou capaz de fazer isso!*), e essa convicção influencia a percepção e o comportamento durante o parto. Elas têm um sentimento de realização, e se sentem prontas a viver e passar pela dor, considerando o parto como um desafio criado pela vida. Encontramos resultados similares no plano cultural em outro país escandinavo: a Suécia.[34] Notemos que a Escandinávia é uma região do mundo em que as mulheres dão à luz a seus filhos essencialmente com parteiras. Essas sensações de realização e de autotransformação correspondem também à experiência vivida por inúmeras mulheres que fizeram um PNAC, como ilustram os relatos deste livro.

Uma oportunidade de crescimento?

> Mudar a experiência do parto significa mudar a relação que as mulheres têm com o medo e a impotência, com seu corpo, seus filhos; isso tem implicações importantes no plano psíquico e até sobre o plano político![35]

Uma dimensão da gravidez e do parto da qual se costuma falar pouco é o aspecto do amadurecimento para as mulheres, que também podemos chamar de "crescimento pessoal" ou de "transformação", como foi destacado na seção anterior. Alguns estudos antropológicos apontam para essa questão.

Pode parecer banal dizer que a gravidez e o parto transformam uma mulher em mãe, especialmente quando se trata da primeira experiência. Em todo o mundo, vemos a gestação e o dar à luz como períodos de transição, de transformação. Na atualidade, parece-me cada vez mais importante perguntar se o parto pode se constituir em uma ocasião de crescimento no plano psicológico.[36] Isso, sem falar que, como ocidentais, não temos cerimônias nem ritos que exprimam essa transformação, pois tudo continua igual. No entanto, é diferente para a mulher que acaba de trazer seu filho ao mundo. Ela precisou deixá-lo nascer, assim como terá de fazer também durante as diferentes etapas da vida de seu filho, precisará deixá-lo viver, para que, finalmente um dia, acabe por se tornar independente.[37]

A pesquisadora Lucy H. Johnson, em sua tese *Childbirth as a developmental milestone*, publicada em 1997,[38] buscou responder a seguinte pergunta: "Se a mãe e o bebê estiverem saudáveis, o que pode ter se perdido?", destacando que, durante um parto medicalizado, a oportunidade para o crescimento pessoal da mulher pode ter sido quase irremediavelmente obstaculizada, como, aliás, ela demonstra em seu doutorado.

Uma gravidez e, em especial, um parto vivido naturalmente e não mascarado nem desviado por medicamentos e intervenções, teriam um efeito de maturação para as mulheres. Considerando esses acontecimentos como tão importantes quanto a puberdade, Johnson enfatizada que o parto dá às parturientes a possibilidade de confrontar seus medos primitivos e ultrapassá-los, qualificando o evento com um ato criador e de realização: as mulheres saem da experiência com novas aquisições psíquicas, e seu mundo interior é tão profundamente alterado quanto durante a adolescência. Essa prova de crescimento é um fenômeno que continua e se desdobra posteriormente, integrando-se e apoiando-se em novas maneiras de ser durante toda a vida.

Um ginecologista-obstetra francês, relatando os excelentes resultados de sua prática centrada no respeito à fisiologia do parto que: concluiu evocando os benefícios dessa abordagem para as mães, seus bebês e até mesmo para o profissional de saúde que está ao lado dela durante o parto que: a princípio, preservamos a integridade da mãe, sua intimidade e de seu companheiro, ela sente a felicidade de ter superado essa prova, adquire confiança em si mesma e em seu bebê, e os vínculos são fortalecidos durante o nascimento.

Nesse sentido, destaca alguns exemplos de fortalecimento, como: o fato de que durante o trabalho de parto haver menos intervenções, como episiotomia, partos instrumentais e cirúrgicos; menos separação entre a mãe e o bebê ou entre o pai e o bebê; maior confiança da mãe em cuidar do recém-nascido e por isso passa mais tempo com ele; maior duração do período de amamentação; e menor proporção de depressão pós-parto.

Com relação aos bebês nascidos de parto normal, este médico francês constata que: têm melhor índice de Apgar do que os nascidos em partos medicalizados, melhores desempenhos neurológicos durante o primeiro mês de vida, assim como um estado de serenidade e de confiança, que choram menos. Destaca ainda, em relação aos profissionais, a qualidade do envolvimento humano durante os partos fisiológicos, a felicidade de ter sabido acompanhá-los e de ter incentivado a confiança da mulher nela mesma.[39]

Para algumas mulheres, um parto natural bem vivido pode ser a oportunidade para retomar o contato com seu instinto e sua intuição. Muitas vezes, as gestantes que optam por dar à luz em casa tiveram anteriormente um parto no hospital difícil ou medicalizado. Constatamos, por exemplo, nesse estudo, um caso extremo, o de Nina que, depois de ter trazido ao mundo três filhos em casa, decidiu seguir seu instinto e parir sem ajuda, e conseguiu atingir, durante o trabalho de parto, um estado meditativo, tendo sozinha, ajudado seu bebê a nascer, afirmando: "Eu fui minha própria parteira."

Nina afirma que esse último nascimento levou-a a uma maturidade espiritual e física ainda maior em outros domínios de sua vida. A parteira do Quebec, Céline Lemay,[40] em seu estudo sobre o parto domiciliar naquela localidade, chegou aos seguintes resultados: o nascimento é um ato essencialmente feminino, compreende uma abertura não só corporal, mas uma abertura para o outro, para o desconhecido, para si mesma e para a própria vida. É também uma força, a qual devemos potencializar, e não algo que devemos controlar. É um ato que ocorre dentro da mulher, até o nascimento do bebê. O nascimento surge do instinto, e é uma ocasião de descobrir quem somos realmente, de evoluir e de viver um laço com todas as mulheres que desde todo o sempre trouxeram seus bebês ao mundo. É um acontecimento que modifica para sempre a identidade pessoal e social de uma mulher.

Para a antropóloga e educadora pré-natal Sheila Kitzinger, o nascimento também tem relação, essencialmente, com o poder das mulheres, o poder feminino. E, tradicionalmente, as gestantes das diferentes culturas têm invocado as forças das deusas e a energia de todas as mulheres, de todos os tempos, durante o trabalho de parto e o nascimento de seu bebê. Em diversas culturas, como na Namíbia, como Klassen[41] demonstrou em relação a alguns grupos americanos, as mulheres dão à luz sozinhas, considerando o parto como um rito de transformação, e se sentem guiadas por uma energia espiritual. Essas parturientes acreditam que seu único inimigo é o medo. Seu parto é visto como um importante processo de amadurecimento que significa sua entrada na vida como uma adulta responsável, produtiva e possuidora de poder.

Uma ocasião de superação exclusivamente feminina

Podemos nos perguntar por que, em uma época em que, paradoxalmente, são valorizados os esportes radicais, a pesquisa das experiências que provocam sensações fortes ou que permitem que a dor seja superada e transcendida, parecemos esquecer que trazer ao mundo uma criança constitui uma ocasião única para as mulheres viverem uma experiência intensa que lhes permite ir além de si mesmas de modo ímpar, e que pode influenciar o resto de suas vidas.

Dar à luz é um acontecimento físico infinitamente intenso, em que todo o nosso ser está envolvido: nosso corpo, nossas emoções, nossa alma. É como correr uma maratona. É difícil, provoca dor, em alguns momentos nos defrontamos com uma "dificuldade", mas atravessamos tudo isso, terminamos a vivência e saímos maiores, com o bebê que esperamos por nove meses. Então, se durante o trabalho de parto, você tiver a impressão de que não conseguirá, que foi ousada em demasia por querer um PNAC, que a dor é demasiada e decidir pedir uma cesárea, esperemos que nesse momento alguém a lembre o quanto você deseja dar à luz naturalmente e que essa pessoa a ajude a lidar todo o tempo com as contrações. De modo geral, as mulheres sentem essa reação no período de transição, isto é, quando a dilatação está quase completa e o bebê prestes a nascer.

A esse respeito, o dr. Porreco explicou-me o acordo realizado em seu hospital com todas as mulheres que desejam um PNAC:

> Nós combinamos com ela, verbalmente, que a apoiaríamos durante o trabalho de parto por todo o tempo em que ela e o bebê estivessem no hospital. Nós

enfatizamos que as dúvidas que ela pode sentir durante o trabalho de parto são normais e não significam que algo vai mal. Nenhuma mulher é obrigada a se calar ou silenciar durante o trabalho de parto, mas nós lhe dizemos claramente que não realizaremos uma cesariana só porque ela mudou de ideia no meio do caminho: essa não é uma razão válida. Nós a incentivamos a se preparar, indicando-lhe cursos pré-natais destinados a mulheres em sua situação.

Frequentemente, em nossa sociedade esquecemos que parir quer dizer dar à luz, trazer uma criança ao mundo. De minha parte, confesso que durante as gestações tinha ciência dos meus filhos no útero, e por isso, muito presentes para mim, porém, durante meu PNAC, eu mal pensei neles, devido à intensidade com que vivi o trabalho de parto e a expulsão. Eu mal tinha consciência de que o bebê estava abrindo uma passagem no meu corpo. É fácil cair nessa armadilha durante um PNAC, sobretudo se foi preciso muito esforço para encontrar um médico ou um hospital que o aceitasse. Não devemos esquecer que, por mais importante que isso possa ser em nossa vida, um parto é tão somente a passagem de nosso filho do ventre para o mundo. A aventura continua em seguida, e será muito mais exigente do que algumas horas de contrações que, por vezes, nos amedrontam.

RELATO DE PATRICIA BORTOLOTTO:

"Estava plenamente realizada. Uma sensação de vitória!"

A linda história do nascimento do Vicente e meu renascimento começaram há muito tempo, no nascimento da minha filha Beatriz.

Beatriz nasceu de uma cesariana porque estava pélvica, à época fiz todos os exercícios que me indicaram para que ela ficasse de cabecinha para baixo, mas ela queria mesmo era nascer de "bumbum virado pra lua". Marcamos uma VEC (versão externa cefálica) para o dia 8 de maior de 2006 às 18h, mas às 2h40 da manhã minha bolsa rompeu e com uma evolução de TP não satisfatória acabamos numa cesárea. Beatriz nasceu pequena, sem reflexo de sucção e demorou a mamar. Foi muito difícil superar e acreditar que a gestação havia acabado. Chorei durante muito tempo, sentia falta da minha barriga e tinha certeza de que meu próximo filho não nasceria daquela forma. Olhava aquela bebezinha tão pequena e frágil e não conseguia acreditar que era o mesmo bebezinho que pouco antes habitava meu ventre.

Depois que ela nasceu fiquei muito tempo processando minha cesárea e pensando o porquê. Comecei a ler ainda mais sobre gestação e parto, e acabei por me apaixonar pelo assunto, e foi um caminho sem volta. Descobri que havia as doulas e quis ser uma, para poder ajudar outras mulheres nesse processo de trazer ao mundo seus filhos. Descobri minha vocação.

Vicente não foi um filho planejado, mas muito desejado. Coincidência ou não, veio habitar meu ventre dois ou tres dias após "parir" o relato de nascimento da Beatriz. Acho que ele estava esperando por isso. Esperando eu ter curado a cicatriz da alma para poder chegar e mostrar que tudo poderia ser diferente.

Assim como aconteceu na gestação da Bia, passei muito mal por ocasião da nidação. Estávamos na Ilha do Mel, e meu marido brincou que eu estava ficando grávida. Meu filhote fixou-se no meu útero e passou a habitar essa casinha que seria somente sua por aproximadamente 37 semanas.

Meus fluxos sempre foram regulares e com quatro dias de atraso eu estava fazendo um curso sobre amamentação e apareceu na tela a imagem de um bebê recém-nascido, e neste momento pensei: "Estou grávida!" Quando cheguei em casa falei para o Marlon, meu marido, ele riu e não acreditou, e combinamos que no dia seguinte faria o teste de farmácia. Acordei às 6h30 da manhã e fui ao banheiro fazer o teste e não acreditei quando vi aquelas duas faixas rosa. Voltei pra cama chorando. Era um misto de medo e alegria.

A gestação transcorreu tranquilamente. Quase não tive tempo de curtir, pois além do meu trabalho, tinha as doulagens, os encontros do GAPP (Grupo Apoiado pela "Parto do Princípio") e a Bia para cuidar. Curtimos a barriga juntas, ela sempre dormia com a cabeça no irmão e falava muito com ele.

Sempre disse que minha primeira filha nasceria no hospital e o segundo em casa. Após acompanhar alguns partos tinha certeza que não havia lugar melhor para parir meu pequeno que a minha casa. Não me imaginava em trabalho de parto indo para um hospital. Queria estar cercada das pessoas que amo e confio, no meu ninho.

Em setembro de 2007 conheci a Felicitas, que também é doula e acabamos nos tornando amigas. Foi "amor a primeira vista". É como se fossemos amigas uma vida toda. É aquela amiga que, além de você gostar simplesmente porque gosta, ainda tem muitas afinidades. Ambas somos apaixonadas por gestação e partos e acreditamos que todas as mulheres podem e merecem parir respeitosamente. Já sabia que queria que nascesse em casa. Tinha o apoio de meu marido e da minha querida amiga-doula que tem três filhos nascidos de partos naturais, sem intervenções e o último domiciliar. Desde que a Bia nasceu já falava com meu obstetra — o mesmo que deu à luz a minha pequena — sobre parto domiciliar... Assim que me descobri grávida conversei com ele sobre minha vontade do nascimento de meu filho em casa. Ele topou a empreitada. Equipe formada. A partir de então sabia que cada vez estava mais próxima de realizar meu grande sonho: trazer meu filho ao mundo sem intervenções, no aconchego do nosso lar.

Às 33 semanas de gestação Vicente, como a irmã, estava sentado e assim permaneceu até a 35ª semana. Foi um período de grande expectativa e ansiedade, pois fiquei com medo de que ele não virasse, não pudesse pari-lo em casa e precisasse ir ao hospital. Com 35 semanas pensei que entraria em trabalho de parto prematuro, tantas eram as contrações, pressão no baixo ventre e dor na lombar que eu sentia. Conversava muito com o Vicente, e dizia a ele que ainda não era hora. Que ele só poderia nascer depois da 38ª semana e, principalmente, depois que eu "doulasse" todas as quatro gestantes que estava acompanhando.

E assim foi. Acompanhamos — Felicitas e eu — quatro partos em três dias. Foi uma maratona. Duas noites sem dormir. Um barrigão de praticamente 37 semanas. No sábado que antecedeu o meu parto estávamos acompanhando um nascimento e em vários momentos achei que minha bolsa havia rompido, pois sentia descer muito líquido que por algumas vezes chegou a molhar minha roupa. Hoje, penso que poderia ser uma ruptura alta da bolsa. Senti muitas contrações também. Em determinado momento tinha mais contrações do que a gestante que estávamos "doulando". Achei até que pariria antes dela. As contrações e liquido continuaram no domingo.

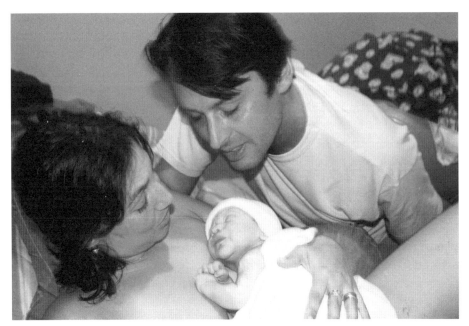

Figura 13. Patricia segurando Vicente em seu PNAC domiciliar: "Não poderia parir de outro jeito, nem em outro lugar."

Segunda-feira acordei muito disposta, arrumei várias coisas, comprei algumas que faltavam para o parto domiciliar, mandei manipular a vitamina K, e embora não achasse que era necessário, fiz questão de buscar neste mesmo dia. Antes de dormir senti uma contração muito forte, um pouco diferente das que estava sentindo até então. Na madrugada senti a bolsa romper. Eram 3h30 do dia 15 de setembro. Em princípio não quis acreditar, pois ainda estava de 37 semanas e 2 dias, e temia ser um empecilho para realizar meu PNAC domiciliar. Tentei voltar a dormir, mas quando virei para o outro lado da cama senti escorrer mais líquido. Levantei, fui ao banheiro e tive certeza que o show iria começar. Liguei pra minha querida amiga-doula para compartilhar.

Ao voltar pra cama senti a primeira contração. Acocorei e esperei passar. Deitei. Outra contração. Resolvi levantar, organizar e limpar o apartamento. Por volta das 7h30 da manhã, estava tudo limpo — brinquedos organizados, louça lavada. O Marlon fazendo a dinâmica e eu curtindo contração por contração. Como foi bom poder vivenciar tudo isso. Tomei um banho e as contrações estavam de 4 em 4 minutos.

Resolvi telefonar para o C., meu obstetra, e deixá-lo a par. Combinamos que ele viria pra minha casa um pouco mais tarde, já que estava tudo tranquilo e ainda ia demorar. Durante as contrações eu acocorava e meu marido me fazia massagem. Às 9h30 Felicitas chegou, e nesse momento tive uma senhora contração e senti o Vicente descer. Minha filhotinha Beatriz — 2 anos e 2 meses — acordou e eu falei para ela que o irmão iria nascer. Jamais esquecerei aquela carinha de alegria e espanto. Pediu um mama e para ir à casa dos primos — minha cunhada mora no mesmo condomínio. Estranhamente passou o dia lá e não pediu para voltar pra casa. Certamente ela sentiu que alguma coisa aconteceria. Para mim foi ótimo ela não ter ficado comigo, porque acho que ficaria muito preocupada em não assustá-la durante as contrações.

O meu obstetra telefonou e conversou com o Marlon acerca de eu estar de 37 semanas e haver um risco maior de desconforto respiratório — isso não era um impeditivo para o PD, mas deveríamos estar avisados para que se fosse necessário irmos para o hospital.

Era isso que eu temia. Entrar em TP antes da 38ª semana. Conversamos e eu não queria sair de casa para parir. Tinha o apoio incondicional do meu marido e da minha amiga-doula. Resolvemos ligar pra Ana Cris, que foi um anjo e nos tranquilizou. Telefonei para o meu obstetra e conversamos que ficaríamos em casa, e que se fosse necessário iríamos ao hospital. Era uma responsabilidade compartilhada, e eu acredito nisso: Parto Domiciliar é responsabilidade compartilhada.

Meu obstetra chegou às 10h30. Neste momento, as contrações estavam de 3 em 3 minutos durante 1 minuto. Fez um toque: 4 cm de dilatação, colo centralizado, fininho e o Vicente estava baixo. Viva! Era tudo o que queria ouvir. Tudo estava caminhando como deveria. Ficamos conversando sobre os partos que acompanhamos. Durante as contrações eu ficava de cócoras, Felicitas me massageava e no intervalo contávamos piadas. Conversamos com a Pata e a Rebeca — amigas-doulas-amadas — por MSN e telefone. Mandaram boas vibrações. Li as mensagens postadas nas listas e foi muito importante recebê-las e saber que tantas pessoas estavam na torcida para que meu parto fosse maravilhoso.

O tempo passava, e quando sentei para almoçar senti uma contração muito forte. Passou. 2 minutos depois, outra. Novo toque: 5 cm. Comi o que consegui da lasanha e senti que "o bicho estava pegando". Corri para o chuveiro. Foi ótimo: bola, chuveiro, apoio da doula e do marido. Perdi a noção de tempo. A dor era muita. Misto de cólica com câimbra. Meu corpo não tinha mais posição. Sentia o Vicente descer. 2 horas depois sai do chuveiro. 7 cm.

Fiquei um pouco no quarto. Estava com muito sono. Cochilei entre as contrações. Pedi massagem nos pés. Sentia com muita dor. Voltei para o chuveiro. A dor e o cansaço estavam me enlouquecendo. As contrações emendavam uma na outra, parecia que estava no mar, me afogando e não conseguia sair das ondas. Falei com o Vicente, disse a ele como tinha sido bom o tempo em que ele estava na minha barriga, como eu era grata por essa nova oportunidade de gestar e parir, e que, a partir daquele momento, ele poderia nascer, pois eu já não sentiria mais falta da barriga. Foi incrível, ele começou a se mexer — tinha passado o dia todo quieto. Comecei a chorar. Foi lindo. Muito intenso. A partir dali entrei realmente em transe. Gemia durante as contrações, mas não era um gemido de dor, era como se fosse uma música. Embalava o corpo e cantarolava sem ritmo. Acalentava-me. Foi uma dança linda, do meu corpo com o meu bebê que estava para nascer. Tomei água de coco. Comi pêra.

Comecei a sentir muita vontade de empurrar. Às 17h30 novo toque: 9 cm com rebordo de colo. Fiquei com medo de fazer força. Rebatemos o rebordo. A dor é alucinante. Os toques não me incomodaram. Na verdade precisava saber como estava a evolução. Saber que tudo estava caminhando me dava forças para seguir. Sentei no vaso e senti o Vicente descer, e tudo "crescer" embaixo. O gemido dessa hora foi gutural e percebi uma correria. Felicitas foi chamar o meu obstetra que já estava a caminho e disse que era para eu ficar aonde e como estivesse mais confortável. Não estava confortável no vaso e não queria que nascesse ali. Fui para sala e fiquei de cócoras, mas não gostei, ajoelhei e tive a impressão de que iria lacerar muito. Sentei no colo do meu marido para tentar cócoras sustentada, mas também não ficou confortável.

Fui para o quarto, para a minha cama que estava com o lençol verde e branco que eu tanto gosto. Meu obstetra sugeriu de lado. Gostei. Fiquei confortável.

Fiquei inclinada, apoiada em almofadas, de lado e cercada por meu marido e amiga-doula

Comecei a gritar muito. Durante os puxos fazia força e gritava ao mesmo tempo, e a força se perdia e eu não conseguia empurrar. Estava muito cansada e tudo o que eu queria era dormir e continuar no dia seguinte. Cochilei entre os puxos.

Perguntei ao meu obstetra quanto tempo mais demoraria, quantas forças mais eu teria de fazer. Ele riu e disse que não demoraria muito, mas eu queria e precisava saber em números, então ele falou: "Uns 15 minutos". Fiquei aliviada. Se ele me falasse 3 horas não faria diferença, eu precisava saber que uma hora iria acabar. Nesse momento, ele disse para eu me tocar que sentiria a cabecinha do Vicente uns 2 centímetros para dentro. Foi o que fiz e a sensação é indescritível. Naquela hora tive certeza que só dependia de mim fazê-lo nascer.

A enfermeira-obstetra que estava conosco carinhosamente me explicou que eu deveria direcionar a força. Engraçado, nos partos que acompanhamos muitas vezes explicamos como fazer, mas na hora eu não lembrei e a força acabava se perdendo junto com meus gritos. Marlon posicionou um espelho para que eu pudesse ver. Não escutava mais nada. Não via mais ninguém. Quando fazia força a cabecinha dele aparecia. Então, comecei a fazer muita força. Senti o círculo de fogo e aí não vi mais nada, queria apenas curtir a sensação de senti-lo passando, nascendo. Joguei o corpo pra trás e quando senti que os ombros tinham saído procurei-o com as mãos, o meu obstetra entregou-o a mim e eu o trouxe para meu colo.

Não dá pra descrever o que senti. Apaixonei-me imediatamente. Não acreditava que ele havia nascido. Era lindo e perfeito. Nasceu rosado e chorando. Como eu havia sonhado com aquele momento! E agora não era mais um sonho, e, sim, uma realidade. Vi meu marido ao meu lado com os olhos marejados. Como fui grata a ele por estar ali comigo, vivenciando o nascimento do nosso filho. Minha amiga-doula quieta, nos olhando com a maior cara de alegria. Apoio fundamental e irrestrito. Meu obstetra super orgulhoso da primeira assistência domiciliar. O cordão foi cortado pelo pai após parar de pulsar. Sentir o cordão pulsando também é uma emoção que não dá pra descrever, pois é mágico poder sentir a força que nutriu meu pequeno dentro de mim todo o tempo. Mais uma força e a placenta saiu. Não doeu. Na verdade foi um alívio. Vicente no peito. Apgar perfeita. Mamou a valer.

Nasceu de 37 semanas, às 19h16, do dia 15 de julho de 2008, com 2.830 kg e 46 cm — medidos no dia seguinte no pediatra. Logo após o nascimento nossa filhotinha Beatriz desceu do apartamento da minha cunhada para ver o irmão. Assim que ela entrou no quarto e falou, ele virou a cabeça para procurá-la. Foi lindo ver a carinha dela de surpresa e feliz. Família toda apareceu em casa após o nascimento. Depois de um tempo, após mamar bastante, Vicente dormiu. Levantei, tomei banho e fui para a sala comer pizza junto com todos os meus companheiros de parto. Estava plenamente realizada. Uma sensação de vitória. Sim, eu era capaz, não só de gerar, mas também de parir. De trazer lindamente ao mundo meu filhotinho da maneira que acredito ser a mais saudável. Foi uma experiência única, maravilhosa e empoderadora. Não poderia parir de outro jeito, nem em outro lugar. Foi muito gratificante. Agradeço a todos os envolvidos no processo.

Anexo 1

RECURSOS

Sites interessantes sobre o PNAC e a cesariana, sobre partos ou sobre direitos das mulheres referentes ao parto:

Meu site: <www.helenevadeboncoeur.com>.

Aqui você encontrará informações suplementares sobre a medicalização do parto, meus artigos, e outros relatos de PNAC (em francês, em inglês e em português).

Em português:
- Rede Pela Humanização do Parto e Nascimento: <www.rehuna.org.br>.
- Amigas do Parto: <www.amigasdoparto.com.br>.
- Casa Moara — Parto Humanizado: <www.casamoara.com.br>.
- Cientista que virou Mãe: <www.cientistaqueviroumae.com.br>.
- Doulas do Brasil: <www.doulas.com.br>.
- Estudia Melania, Evidências Científicas: <estudamelania.blogspot.com.br>.
- Grupo de Apoio à Maternidade Ativa: <www.maternidadeativa.com.br>.
- Parto do Princípio: <www.partodoprincipio.com.br>.
- Iniciativa Internacional para o Nascimento Mão-Bebê (IMBCI): <http://imbco.weebly.com/uploads/8/0/2/6/8026178/imbci_portugues__brazilian.pdf>.
- Grupo de Gestantes: <www.grupodegestantes.com.br>.

Em inglês:
- <www.vbac.com>.
- <http://vbacfacts.com>.
- <www.theunnecesarean.com>.
- <http://vbaccommunity.com>.
- <www.vbac.org.uk>.
- Healing After A Caesarean Inc.: <www.birthrites.edsite.com.au>.

- International Caesarean Awareness Network: <http://ican-online.net>.
- The Best Birth Clinic: <www.powertopush.ca> – Clínica do Hospital de mulheres de Vancouver (Canadá), que visa apoiar, em especial, o acesso ao PNAC (um ótimo site).
- National Advocates for Pregnant Women (abordagem judicial): <www.advocatesforpregnantwomen.org>.
- International Mother-Baby Childbirth Initiative: <www.imbci.org>.
- Childbirth Connection: <www.childbirthconnection.org>.
- White Ribbon Alliance for Safe Motherhood, Respectful Maternity Care – The Universal Rights of Pregnant Women: <http://www.whiteribbonalliance.org/index.cfm/the-issues/respectful-maternity-care/>.

Em francês:
- AVAC-Info: <www.avac-info.org> – Fundado por quatro mulheres do Canadá que viveram cesáreas e PNAC, essa organização oferece informação, escuta e apoio ao PNAC.
- Césarine: <www.cesarine.org> – Este site francês é um local de trocas, de apoio e de informações sobre o nascimento por cesárea e por PNAC.
- Avachance: <www.avachance.net> – Fórum de discussão sobre o PNAC.

Documentários (filmes)
<http://www.maternidadeativa.com.br/videos.html>

Em português:
- *Nascendo no Brasil* – de Cara Biasucci e Kristine Hopkins – Co-produção Brasil/EUA.
- *O renascimento do parto* (*Birth reborn*) – de Érica de Paula e Eduardo Chauvet – de Documentário, que estreou em 2012, traz especialistas e mães defendendo a humanização do nascimento do bebê. Disponível em: <http://www.youtube.com/watch?v=3B33_hNha_8&feature=youtu.be>.
- *Sagrado* – de Paulo Batistuta.
- *De volta às raízes* – de Livia Martins Carneiro e Esther Vilela.
- *Violência obstétrica, a voz das brasileiras*. Disponível em: <https://www.youtube.com/watch?v=eg0uvonF25M&feature=kp>.
- *Dia de nascimento* – de Naoli Vinaver, México.
- *Parir e nascer* – de Karin Berghammer, Áustria.

Em francês ou inglês (às vezes com subtítulos em outros idioma):
- *L'arbre et le nid* (*The Tree and the Nest*)[*A árvore e o ninho*], produzido e realizado por Valérie Pouyanne, o filme coloca em questão certas práticas

correntes no meio hospitalar e busca restituir às mulheres a confiança em sua capacidade natural de trazer um filho ao mundo. Disponível em: <http://www.arbre-et-nid.com/>.
- *The Business of Being Born*, produzido por Ricki Lane e dirigido por Abby Epstein. Lançado em 2008. Disponível em: <www.thebusinessofbeingborn.com>. Crítica da medicalização da obstetrícia e comparação com uma abordagem mais voltada para a normalidade.
- *Orgasmic Birth*, produzido e dirigido por Debra Pascali-Bonaro. Lançado em 2008. Disponível em: <www.orgasmicbirth.com>. Documentário sobre a natureza íntima do acontecimento que é trazer uma criança ao mundo, um milagre cotidiano. Traz exemplos de partos fisiológicos.
- *Le premier cri: o nascimento em diferentes culturas através do mundo*. Disponível em: <http://www.disney.fr/FilmsDisney/lepremiercri/>; <www.oneworldbirth.net>.
- *MicroBirth*. Lançado em 2014. O inquietante impacto da medicalização de partos e nascimentos sobre a Saúde. Disponível em: <http://www.youtube.com/watch?v=e2kLpHo3__>.

Peça de teatro:
- *Birth – the play*.
Disponível em: <http://www.youtube.com/watch?v=PMDbLy6EqLs>. Uma peça de teatro criada a partir da experiência das mulheres. Pode ser apresentada a convite.

Livros:

No Brasil:
- Janet Balaskas, *Parto ativo – guia prático para o parto natural*. 2008. Disponível em: <http://doulasdeminasgerais.blogspot.ca/2010/01/o-que-e-o-parto-ativo.html>.
- Luciana Benattie e Marcelo Min, *Parto com amor – em casa, com parteira, na água, no hospital...* (São Paulo, Panda Books, 2011). Disponível em: <http://www.partocomprazer.com.br/wp-content/uploads/2011/04/1a13_Apresentacao.pdf>.
- Blandine Calais-Germain, *O períneo feminino e o parto* (São Paulo, Manole, 2005).
- Simone Grilo Diniz e Ana Cristina Duarte, *Parto normal ou cesárea? O que toda mulher deve saber* (São Paulo, Editora Unesp, 2004).
- Murray Enkin, et al., *Guia para atenção etiva na gravidez e no parto* (Rio de Janeiro, Guanabara Koogan, 2005).

- Equipe Hanami, *O florescer da vida. Parto Domiciliar planejado.* (Florianópolis, Lagoa Editora, 2009).
- Fadynha, *Diário da gestante. O dia a dia da concepção ao parto.* (Osasco, Novo Século, 2010).
- Manoel Dias Fonseca Neto, *Tempo de Nascer. O cuidado humano no parto e no nascimento* (Fortaleza, Expressão Gráfica e Editora, 2007).
- Angela Gehrke da Silva, *A parteira do Monte Azul.* (Salvador, JM Gráfica e Editora, 2010).
- Laura Gutman, *A maternidade e o encontro com sua própria sombra* (Rio de Janeiro, BestSeller, 2010).
- Ricardo Herbert Jones, *Memórias do homen de vidro – reminiscências de um obstetra humanista* (Porto Alegre, Ideias a Granel, 2004).
- Ricardo Herbert Jones, *Entre as orelhas. Histórias de parto* (Porto Alegre, Ideias a Granel, 2012).
- Frederick Leboyer, *Nascer sorrindo* (São Paulo, Editora Brasiliense, 1996).
- Fadynha, *Meditações para gestantes: o guia para uma gravidez saudável, plena e feliz* (2006). Disponível em: <http://www.institutoaurora.com.br/produtos/livro_meditacoes_gestantes/>.
- Michel Odent, *O camponês e a parteira – uma alternativa a industrialização da agricultura e do parto* (São Paulo, Ground, 2003).
- Moyses Paciornik, *Parto de cócoras – aprenda a nascer com os índios* (São Paulo, Brasiliense, 1979).
- Ana Vieira Pereira, *Do ventre a berço em casa* (São Paulo, Anposófica, 1994).
- Daphne Rattner e Belkis Trench (organizadoras), *Humanizando nascimentos e partos* (São Paulo, Senac, 2005).
- Lívia Penna Firme Rodrigues, *Dar à luz... Renascer. Gravidez e parto* (São Paulo, Ágora, 1997).
- Lívia Penna Firme Rodrigues, *Lobas e grávidas. Guia prático de preparação para o parto da mulher selvagem* (São Paulo, Ágora, 1999).
- Adriana Tanese Nogueira, *Empoderando as mulheres. As deusas na gravidez, parto e pós-parto* (São Paulo, Biblioteca 24x7, 2009).
- Adriana Tanese Nogueira, *Guia da grávida informada e consciente. Parto humanizado* (São Paulo, Biblioteca 24x7, 2009).

Outros livros, sobre o parto normal e fisiológico:
- Sylvie Donna (ed.), *Promoting normal birth: Research, reflections & guidelines* (Fresh Heart Publishing, 2011).
- Soo Downe (ed.), *Normal childbirth: evidence and debate* (Churchill Livingston).

- Amy Romano; Henri Goer, *Optimal care in childbirth – The case for a physiologic approach* (2012)
- Verena Schmid, *Birth pain: Power to transform* (Fresh Heart Publishing, 2011).
- Penny Simkin & Ruth Ancheta, *The labor progress handbook: Early interventions to prevent and treat dystocia.* 2. ed. (Blackwell Publishing, 2005).
- Denis Walsh, *Evidence-based for normal labour and birth: A guide for midwives* (Routledge, 2007).

Anexo 2

PARA AJUDÁ-LA A TOMAR UMA DECISÃO[1]

O QUE É MAIS IMPORTANTE PARA VOCÊ?

A decisão que você deseja tomar em relação ao que visualiza para o nascimento de seu bebê é algo muito pessoal. Pode levar algum tempo para que surjam *suas* preferências, *seus* objetivos e *suas* necessidades.

Você pode usar o instrumento da próxima página para considerar suas opções. Nele, você encontrará uma lista dos motivos mais frequentes que levam as mulheres a planejar um PNAC ou uma cesárea de repetição. Você também pode acrescentar à lista outras razões que considere importantes.

Observe o quanto cada elemento da lista é relevante para você, marcando o número de estrelas que reflete melhor o que você pensa:

Nenhuma estrela:	sem importância
1* ou 2** estrelas:	um pouco importante
3*** estrelas:	importante
4**** estrelas:	muito importante
5***** estrelas:	extremamente importante

Conte o número de estrelas marcadas, e escreva o total abaixo de cada coluna. Isso pode alimentar sua reflexão e ajudá-la a saber qual opção oferece os benefícios que são importantes para você.

RAZÕES DE....

Planejar uma cesárea de repetição	A que ponto isso é importante para mim:	Planejar um PNAC	A que ponto isso é importante para mim:
Você sabe a data em que seu bebê vai nascer		Você tem uma chance maior de trazer seu filho ao mundo	
Você sabe o que a espera		A recuperação provavelmente será mais fácil, e a hospitalização será mais curta	
Você reduz o risco de ter uma ruptura na cicatriz uterina		Você tem menos chances de ter complicações pós-parto, como uma infecção, coágulos sanguíneos ou uma histerectomia	
Seu bebê corre menos riscos de sofrer as complicações muito raras, mas graves, de uma ruptura uterina		Você tem mais chances de ter gestações sem problemas no futuro (exceto problemas com a placenta)	
Você evita o trabalho de parto		Você tem mais chances de ter seu bebê com você desde o nascimento	
Seu companheiro pode planejar a licença que terá depois do nascimento de filho		Você tem mais chances que o organismo de seu bebê esteja pronto para o nascimento e, assim, menor probabilidade de que ele tenha problemas respiratórios	
NÚMERO TOTAL DE ESTRELAS	Cesárea de repetição:		PNAC:

TOMAR UMA DECISÃO

Se você já tomou sua decisão a respeito do nascimento de seu bebê, marque PNAC ou cesárea repetida.

Se ainda não sabe exatamente o que quer fazer, pode marcar a opção "ainda não me decidi" e, depois, marcar os itens da lista a seguir, que poderá ajudá-la a tomar uma decisão.

- Eu gostaria de ter um PNAC (parto natural após cesárea).
- Eu gostaria de ter outra cesárea.
- Ainda não me decidi.
- Eu gostaria de ter mais informações sobre as vantagens e os riscos.
- Eu gostaria de refletir um pouco mais sobre o que é importante para mim.
- Eu gostaria de falar com um médico ou uma parteira sobre as opções que tenho.
- Eu gostaria de ler os relatos de outras mulheres que tomaram uma ou outra decisão.
- Eu preciso encontrar apoio para a escolha que gostaria de fazer.

Diga a seu médico, ou a sua parteira, ou a sua enfermeira obstreta que você gostaria de ter mais informações ou consulte a lista de recursos no Anexo 1 para obtê-las.

Anexo 3

INICIATIVA INTERNACIONAL PARA O NASCIMENTO MÃE-BEBÊ

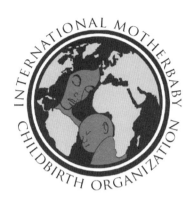

Conhecido globalmente como IMBCI pela sua designação em inglês: *The International Mother-Baby Childbirth Initiative*

10 passos para a otimização dos serviços de maternidade mãe-bebê
Uma iniciativa da Organização Internacional para o Nascimento Mãe-bebê (International Mother-Baby Childbirth Organization). Disponível em: <www.imbci.org>.

RESUMO DOS 10 PASSOS DA IMBCI

Para otimizar um serviço de maternidade Mãe-Bebê é necessário que se estabeleçam políticas escritas e que estas sejam aplicadas em nível de formação e de práticas, exigindo que os prestadores de cuidados implementem os seguintes passos:

- *Passo 1*: Tratar cada mulher com respeito e dignidade.
- *Passo 2*: Possuir e por em prática, como norma, conhecimentos e técnicas de assistência ao parto que otimizem a fisiologia normal do parto e da amamentação.

- *Passo 3*: Informar a mãe sobre os benefícios de um apoio contínuo durante o trabalho de parto e o parto, e defender o seu direito a receber esse apoio por parte dos acompanhantes da sua livre escolha.
- *Passo 4*: Proporcionar métodos não farmacológicos de conforto e alívio da dor, explicando os seus benefícios para a facilitação de um parto normal.
- *Passo 5*: Providenciar práticas baseadas nas evidências científicas comprovadamente benéficas.
- *Passo 6*: Evitar o uso de procedimentos e práticas potencialmente prejudiciais.
- *Passo 7*: Implementar medidas que venham a proporcionar bem-estar e evitar doenças e emergências.
- *Passo 8*: Providenciar o acesso a tratamentos de emergência de qualidade, baseados na evidência científica.
- *Passo 9*: Providenciar um cuidado continuado em colaboração com todos os profissionais, as instituições e as organizações relevantes.
- *Passo 10*: Pretender aplicar as dez medidas para se tornar um Hospital Amigo da Criança.

Anexo 4

A CARTA *CUIDADOS MATERNOS RESPEITOSOS: OS DIREITOS UNIVERSAIS DAS MULHERES GRÁVIDAS*

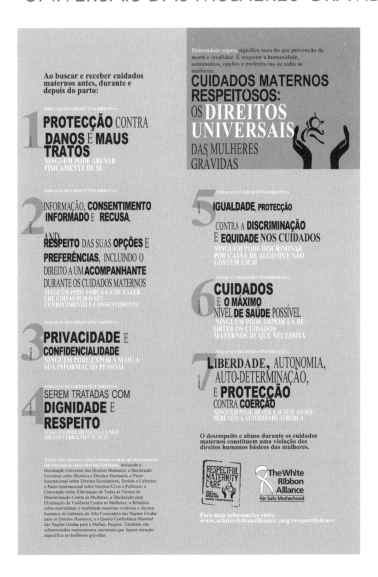

NOTAS E REFERÊNCIAS

PRÓLOGO

1. Quando não foram substituídas por referências mais recentes, as referências da primeira edição deste livro foram conservadas em alguns capítulos, cujo texto original continua a ser atual.
2. Roberge, H. *La Presse*, p. F15, 4 de outubro de 1980.
3. "Connaissez-vous l'AVAC?". *Revista L'Une à L'Autre*, vol. 3, n. 2, p. 8-14, primavera de 1986.
4. Episiotomia é uma incisão na região do períneo (área muscular entre a vagina e o ânus) para aumentar o canal de parto e prevenir que ocorra um rasgamento irregular durante a passagem do bebê. É geralmente realizada com anestesia local. (N.E.)

CAPÍTULO 1

1. Instituto Nacional da Saúde. *Cesarean Childbirth Statement on-line*, 22-24 de setembro de 1980; n. 3(6), p. 1-30; SOGC, 1986. "Sumário da declaração definitiva do painel da Conferência Nacional de Consenso sobre os aspectos de partos por cesariana". *Bulletin de la SOGC*, p. 8-9, março e abril de 1986.
2. Conferência de Consenso dos Institutos Nacionais da Saúde. *Vaginal birth after cesarean: New insights*. Bethesda: Maryland, 8-10 mar. 2010. Disponível em: <http://consensus.nih.gov/2010/images/vbac/vbac_statement.pdf>.
3. Segundo informação de Maria Esther Albuquerque Vilela, da Coordenação Geral de Saúde das Mulheres do Ministério da Saúde, em evento de março de 2014.
4. Lumbiganon, P.; Laopaiboon, M.; Gülmezoglu, A. M.; *et al.*, "Method of delivery and pregnancy outcomes in Asia: The WHO global survey on maternal and perinatal health 2007-08". *The Lancet*, n. 375(9713), p. 490-495, 2010. *Doi*: 10.106/S0140-6736(09)61870-5.
5. Institut Canadien d'Information sur la Santé. *Donner naissance au Canada: Les dispensateurs de soins*. Acesso em: 11 maio 2012.

6. BRASIL. Ministério da Saúde. *Datasus: Indicadores de Saúde.* Disponível em: <www.datasus.gov.br/tabnet/tabnet.htm>. Acesso em: 8 de junho de 2014. Dado adicionado de 2012: comunicação pessoal de Maria Esther de Albuquerque Vilela, Ministério da Saúde.
7. Rede Brasil Atual. *Obstetras querem reduzir número de cesáreas nos Estados Unidos.* 16 abril de 2014. Disponível em: <www.redebrasilatual.com.br>.
8. Roberts, R. G.; Deutchman, M.; King, V. J.; *et al.*, "Changing policies on vaginal birth after cesarean: Impact on access". *Birth*, n. 34(4), p. 316-322, 2007; Declercq, E. R.; Sakala, C.; Corry, M. P.; *et al.*, *Listening to mothers II – The second national U.S. survey of women's childbearing experience.* Nova York: Childbirth Connection, 2006. Disponível em: <www.childbirthconnection.org/listeningtomothers/>.
9. Disponível em: <http://catoper.blogspot.ca/2013/05/taxa-de-parto-cesareo-no-brasil.html>. Acesso em: 13 de junho de 2014.
10. Disponível em: <http://catoper.blogspot.ca/2013/05/taxa-de-parto-cesareo-no-brasil.html>. Acesso em: 13 jun. 2014.
11. Esses resultados são preliminares, e, no momento em que este livro é revisado, as redes socias, os jornais e a mídia televisiva os divulgam amplamente. As mulheres brasileiras, portanto, terão uma importante fonte de informação originada de uma pesquisa, a maior sobre o tema feita no Páis, e devem ficar atentas, pois a melhor forma de tomar as decisões sobre o seu parto é informando-se.
12. Ministério da Saúde. "Nascer no Brasil — inquérito nacional sobre parto e nascimento". Brasília, 2014. Disponível em: <www6.ensp.fiocruz.br/nascerbrasil/>.
13. Rioux-Soucy, L. M. "Femmes enceintes, femmes négligées". *Le Devoir*, p. A-1, A-6, A-7, 8-9 de dezembro de 2007.
14. Institut Canadien D'information sur la Santé. *Donner naissance au Canada: Les dispensateurs de soins.* Ottawa, 2004. Lalonde, A. "La pénurie de ressources humaines en obstétrique au Canada est à nos portes". *Communiqué SOGC*, p. 3, abr. 2008.
15. Hueston, W. J.; Lewis-Stevenson, S. "Provider distribution and variations in statewide cesarean section rates". *Journal of Community Health*, n. 26(1), p. 1-10, 2001.
16. Lacoursière, A. "Les sages-femmes auront du renfort". *La Presse*, 1º de maio de 2008. Rioux-Soucy, L. M.; *Op. cit.* Capítulo 1, #13, 2007.
17. Gagnon, A.; Waghorn, K. "Supportive care by maternity nurses: A work sampling study in an intrapartum unit". *Birth*, n. 23(1), p. 1-6, 1996; McNiven, P. E.; Hodnett, E.; O'BrienPallas, L. L. "Supporting women in labor: A work sampling study of the activities of labor and delivery nurses". *Birth*, n. 19(1), p. 3-8, 1992.
18. Uma acompanhante durante o nascimento — também conhecida como *doula* — é uma mulher que ajuda as mulheres a darem à luz, e que recebe uma formação para isso. As doulas, em geral, encontram suas clientes algumas vezes durante a gestação, lhes oferecem apoio durante todo o parto (trabalho ativo,

nascimento do bebê), bem como durante o período pós-natal. Algumas trabalham em organizações comunitárias, outras são trabalhadoras autônomas e outras ainda são funcionárias de uma empresa. Ver os recursos no Anexo 1 para mais detalhes, dentre os quais o primeiro livro em francês, publicado em 2008, sobre o assunto pelas Éditions Saint-Martin.

19. O misoprostol é uma prostaglandina sintética, medicamento utilizado para "amadurecer" o colo do útero, a fim de que este seja mais favorável ao início do parto. Existem outros tipos de prostaglandinas que são usados para o mesmo fim. O recurso às prostaglandinas é contraindicado para um PNAC.
20. Hofberg, K.; Ward, M. "Fear of pregnancy and childbirth". *Postgraduate Medical Journal,* n. 79, p. 505-510, 2003. Wijma, K. "Why focus on 'fear of childbirth'". *Journal of Psychosomatic Obstetrics and Gynecology,* n. 24(3), p. 141-143, 2003.
21. Coalition for Improving Maternity Services."Evidence basis for the ten steps of mother-friendly care". *The Journal of Perinatal Education,* n. 16(1) Suppl., 2007. Disponível em:<www.motherfriendly.org>.
22. Veloso, C. M. *Medication use of childbirth and unplanned cesarean sections: Associations with stress and coping.* State University of New York at Stony Brook, 2006.
23. Weaver, J. J.; Statham, H.; Richards, M. "Are there 'unnecessary' cesarean sections? Perceptions of women and obstetricians about cesarean sections for nonclinical indications". *Birth,* n. 34(1), p. 32-41, 2007; McCourt, C.; Weaver, J. J.; Statham, H.; *et al.,* "Elective cesarean section and decision making: A critical review of the literature". *Birth,* n. 34(1), p. 65-79.
24. Green, J. M.; Baston, H. A. "Have women become more willing to accept obstetric interventions and does this relate to mode of birth? Data from a prospective study". *Birth,* n. 34(1), p. 6-13, 2007.
25. Chamada em inglês de *active management,* e em português de "manejo ativo", essa abordagem promove uma gestão firme do parto, na qual são impostos limites quanto à duração do trabalho de parto, por exemplo, e na qual ocorrem mais intervenções, em oposição a uma atitude chamada "de espera", que respeita mais o ritmo do corpo das mulheres e que favorece o parto fisiológico. A abordagem dominante na América do Norte é a abordagem dirigida.
26. Klein, M.; Liston, R.; Fraser, W.; *et al.,* "The attitudes of the new generation of Canadian obstetricians:how do they differ from their predecessors". *Birth,* n. 38(2), p. 129-139, 2011.
27. Romano, A. M.; Gerber, H.; Andrews, D. "Social media, power, and the future of VBAC". *The Journal of Perinatal Education,* n. 19(3), p. 43-50, 2010.
28. Vadeboncoeur, H. *La naissance en 2004: qu'est-ce que l'humanisation?* Montreal: Association pour la Santé Publique du Québec, 2004; Vadeboncoeur, H. *La naissance au Québec à l'aube du troisième millénaire: De quelle humanisation parle-t-on?* Tese de doutorado. Ciências Humanas Aplicadas, Universi-

dade de Montreal, 2004; Hivon, M.; Jimenez, V. *Perception d'une naissance et naissance d'une perception: Où en sont les femmes?* Montreal: Publicação do Centre de Santé et de Services Sociaux (CSSS) de la Montagne, 2006; Hunter, N. "Mums having procedures without consent". Disponível em: <www.irishealth.com/index.html?level=4&id=13216>, 2008.

29. Coalition for Improving Maternity Services. *Op. cit.* Capítulo 1, #21, 2007.
30. Bowser, D.; Hill, K. *Exploring evidence for disrespect and abuse in a facility--based childbirth – report of a landscape analysis.* USAID International, 2010.
31. Lajoie, F. "Femmes libres tenues dans l'ignorance. Dossier périnatal". *L'Actualité médicale,* n. 28(10), 21 de março de 2007. Entrevista com a parteira Céline Lemay.
32. Fédération des Médecins Omnipraticiens du Québec, sondage SOM, 2006. Citado por Lajoie, F. *Op. cit.,* Capítulo 1, #31, 2007.
33. Vadeboncoeur, H. *La naissance au Québec à l'aube du troisième millénaire: De quelle humanization parle-t-on?* Tese de doutorado. Ciências Humanas Aplicadas, Universidade de Montreal, 2004.
34. Barger, M. K.; Weiss, J.; Nannimi, A.; *et al.*,"Risk factors for uterine rupture among women who attempt a vaginal birth after a previous cesarean: A case--control study". *J. Reprod. Med.,* n. 56(7-8), p. 313-320, julho e agosto de 2011.
35. Entre os ativistas desse movimento incluíam-se não só grupos de mulheres, mas também alguns profissionais (médicos, enfermeiras) e parteiras preocupados com o que ocorria em obstetrícia.
36. Ministério da Saúde. *Saúde Brasil 2011.* "Apêndice: Quadro 2 – Cronologia das ações para a qualificação da atenção ao parto e a redução das cesáreas desnecessárias". Brasília, 2012.
37. Ministério da Saúde. *Saúde Brasil 2011 – Uma análise da situação de saúde e a vigilância da saúde da mulher.* Capítulo 16: "As Cesarianas no Brasil: situação no ano de 2012, tendências e perspectivas". por Daphne Rattner e colaboradores. Brasília, 2012.
38. Department of Health. *Changing childbirth – Report of the expert maternity group.* Reino Unido, 1993.
39. Maternity Care Working Party. "Making normal birth a reality". *Consensus Statement.* The Royal College of Midwives; Royal College of Obstetricians and Gynaecologists: Reino Unido, 2008.
40. "Déclaration de principe commune sur l'accouchement normal". *JOGC,* n. 221, p. 1.166-1.168, dezembro de 2008.
41. Em Quebec, o programa Ampro (do SOGC) começou a ser implantado em 2008.
42. "Politique de périnatalité 2008-2018". *Un projet porteur de vie.* Ministère de la Santé et des Services Sociaux du Québec.
43. O estudo clínico randomizado canadense Quarisma, sobre a redução da taxa de cesarianas, resultou nas publicações, a partir de 2012, na revista *Birth.* Consulte

os autores Nils Chaillet (Université de Sherbrooke, Canadá), Michel Rossignol e Jean-Marie Moutquin.
44. Conferência de Consenso dos Institutos Nacionais da Saúde. *Op. cit.* Capítulo 1, #2, 2010.
45. Romano, A. M.; Gerber, H.; Andrews, D. *Op. cit.* Capítulo 1, #27, 2010.
46. Disponível em:<www.imbci.org>.
47. Alliance pour le Ruban Blanc pour la Maternité Sans Risque (White Ribbon Alliance for Safe Motherhood), 2012.
48. OMS, "The prevention and elimination of disrespect and abuse during facility--based childbirth", 2014. Disponível em: <www.who.int/reproductivehealth/topics/maternal_perinatal/statement-childbirth/en/>.
49. Mello, E.; Souza, C. *C-sections as ideal births: the cultural construction of beneficience and patients' rights in Brazil.* Cambridge, p. 364-365, 1994 (citadas por Hopkins, K.; Potter, J. E. "Are brazilian women really begging for cesareans?" *XI Encontro Nacional de Estudos Populacionais da ABEP*, p. 96, 1998).
50. A taxa de cesáreas em 2012 nos Estados Unidos foi de 32,8% (Center for Disease Control and Prevention).
51. Schulman, H. diretor do departamento de obstetrícia e ginecologia do Collège de médecine Albert Einstein de Nova York, citado por Norwood, C. *How to avoid a cesarean section.* Nova York: Simon & Schuster, p. 11, 1984.
52. Medicamento hormonal que tem, entre outras, a finalidade de iniciar um parto que demora. Pode ser administrado oral ou localmente sobre o colo para fazê--lo "amadurecer".
53. Oxitocina sintética, também conhecida sob o nome de *Syntocinon*.
54. Brabant, I.. "La vie en rose". *Hors-série,* p. 109, 2005.
55. Bouchez, C. "Caesarean on rise despite risks to baby-mom". 2006. Disponível em: <www.foxnews.com>.
56. St-Amant, S. "La construction medico-médiatique du concept de 'césarienne sur demande'". *Mamanzine,* n. 10(1), p. 27-30, 2006.
57. Declercq, E. R.; Sakala, C.; Corry, M. P.; *et al., Op. cit.* Capítulo 1, #8, 2006; McCourt, C.; Weaver, J.; Statham, H.; *et al.,* "Cesarean section and decision--making: A critical review of the Literature". *Birth,* n. 34(1), p. 65-79, 2007; Weaver, J. J.; Statham, H. H.; Richards, M. *Op. cit.* Capítulo 1, #23, 2007; Turner, C. E.; Young, J. M.; Solomon, M. P.; *et al.* ,"Vaginal delivery compared with elective caesarean section: The views of pregnant women and clinicians". *BJOG,* 2008. *DOI*: 10.1111/j.14710528.2008.01892.x.
58. Duperron, L. "La césarienne sur demande: Devrions-nous en faire un droit?". *Canadian Family Physician,* n. 57(11), p. 1.250-1.252; *La césarienne sur demande.* Enjeux: Radio-Canada, reportagem, out. 2005.
59. Fédération Internationale de Gynécologie et D'obstétrique (Figo). Committee for the Ethical Aspects of Reproduction and Women's Health. *Recommendations on ethical issues in obstetrics and gynecology.* Londres, 2003; Société des

Obstétriciens et Gynécologues du Canada (SOGC). *La position de la SOGC au sujet des césariennes de convenance* – Avis de la SOGC. Ottawa, 10 de março de 2004.
60. Acog. "New Acog opinion addresses elective cesarean controversy". *Acog new release*, 31 de outubro de 2003. Disponível em: <www.acog.org>.
61. Acog. "Cesarean delivery associated with increased risk of maternal death from blood clots, infection, anesthesia". *Acog News Release,* 31 de agosto de 2003; Acog. *Evaluation of cesarean delivery.* Washington, 2000.
62. "Patient-requested cesarean update". *Acog. News Release.* Washington, 2006.
63. Segundo Nils Chaillet, projeto *Essai Quarisma*, 2006, citando: Morrison, J.; MacKenzie, I. Z.; "Cesarean section on demand". *Semin Perinatol,* n. 27(1), p. 20-33,2003; Devendra, K.; Arulkumaran, S. "Should doctors perform an elective caesarean section on request?". *Ann. Acad. Med. Singapore*, n. 32(5), p. 577-581; Gamble, J. A.; Creedy, D. K. "Women's request for cesarean section:a critique of the literature". *Birth,* n. 27(4), p. 256-263, 2000.
64. Saisto, T.; Salmela-Aro, K.; Nurmi, J. E.; *et al.,* "A randomized controlled trial of intervention in fear of childbirth". *Obstet. Gynecol.,* n. 98(5), p. 820-826, 2001; Nerum, H.; Halvorsen, L.; Sorlie, T.; *et al.,* "Maternal request for cesarean section due to fear of birth: Can it be changed through crisis-oriented counseling?". *Birth,* n. 33(3), p. 221-228, 2006.
65. Nerum, H.; *et al., Op. cit.* Capítulo 1, #64, 2006.
66. Declercq, E. R.; Sakala, C.; Corry, M. P.; *et al., Op. cit.* Capítulo 1, #8, 2006.
67. Potter, J. E.; Hopkins, K.; Perpétuo, I. "Women's autonomy and scheduled cesarean section in Brazil: A cautionary tale". *Birth,* n. 35(1), p. 33-40, 2008; Hopkins, K. "Are brazilian women really choosing to deliver by cesarean?". *Soc. Sci. Med.,* n. 51(5), p. 725-740, 2000.
68. Rioux-Soucy, M. H."Redonner vie à la première ligne: Les obstétriciens gynécologues appellent à l'aide les médecins de famille, sages-femmes et infirmières". *Le Devoir,* p. A-7, 8-9 de setembro de 2007.
69. Francoeur, Diane (presidente da AOGQ). "Dossiê femmes enceintes, femmes négligées". *Le Devoir,* p. A-7, 8-9 de dezembro de 2007.
70. Klein, M."Do family physicians 'prevent' caesarean sections? A Canadian exploration". *Fam. Med.,* n. 20(6), p. 431-436, 1988.
71. Klein, M.; Lloyd, I.; Redman, C.; *et al.,* "A comparison of low-risk pregnant women booked for delivery in two systems of care: Shared-care (consultant) and integrated general practice – UnitI. Obstetrical Procedures and neonatal outcome". *Brit. J. Obst. & Gyn,* n. 90(2), p. 118-122, 1983.
72. Segundo a Organisation pour la Coopération Économique et le Développement (OCDE), citada em *News Birth,* n. 34(1), p. 92, 2007.
73. Autor anônimo. "More us women dying in childbirth". *CBSNews,* 2007. Disponível em: <www.cbsnews.com/stories/2007/08/24/health/main3202083.

shtml>; Maternal. "Mortality rate in U.S. highest in decades, expertssay". *Kaisernetwork.org*, 27 de agosto de 2007.
74. Ministério da Saúde. *Op. cit.* Capítulo 1, #37, 2012.
75. A peridural é, segundo o dicionário *Le Petit Larousse Illustré,* 2004, uma "anestesia regional da bacia por meio de uma injeção no espaço peridural, passando entre duas vértebras". Substâncias medicamentosas — entre elas, narcóticos — são injetadas no espaço que separa o canal raquidiano da dura-máter, que é uma membrana fibrosa que circunda e protege o tecido nervoso cerebral e raquidiano.
76. Institut Canadien d'Information sur la Santé. *Donner naissance au Canada: Tendances régionales de 2001-2002 à 2005-2006 – Analyse en bref.* Ottawa, 2007.
77. Fonte: OECD Health Data, 2011. Disponível em: <www.oecd-ilibrary.org/sites/health_glance-2011-en/04/09/g4-09-01.html?itemId=/content/chapter/health_glance-2011-37-en&_csp_=c3a4183dfb73fe547b4ee7d62f9a0058>.
78. Betrán, A. P.; Merialdi, M.; Lauer, J. A.; *et al.,* "Rates of cesarean section: Analysis of global, regional and national estimates". *Paediatric and perinatal epidemiology,* n. 21, p. 98-113, 2007. Disponível em: <www.ncbi.nlm.nih.gov/pubmed/17302638>. Acesso em: 12 de agosto de 2014.
79. Betrán, A. P.; Merialdi, M.; Lauer, J. A.; *et al., IBID,* #78.
80. Institut Canadien d'Information sur la Santé, *Op. cit.* Capítulo1, #76, 2007.
81. Affonso, D. *Impact of cesarean childbirth.* Filadélfia: Davis, p. 6.
82. Baptisti, Richards L. *The VBAC experience.* Bergin & Garvey, p. 4, 1987.
83. Tentei obter as taxas de PNAC de diferentes países junto à Organização Mundial da Saúde e a outras fontes, sem sucesso. Mesmo no Canadá, os dados são incompletos nos últimos anos (ICIS). É muito raro que os dados estejam disponíveis. Ou então, as taxas são calculadas com outros parâmetros, o que torna impossível qualquer comparação.
84. O Ministère de la Santé et des Services Sociaux (MSSS) definiu da seguinte forma a taxa de PNAC: entre as mulheres que tiveram um bebê em 2009 e que haviam tido uma cesárea em sua gravidez anterior, 19% tiveram um parto por via vaginal, desta vez.
85. Comunicação pessoal de Daphne Rattner, com base em dados do Sistema de Informação sobre Nascidos Vivos doMinistério da Saúde.
86. Korte, D."Infant mortality, cesarean and VBAC rates". *Mothering,* n 89, julho-agosto de 1998.
87. Organização Mundial da Saúde, "Appropriate technology for birth". *The Lancet,* 24 de agosto de 1985.
88. Société des Obstétriciens et Gynécologues du Canada (SOGC),"Sommaire de la déclaration definitive du panel de la Conférence nationale d'unanimité sur les aspects de l'accouchement par césarienne". *Bulletin de la SOGC,* p. 8-9, março-abril de 1986.

89. Hormônios usados para fazer "amadurecer" o colo do útero, em vista do início artificial do trabalho de parto.
90. SOGC, *ibidem*, #86.
91. Acog. "Vaginal birth after cesarean". *Practice Bulletin*, n. 5, 1999.
92. Ministère de la Santé et des Services sociaux du Québec, Statistiques. "Hausse et baisse des taux d'AVAC au Québec de 1990-1991 à 2009-2010", Accouchements et naissances.
93. Agency for Health Care Research and Quality. *US Department of Health, VBAC Summary Evidence Report/Technology Assessment*, n. 71, 2003.
94. "News". *Birth*, n. 34(1), p. 94, 2007.
95. Trata-se de recomendações orientadoras e não obrigatórias, segundo as associações médicas. Ver a seção "Posições oficiais a respeito do PNAC", no capítulo 2.
96. Os hospitais são classificados, em Quebec, por nível de cuidados, desde cuidados gerais a cuidados muito especializados. Em um hospital de nível I, as mulheres não devem apresentar fatores de riscos importantes; podem ocorrer partos, mas eles não têm necessariamente um ginecologista-obstetra; nesse caso, as cesáreas são feitas por um cirurgião geral.Em um hospital de nível II (por exemplo,um hospital regional), são aceitas também mulheres cuja gravidez apresente alguns riscos, há especialistas disponíveis (ginecologista-obstetra, anestesista, pediatra), mas eles podem ficar de plantão em casa.Em um hospital de nível III, sempre há especialistas presentes no local, 24 horas por dia. Como existe uma certa mobilidade do pessoal médico — por exemplo, um período em que faltam anestesistas ou pediatras — o nível de cuidados do hospital pode variar.
97. Guise, J. M.; McDonagh, M.; Hashima, J.; *et al.*, "Agency for healthcare research and quality Vaginal Birth After Cesarean (VBAC)". *Evidence Report/Technology Assessment*, n. 71, Capítulo 3, Questão 1, Likelihood of Vaginal Delivery, 2 de março de2003.
98. Chang, J. J.; Stamilio, D. F.; Macones, G. A.; "Effect of hospital volume on maternal outcomes in women with prior cesarean delivery undergoing trial of labor". *American Journal of Epidemiology Advanced Access*, n. 167(6), p. 711-718, 2008.
99. Para uma explicação completa e detalhada do que leva, de modo crescente, a uma perda do poder das mulheres no domínio da reprodução e, em especial, no que diz respeito ao parto, ver a excelente tese de doutorado escrita por Stéphanie Saint-Amant, na UQAM, Departamento de Semiologia em 2012 (*Déconstruire l'accouchement – Épistémologie de la naissance, entre expérience féminine, phénomène biologique et praxis technomédicale.*UQAM: Montréal).
100. Ministério da Saúde. *Op. cit.* Capítulo 1, #37, 2012.
101. Constatei recentemente, consultando estatísticas governamentais, que o peso médio dos bebês ao nascer não parece ter aumentado, pelo menos em Quebec.
102. Declercq, E. R.; Sakala, C.; Corry, M. P.; *et al., Op. cit.* Capítulo 1, #8, 2006.

103. Ministério da Saúde. *Op. cit.* Capítulo 1, #36, 2012.
104. Faundes, A.; Cecatti, J. G. "A operação cesárea no Brasil: incidência, tendências, causas, consequências e propostas de ação". *Cad. Saúde Pública,* n. 7(2), p. 150-73, 1991. Citado por Ministério da Saúde. *Op. cit.* Capítulo 1, #37, 2012.
105. Ministério da Saúde. *Op. cit.* Capítulo 1, #37, 2012.
106. Vadeboncoeur, H."As cesarianas e as consequências emocionais para as mulheres: uma reflexão". *Proenf. – Saúde Maternal e Neonatal,* ciclo 3, vol.3, São Paulo: Artmed, p.33-74, p.35.
107. Diniz, S. G. "Gênero, saúde materna e o paradoxo perinatal". *RevistaBrasileira Crescimento e Desenvolvimento Humano,* n. 19(2), p. 313-26, 2009.
108. British Columbia Perinatal Health Program. *Caesarean birth task force report.* Vancouver, fev. 2008.
109. "Cesarean section — Why does the national U.S. cesarean section rate keeps going up?", dez. 2007. Disponível em: <www.childbirthconnection.org/article.asp?ck=10456>.
110. Klein, M.; Liston, R.; Fraser, W.; *et al.,* "The attitudes of the new generation of Canadian obstetricians: How do they differ from their predecessors". *Birth,*n. 38(2), p. 129-139, 2011.
111. Acog. "Patient-requested cesarean update". *Acog News Release,* 6 de maio de 2006. Disponível em: <www.acog.org>.
112. Ponte, W. "Cesareans — Why so many?". *Mothering,* setembro de outubro 2007. Disponível em: <www.childbirthconnection.org>.
113. McCourt, C.; Weaver, J.; Statham, H.; *et al., Op. cit.* Capítulo 1, #23, 2007; Faundes, A.; Padua, K. S. de; Duarte, Osis M. F.; *et al.,* "Opinião de mulheres e médicos brasileiros sobre a preferência pela via de parto". *Revista Saúde Pública,* n. 38(4), p. 488-494, 2004; Weaver, J. J.; Statham, H.; Richards, M. *Op. cit.* Capítulo 1, #23, 2007.
114. Declercq, E. R.; Sakala, C.; Corry, M. P.; *et al., Op. cit.* Capítulo 1, #8, 2006.
115. Gagnon, A. J.; Meier, K. M.; Waghorn, K. "Continuity of nursing care and its link to cesarean birth rate". *Birth,* n. 34(10), p. 26-31, 2007.
116. Federação Internacional de Ginecologistas e Obstetras (Figo). *In:* Christilaw, J. E. 2006. "Cesarean section by choice: Constructing a reproductive rights framework for the debate". *International Journal of Gynecology and Obstetrics,* n. 94, p. 262-268, 2006.
117. Declercq, E. R., *et al., Op. cit.* Capítulo 1, #8, 2006.
118. Potter, J. E.; Hopkins, K.; Faundes, A.; *et al.,* "Women's autonomy and scheduled cesarean sections in Brazil: A cautionary tale". *Birth,* n. 35(1), p. 33-40, 2008.
119. Gamble, J.; Creedy, D.; McCourt, C.; *et al.,* "A critique of the literature on women's request for cesarean section". *Birth,* n. 34(4), p. 331-340, 2007.
120. Betrán, A. P.; Meridaldi, M.; Lauer,J. A.; *et al., Op. cit.* Capítulo 1, #78, 2007.
121. Régie de l'Assurance-maladie du Québec. *Manuel des médecins spécialistes.* Gouvernement du Québec, 2006.

122. No Brasil, a obstetrícia é a segunda especialidade médica com mais processos nos Conselhos de Medicina, proporção só inferior à de Cirurgia Plástica.
123. Paula (nome fictício). Um PNAC recusado pelos médicos depois de duas cesáreas a 39 semanas de gestação, embora estivesse combinado com o médico de família que isso seria possível até esse momento. E-mails enviados à autora (2002).

CAPÍTULO 2

1. Dra. Vania Jimenez (obstetra, pesquisadora e escritora). "Naissances: les intervenantes ont-elles vraiment le choix?". *Obstétrique et santé publique: élargir les perspectives sur la réalité de la naissance.* Congresso Anual da Association pour la Santé Publique du Québec, 23-30 de novembro de 2004.
2. Chen, M. M.; Hancock, H. "Women's knowledge of options for birth after caesarean section". *Women Birth.* Doi :10.106/j.wombi.2011.08.001, 2011.
3. Ministério da Saúde. *Op. cit.* Capítulo 1, #12, Brasília, 2014.
4. Possamai-Inesedy, A. "Confining risk: Choice and responsibility in childbirth in a risk society". *Health Sociology Review*, n. 15(4), ´p. 406-414, outubro de 2006.
5. Donovan, S. "Inescapable burden of choice? The impact of a culture of prenatal screening on women's experiences of pregnancy". *Health Sociology Review*, n.15(4), p. 397-405, 2006. Número especial: *Childbirth, Politics & the Culture of Risk.*
6. Quéniart, A. *Le corps paradoxal, regards de femmes sur la maternité.* Montréal: Editions Saint-Martin, 1988.
7. De Koninck, M. D.; "Reflections on the transfert of 'progress': The case of reproduction". *In:* Sherwin, S. (dir.). *The politics of women's health: Exploring agency and autonomy.* Filadélfia: Temple University Press, 1998, p. 150-177. Citado por Fisher, C.; Hauck, Y.; Fenwick, J. "How social impacts on women's fears of childbirth: A Western Australian Example". *Social Science and Medicine*, n. 63, p. 64-75, 2006.
8. Faço parte de diversas listas de discussão na web, cujos membros são profissionais de saúde:médicos, parteiras, enfermeiras etc. Com o passar dos anos, eu me dei conta de que nem todos estão atualizados em relação à pesquisa sobre o PNAC.
9. Entendo por risco "de base" aquele apresentado por um PNAC espontâneo (não iniciado por meios artificiais).
10. A incisão transversal baixa é aquela feita horizontalmente no segmento inferior do útero. Ela corresponde à linha chamada do "biquíni" (sobre a linha dos pelos pubianos), feita sobre a pele.
11. Beckett, V. A.; Regan, L. "Vaginal birth after cesarean:the european experience". *Clinical Obstetrics and Gynecology*, n. 44, p. 594-603, 2001.
12. Flamm, B. "Vaginal birth after caeserean and the New England Journal of Medecine: A strange controversy". *Birth*, n. 28(4), p. 276, 2001.

13. Lieberman, E. "Risk factors for uterine rupture during a trial of labor after a cesarean section". *Clin Obstet & Gynecol*, n. 44, p. 609-621, 2001.
14. Baskett, T. F.; Kieser, K. E. "A 10-year, population-based study of uterine rupture". *Obstet. Gynecol.*, n. 97(4). Suppl 1, p. S69, 2001.
15. Lieberman, E.; Ernst, E. K.; Rooks, J. P.; *et al.col.,* "Results of a national study of vaginal birth after cesarean in birth centers". *Obstet. Gynecol.*, n. 104(5 Part 1), p. 933-942, 2004.
16. Coalition for Improving Maternity Services. *Op. cit.* Capítulo 1, #21, 2007.
17. Hugues, W. M. *Out-of-hospital VBAC: Assessing the risks for midwives.* Seattle: Midwifery School, 2005.
18. Chauhan, S. P.; Martin, J. N.; Henrichs, C. E.; *et al. col.,* "Maternal and perinatal complications with uterine rupture in 142.075 patients who attempted vaginal birth after cesarean delivery: A review of the literature". *Am. J. Obstet. Gynecol.*, n. 189(2), p. 408-417, 2003.
19. Conferência de Consenso dos Institutos Nacionais da Saúde. *Vaginal birth aftercesarean – New insights.* Bethesda: Maryland, 8-10 de março de 2010. Disponível em: <http://consensus.nih.gov/2010/images/vbac/vbac_statement.pdf>.
20. A amniocentese é um diagnóstico pré-natal em que é feita uma aspiração transabdominal de pequena quantidade de fluido amniótico da bolsa amniótica, a bolsa que envolve o feto. É muito aconselhada aos pais para que se possa ver possíveis deformações genéticas durante a gravidez (N.E.).
21. Histerectomia é a cirurgia de retirada do útero (N.E.).
22. Guise, J. M.; McDonagh, M.; Hashima, J.; *et al.col., Op. cit.* Capítulo 1, #97, 2003.
23. Guise, J. M.; McDonagh, M. S.; Osterweil, P.; *et al. col.,* "Systematic review of the incidence and consequences of uterine rupture in women with previuous caesarean section". *BMJ*, n. 329(7.456), p. 1-7, 2004.
24. Enkin, M.; Keirse, M. J. N. C.; Neilson, J.; *et al.,col., A guide to effective care in pregnancy and childbirth.* 3ª ed., Oxford University Press, 2000. Disponível em:<www.childbirthconnection>.
25. Trata-se do cordão que é comprimido entre a cabeça do bebê e o colo do útero, por exemplo, quanto a bolsa é rompida antes que a cabeça do bebê esteja bem encaixada na pelve. Essa situação exige uma cesárea de urgência.
26. Conferência de Consenso dos Institutos Nacionais da Saúde. *Op. cit.* Capítulo 2, #19, 2010.
27. Flamm, B. *Op. cit.* Capítulo2, #12, 2001.
28. Ministère de la Santé et des Services Sociaux (MSSS), Québec, 2011.
29. Kaczmarczyk, M.; Sparén, P.; Terry, P.; *et al.,* "Risk factors for uterine rupture and neonatal consequences for uterine rupture:a population-based study of successive pregnancies in Sweden". *BJOG: An International Journal of Obstetrics and Gynaecology,* n. 114(10), p. 1.208-1.214, 2007; Dekker, G. A.; Chan,

A.; Luke, C. G.; *et al.*, "Risk of uterine rupture in Australian women attempting a vaginal birth after one prior caesarean section:a retrospective population--based cohort study". *BJOG*, n. 117(11), p. 1.358-1.365. *Doi:*10.1111/j.1471-0528.2010.02688.x,2010.
30. Nice, National Collaborating Centre for Women's and Children's Health, "Caesarean section clinical guideline". 2004. Disponível em: <http://nice.org.uk/nicemedia/live/10940/29334.pdf>.
31. Buhimschi, C. S.; Buhimschi, I. A.; Patel, S.; *et al.*, "Rupture of the uterine scar during term labour:contractility or biochemistry?". *BJOG: An International Journal of Obstetrics and Gynaecology,*n. 112(1), p. 38-42, 2005.
32. Kolderup, L.; McLean, L.; Grullon, K.; *et al.*, "Misoprostol is more efficacious for labor induction than prostaglandin E2, but is it associated with more risk?". *Am. J. Obstet. Gynecol.*, 180(6), p. 1.543-1.550, 1999; Lieberman, E. *Op. cit.* Capítulo 2, #13, 2001.
33. Plaut, M. M.;Schwartz, M. L.; Lubarsky, S. L. "Uterine rupture associated with the use of misoprostol in the gravid patient with a previous cesarean section". *Am. J. Obstet. Gynecol.*, n. 180(6), p. 1.535-1.542.
34. Gaskin, I. M. "Cytotec: Dangerous experiment or panacea?". 2000. Disponível em: <http://archive.salon.com/health/feature/2000/07/11/cytotec/print.html>.
35. SOGC, *Le déclenchement du travail à terme.* Declaração n. 107, 1996.
36. Lydon-Rochelle, M.; Holt, V. L.; Easterling, T. R.; et al., "Risk of uterine rupture during labor among women witha prior cesarean delivery". NEJM, n. 345, p. 3-8, 2001.
37. Haper, L. M.; Cahill, A. G.; Boslaugh, S.; *et al.*, "Association of induction of labor and uterine rupture in women attempting vaginal birth after cesarean: A survival analysis". *Am. J. Obstet. Gynecol.*, n. 206(1), p. 51.e1-5. Epub, 24 de setembro de 2011.
38. Massachusetts Dept. of Public Health. "Use of hospital discharge data to monitor uterine rupture". *MMWR Morb Mortal Wkly. Rep.*, n. 49(12), p. 245-248, 2000.
39. Flamm, B. *Op. cit.* Capítulo2, #12, 2001.
40. Trata-se da oxitocina sintética, administrada para induzir ou estimular artificialmente o parto (N.E.).
41. Na França, esse tipo de incisão chama-se "incisão corporal".
42. Lieberman, E. *Op. cit.* Capítulo 2, #13, 2001.
43. A fase latente do trabalho de parto se situa antes da fase ativa, isto é, antes de uma dilatação de pelo menos 3 a 4 cm do colo uterino e de contrações regulares e fortes.
44. Leung, A.; Leung, E.; Paul, R. "Uterine rupture after previous caesarean delivery: Maternal and fetal consequences". *Am. J. Obstet. Gynecol.*, n. 169, p.

945-950, 1993; Grubb, D. K.; Jjos, S. L.; Paul, R. "Latent labor with an unknown uterine scar". *Obstet. Gynecol.*, n. 88, p. 351-355, 1996.
45. São administradas uma após a outra.
46. Macones, G. A.; Peipert, J.; Nelson, D. B.; *et al.*, "Maternal complications with vaginal birth after cesaean delivery: A multicenter study". *Am. J. Obstet. Gynecol.*, n. 193(5), p. 1.656-1.662, 2005.
47. Bujold, E.; Blackwell, S. C.; Gauthier, R. J. "Cervical ripening with transcervical foley catheter and the risk of uterine rupture". *Obstet. Gynecol*, n. 103(1), p. 18-23, 2004.
48. Declercq, E. R.; *et al.,Op. cit.* Capítulo 1, #8, 2006.
49. Blanchette, H.; Blanchette, M.; McCabe, J.; *et al.,* "Is vaginal birth after cesarean safe? Experience in a community hospital". *Am. J. Obstet Gynecol.*, n. 184(7), p. 1.478-1.484, 2001; Zelop, C. M.; Shipp, T. D.; Repke, J. T.; *et al.*, "Uterine rupture during induced or augmented labor in gravid women with one prior cesarean delivery". *Am. J. Obstet. Gynecol.*, n. 181(4), p. 882-886, 1999; Dekker, G. A.; Chan, A.; Luke, C. G.; *et al., Op. cit.* Capítulo 2, #29, 2010.
50. Flamm, B. *Op. cit.* Capítulo2, #12, 2001.
51. Observação feita durante a realização de meu estudo de doutorado e confirmada por uma ginecologista-obstetra:Vadeboncoeur, H. *La naissance au Québec à l'aube du 3e millénaire: de quelle humanisation parle-t-on?* Tese de doutorado. Ciências humanas aplicadas, Universidade de Montreal, 2004.
52. Bujold, E. *Prise en charge de scénarios d'AVAC.* Congrès des omnipraticiens en obstétrique, SOGC, Montréal, 17 de novembro de 2006.
53. Conferência de Consenso dos Institutos Nacionais da Saúde. *Op. cit.* Capítulo 2, #19, 2010.
54. Goyet, M.; Bujold, E. Society for Maternal-Fetal Medicine, Miami Beach/Flórida, 30 de janeiro.-4 de fevereiro de 2006. Citado por *Medscape OB/GYn & Women's Health,* n. 11(1), 2006.
55. Heffner, L. J.; Elkin. E.; Fretts, R. C. "Impact of labor induction, gestational age, and maternal age on caesarean delivery rates". *Obstetrics and Gynecology*, n. 102(2), p. 287-293, 2003.
56. Trata-se de uma situação em que os ombros do bebê têm dificuldade para sair.
57. Coalition for Improving Maternity Services. *Op. cit.* Capítulo 1, #21, 2007.
58. Flamm, B. *Op. cit.* Capítulo 2, #12, 2001; Lieberman, E. *Op. cit.* Capítulo 2, #13, 2001.
59. As aderências são a formação de tecido cicatricial devido à cirurgia.
60. Acog. "Vaginal Birth after previous cesarean delivery". *Practice Bulletin*, n. 115, agosto de 2010.
61. Flamm, B. *Op. cit.* Capítulo 2, #12, 2001.
62. Durnwald, D.; Mercer, B. "Uterine rupture, perioperative and perinatal morbidity af ter single-layer and double-layer closure at cesarean delivery". *Am. J. Obstet. Gynecol.*, n. 189(4), p. 925-929, 2003.

63. Koppel, E.; Struzyk, B.; Zbieszczyk, J. "Cesarean section using single-layer tansisthmic uterine sutures". *Zentralbl. Gynakol.*, n. 105(23), p. 1.522-1.525, 1983.
64. Durnwald, D.; Mercer, B. *Op. cit.* Capítulo2, #62, 2003.
65. Roberts, R. G.; Chaillet, N.; Boutin, A.; et al., "Singleversus double-layer closure of the hysterotomy incision during cesarean delivery and risk of uterine rupture". *Int. J. Gynaecol. Obstet.* n. 115(1), p. 5-10, outubro de 2011. Epub, 26 de julho de 2011.
66. Coalition for Improving Maternity Services. *Op. cit.* Capítulo 1, #21, 2007; Enkin, M. W.; Wilkinson, C. "Single *versus* two layer suturing for closing the uterine incision at caesarean section". *Cochrane Database Syst. Rev.*, 2000 (2):CD000192, Oxford: Biblioteca Cochrane, ed. 2, 2001; Bujold, E.; Bujold, C.; Gauthier, R. J. "Uterine rupture during a trial of labor after a one *versus* two-layer closure of a low transverse cesarean – Abstracts of the 2001 21st annual meeting of the Society for Maternal-Fetal Medicine". *Am. J. Obstet Gynecol.*, n. 184 (suppl), p. S18, 2001; Cheung, V. Y.T. "Sonographic measurement of the lower uterine segment thickness in women with previous caesarean section". *Journal of Obstetrics and Gynecology Canada*, n. 27(7), p. 674-681, 2005; Sen, S.; Malik, S.; Salhan, S. "Ultrasonographic evaluation of lower uterine segment thickness in patients of previous caesarean section". *International Journal of Gynecology and Obstetrics,* n. 87(3), p. 215-219, 2004.
67. Bujold, E.; Goyet, M.; Marcoux, S.; et al., "The role of uterine closure in the risk of uterine rupture". *Obstetrics & Gynecology*, n. 116(10), p. 43-50, 2010.
68. No capítulo 3, há um quadro que contém mais informações sobre os fatores que influenciam de modo positivo ou negativo o risco de ruptura uterina em um PNAC, assim como as chances de que ele seja concluído. A tabela contém os resultados de estudos científicos, bem como as opiniões das associações médicas.
69. Klein, M. "Attitudes drive everything:with providers and women fearful of birth and operating in an evidence vacuum, the results are not wonderful". *Science and Sensibility*, 22 de junho de 2011. Disponível em: <www.scienceandsensibility.org/ ?tag=michael-klein-md>.
70. "Oportuno: que convém à época, ao lugar, às circunstâncias; que acontece no momento exato". *Le Petit Larousse Illustré*, p. 718, 2004.
71. SOGC, *Directive clinique sur l'accouchement vaginal chez les patients ayant déja subi une césarienne,* n. 155, 2005.
72. Autor anônimo, "SOGC does about face with new VBAC guidelines". *Clarion*, n. 19(3), p. 1, 2004.
73. Carr, C. A.; Burkhardt, P.; Avery, M. "Vaginal birth after cesarean birth: A national survey of U.S. midwifery practice". *Journal of Midwifery & Women's Health*, n. 47(5), p. 347-352, 2002.
74. Leung, A.; Leung, E.; Paul, R. *Op. cit.* Capítulo 2, #44, 1993. Wagner, M. *What every midwife should know about Acog and VBAC: Critique of Acog* Practice

Bulletin, n. 5, julho de 1999. Disponível em: <www.midwiferytoday.com/articles/Acog.asp>;Holmgren, C.; Scott, J. R.; Porter, T. F.; *et al.*, "Uterine rupture with attempted vaginal birth after cesarean delivery: Decision-to-delivery time and neonatal outcome". *Obstet. Gynecol.,* n. 119(4), p. 725-731, abril de 2012.

75. Foureur, M.; Ryan, C. L.; Nicholl, M.; *et al.*, "Inconsistent evidence: Analyses of six national guidelines for vaginal birth alter cesarean section". *Birth,* n. 37(1), p. 3-10, 2010.
76. Conferência de Consenso dos Institutos Nacionais da Saúde. *Op. cit.* Capítulo 1, #2, 2010. Declaração final.
77. Fórum Multidisciplinar de Discussão em Obstetrícia. Canadá, 2008.
78. Pixie Williams, médico norte-americano.
79. The American Academy of Family Physicians. "Trial of Labour After Caesarean (TOLAC)". *Formerly trial of labor versus elective repeat caesarean section for the woman with a previous caesarean section: A review of the evidence and recommendations by the american academy of family physicians,* 2005.
80. Wagner, M. "What every midwife should know about Acog and VBAC: Critique of Acog *Practice Bulletin*", n. 5, julho de 1999. Disponível em: <www.midwiferytoday.com/articles/acog.asp>.
81. Janssen, P. A.; Ryan, E. M.; Etches, D. J.; *et al.*, "Outcomes of planned hospital birth attended by midwives compared with physicians in British Columbia". *Birth,* n. 34(2), p. 140-147, 2007; Blais, R.; Joubert, P.; Collin, J.; *et al. col.*, "Que nous apprend l'évaluation des projets-pilotes de la pratique des sages-femmes". *Interface,* vol. 19(3), p. 26-37, 1998.
82. Johnson, K. C.; Daviss, B. A. "Outcomes of planned home births with certified professionnel midwives: Large prospective study in North America". *British Medical Journal,* n. 330(7.505), p. 1.416-1.427, 2005.
83. Albers, L. L. "Safety of VBACs in birth centers:choices and risks". *Birth,* n. 32(3), p. 229-231, 2005.
84. Avery, M. D.; Carr, C. A.; Burkhardt, P. "Vaginal birth after caesarean section: A pilot study of outcomes in women receiving midwifery care". *Journal of Midwifery and Women's Health,* n. 49(2), p. 113-117, 2004.
85. Thompson, S. "VBAC litigation paranoia". *The female patient,* 2003. Disponível em: <www.femalepatient.com>.
86. Hugues, W. M.*Out-of-hospital VBAC: Assessing the risks for midwives.* Seattle: Midwifery School, 2005.
87. Zinberg, S. "Recommandation on VBAC based on risk of uterine rupture". *Acog Today,* n. 2, abril de 2000.
88. Saint-Amant, S. *Déconstruire l'accouchement – Épistémologie de la naissance, entre expérience féminine, phénomène biologique et praxis technomédicale.* Tese de doutorado, Semiologia, UQAM, Montréal, Canadá, 2012.
89. Perreault, M. "Le monitoring foetal pas facile à remplacer". *La Presse,* n. 11 de fevereiro de 2007.

90. Wagner, M. *Op. cit.* Capítulo 2, #80, 2001.
91. Institut National d'Excellence en Santé et Services Sociaux, Gouvernement du Québec (INESSS), "Mesures prometteuses pour diminuer le recours aux interventions obstétricales pour les femmes à faible risque". *Relatório*, 11 de setembro de 2012. Disponível em: <http://www.inesss.qc.ca/publications/publications/publication/mesures-prometteuses-pour-diminuer-le-recours-aux-interventions-obstetricales-evitables-pour-les-f.html>.
92. Enkin, M.; Keirse, M. J. N. C.; Neilson, J.; *et al., Op. cit.* Capítulo 2, #24, 2000.
93. Fazer um estudo randomizado a respeito do PNAC significaria deixar ao acaso a decisão de colocar as mulheres no grupo que teria um PNAC ou no grupo que faria uma cesárea iterativa. Na Austrália, há alguns anos, houve uma tentativa de fazer um, mas não foi possível formar os grupos: as mulheres que já tinham uma cesárea não quiseram que lhes fosse imposto um PNAC ou uma cesárea de repetição na gestação seguinte.
94. A versão eletrônica do livro de Enkin *et al.* está disponível em: <www.childbirth-connection.org:>, e há uma versão em português disponível em livrarias especializadas.
95. Stalling, S. P.; Paling, J. E."New tool for presenting risk in obstetrics and gynecology". *Obstet. Gynecol.*, n. 98(2), p. 345-349, 2001.
96. "C-section rates around globe at 'epidemic' levels". *Associated Press*, n. 1, dezembro de 2010. Disponível em: <http://www.msnbc.msn.com/id/34826186/ns/health-pregnancy/t/c-section-ratesaround-globe-epidemic-levels/#>. Acesso em: 12 de agosto de 2014.
97. Chaillet, N.; Dumont, A. "Evidence-based strategie for reducing cesarean section rates: A meta-analysis". *Birth,* n. 34(1), p. 53-64, 2007.
98. Coalition for Improving Maternity Services. *Op. cit.* Capítulo 1, #21, 2007.
99. Pare, E.; Quinones, J. N.; Macones, G. A. "Vaginal birth after caesarean section *versus* elective repeat caesarean section: Assessment of maternal downstream health outcomes". *BJOG: An International Journal of Obstetrics and Gynaecology,* n. 113(1), p. 75-85, 2006; Cohain, J. S. "Vaginal birth after caesarean section:seeing the bigger picture". *British Journal of Midwifery*, n. 14(7), p. 424-426, 2006.
100. Marshall, N. E.; Fu, R.; Guise, J. M. "Impact of multiple cesarean deliveries on maternal morbidity: A systematic review". *Am. J. Obstet. Gynecol.,* n. 205(3), p. 262, setembro de 2011.e1-8. Epub, 15 de junho de 2011.
101. Roberge, S.;Boutin, A.; Chaillet, N.; *et al.,* "Systematic review of cesarean scar assessment in the nonpregnant state:imaging techniques and uterine scar defect". *Am. J. Perinatol.*, 7 de março de 2012. Disponível em: <http://www.ncbi.nlm.nih.gov/pubmed/22399223>.
102. Aderência: junção anormal de dois órgãos ou tecidos por meio de tecidos fibrosos, apresenta-se depois da primeira cesárea.

103. Os tratamentos osteopáticos podem diminuir as aderências posteriores a uma cirurgia.
104. Morales, K. J.; Gordon, M. C.; Bates Jr., G. W. "Postcesarean delivery adhesions associated with delayed delivery of infant". *Am. J. Obstet. Gynecol.*, n. 196(5), p. 461-466, 2007.
105. Declercq, E.; Cunningham, D. K.; Johnson, C.; *et al. col.*, "Mothers' reports of postpartum pain associated with vaginal and cesarean deliveries: Results of a national survey". *Birth,* n. 35(1), p. 16-24, 2008.
106. American Congress of Obstetricians and Gynecologists. *Acog News Release,* 31 de agosto de 2006.
107. Agence de la Santé Publique du Canada. *Rapport spécial sur la mortalité maternelle et la morbidité maternelle grave au Canada — Surveillance accrue:voie de la prévention.* Ottawa, 2004.
108. Minino, A. M.; Heron, M. P.; Murphy, S. L.; *et al.col.,* "Deaths: Final data for 2004". *National Vital Statistics Reports,* n. 55(19), 21 deagosto de2007.
109. Merialdi, M. "As novas pesquisas da OMS sobre cesariana". *II Conferência International sobre Humanização do Parto & Nascimento,* Rio de Janeiro, 2005; Villar, J.; Valladeres, E.; Wojdyla, D.; *et al. col.,* "Caesarean delivery rates and pregnancy outcomes: The 2005 WHO global survey on maternal and perinatal health in Latin America". *The Lancet,* n. 367(9.525), p. 1.819-1.829, 2006.
110. Wen, S. W.; Rusen, I. D.; Walker, M.; *et al.col.,* "Comparison of maternal mortality and morbidity between trial of labor and elective caesarean section among women with previous caesarean delivery". *American Journal of Obstetrics and Gynecology*, n. 191(4), p. 1.263-1.269, 2004.
111. Hall, M. H.; Bewley, S. "Maternal mortality and mode of delivery". *The Lancet,* n. 354:776, 1999.
112. Ramos,G. J. L.; *et al.,* "Morte maternal em hospital terciário do Rio Grande do Sul – Brasil: um estudo de 20 anos". *Revista Brasileira de Ginecologia e Obstetrícia,* n. 25(6), p. 431-436, 2003. Citado por Diniz, S. G. e Duarte, A. C. *Parto normal ou cesárea? O que toda mulher deve saber (e todo homem também).* São Paulo: Editora Unesp, 2004.
113. Office of the Chief Coroner. *Second Annual Report – Maternal and Perinatal Death Review Committee.* Toronto,Ontário, 2006. Disponível em: <www.ontca.ca>.
114. Enkin, M.; Keirse, M. J. N. C.; Neilson, J.; *et al. col.,Op. cit.* Capítulo 2, #24, 2000.
115. Referem-se à embolia pulmonar e à trombose venosa (coágulos nos pulmões ou nas pernas, que podem ter consequências muito graves). Uma embolia de líquido amniótico ocorre quando algum líquido amniótico passa para o sistema sanguíneo da mãe, durante todo o trabalho de parto, e fica bloqueado em uma veia. Uma embolia pulmonar costuma ser fatal para a mãe.

116. Liu, S.; Liston, R. M.; Joseph, K. S.; *et al.col.*, "Maternal mortality and severe morbidity associated with low-risk planned caesarean delivery versus planned vaginal delivery at term". *Canadian Medical Association Journal*, n. 176(4), p. 455-476, 2007.
117. Santé Canada. "Système canadien de surveillance périnatale". *Rapport spécial sur la mortalité maternelle et la morbidité maternelle grave au Canada*, 2004. Disponível em: <www.phac-aspc. gc.ca/rhs-ssg>.
118. Kramer, M. S.; Rouleau, J.; Baskett, T. F.; *et al.col.*, "Amniotic-fluid embolism and medical induction of labour: A retrospective, population-based cohort study".*The Lancet,* n. 368(9.545), p. 1.444-1.448, 2006.
119. Wen, S. W.; Rusen, I. D.; Walker, M.; *et al. col., Op. cit.* Capítulo 2, #110, 2004; Coalition for Improving Maternity Services. *Op. cit.* Capítulo 1, #21, 2007.
120. Septicemia: infecção grave e generalizada do organismo.
121. Hematoma: formação de uma bolsa de sangue, geralmente depois de uma hemorragia.
122. Diniz, S. G.; Duarte, A. C. *Parto normal ou cesárea? O que toda mulher deve saber (e todo homem também).*São Paulo:Editora Unesp, 2004.
123. Villar, J.; Valladeres, E.; Wojdyla, D.; *et al. col., Op. cit.* Capítulo 2, #109, 2006.
124. Betrán, A. P.; Meridaldi, M.; Lauer,J. A.; *et al., Op. cit.* Capítulo 1, #78, 2007.
125. Childbirth Connection, 2004. Disponível em: <www.childbirthconnection.org>. Haveria muito a dizer sobre a cesárea e o aleitamento, mas é impossível neste capítulo abordar todos os assuntos que não estejam diretamente ligados ao PNAC.
126. Conferência de Consenso dos Institutos Nacionais da Saúde. *Op. cit.* Capítulo 1, #2, 2010.
127. Ver adiante a seção "Deixar ao menos que o trabalho de parto comece", para mais informações sobre esses hormônios.
128. A prolactina é um hormônio associado à lactação.
129. Otamiri, G.; Berg, G.; Leden, T.; *et al. col. ,*"Delayed neurological adaptation in infants delivered by elective caesarean section and the relation to catecholamine levels". *Early Human Dev.,* n. 26, p. 51-60, 1991; Nissen, E.; Uvnas-Moberg, K.; Svensson, K.; *et al.,* "Different patterns of oxytocin prolactin but not cortisol release during breastfeeding of women delivered by caesarean section or by the vaginal route". *Early Hum. Dev.,* n. 45, p. 103-118, 1996; Rowe-Murray, H.; Fisher, J. "Operative intervention in delivery is associated with compromised early mother-infant interaction". *Br. J. Obstet. Gynecol.,* n. 108, p. 1.068-1.075, 2001. Estudos citados por Kroeger, M.; Smith, L. *Impact of birthing practices on breastfeeding — Protecting the mother and baby continuum.* Johns and Bartlett, 2004.
130. Ananth, C. V.; Smulian, J. C.; Vintzileos, A. M."The association of placenta previa with history of cesarean delivery and abortion: A metaanalysis". *Am. J. Obstet. Gynecol.,* n. 177(5), p. 1.071-1.078, 1997; Grobman, W. A.; Gersnoviez,

R.; Landon, M. B. "Pregnancy outcomes for women with placenta previa in relation to the number of prior cesarean deliveries". *Obstetrics & Gynecology*, n. 110(6), p. 1.249-1.255, 2007.
131. Kirn, T. F. "Cesarean rate portends rise in placenta accreta". *Ob. Gyn. News*, n. 36(5), p.23, 1º de março de 2001.
132. *Medscape Medical News*. "Cesarean scar pregnancies emerge in wake of increased cesareans". Trabalho apresentado por Ilan Timor-Tritsch, professor de obstetrícia e ginecologia e diretor da OB/GYN Ultrasound, Medical Center, New York University, no Congresso Anual do American Institute of Ultrasound in Medicine (AIUM). 6 de abril de 2012.
133. MacDorman, M. F.; Declercq, E.; Menacker, F.; *et al. col.,* "Neonatal mortality for primary cesarean and vaginal births to low-risk women: Application of an 'intention-totreat' model". *Birth*, n. 35 (1), p.3-8, 2008.
134. Hansen, A. K.; Wisborg, K.; Uldbjerg, N.; *et al. col.,* "Risk of respiratory morbidity in term infants delivered by elective caesarean section: Cohort study". *British Medical Journal*, 11 de dezembro de 2007. Disponível em: <http://www.bmj.com/cgi/content/full/ bmj.39405.539282.BEvl>.
135. Richardson, B. S.; Czikk, M. J.; DaSylva, O.; *et al. col.,* "The impact of labor at term on mesures of neonatal outcomes". *Am. J. Obst. Gynecol.*, n. 192(1), p. 219-226, 2005.
136. Zweifler, J.; Garza, A.; Hugues, S.; *et al.,* "Vaginal birth aftercaesarean in california – before and after a change in guidelines". *Annals of Family Medicine*, n. 4, p. 228-234, 2006.
137. O surfactante ajuda os pulmões do bebê a estarem prontos a respirar fora do útero.
138. Madar, J.; Richmond, S.; Hey, E. "Surfactant-deficient respiratory distress after elective delivery at 'term'". *Acta Paediatr.*, n. 88, p. 1.244-1.248, 1999; DeNoon, D. J. "C-section before 39th week ups baby breathing problems". *WebMD Medical News*, 2007. Em relação a um estudo dinamarquês do hospital universitário de Aarhus: Hansen, A. K.; Wisborg, K.; Uldbjerg, N.; *et al., Op. cit.* Capítulo 2, #134, 2007.
139. Hansen, A. K.; Wisborg, K.; Uldbjerg, N.; *et al col.,* "Risk of respiratory morbidity in term infants delivered by elective caesarean section: Cohort study". *British Medical Journal,* 11 de dezembro de 2007.
140. Childbirth Connection. *What every woman needs to know about cesarean section*, 2004. Disponível em: <www.childbirthconnection.org>.
141. Silva, A. A.; Lamy Filho, F.; Alves, M. T.; "Trends in low birth weight: Acomparison of two birth cohorts separated by a 15-year interval in Ribeirão Preto, Brazil". *Bull. World Health Organ.*, n. 76(1), p. 73-84, 1998. Citado por Diniz, S. G. e Duarte, A. C. *Op. cit.* Capítulo 2, #122, 2004.
142. Ministério da Saúde, *Op. cit.* Capítulo 1, #7, Brasília, 2014.

143. Levine, E. M.; Ghai, V.; Barton, J. J.; *et al.*, "Mode of delivery and risk of respiratory diseases in newborns". *Obstetrics and Gynecology*, n. 97(3), p. 439-442, 2001.
144. Villar, J.; Valladeres, E.; Wojdyla, D.; *et al. col., Op. cit.* Capítulo 2, #109, 2006.
145. Gerten, K. A.; Coonrod, D. V.; Bay, R. C.; *et al.*, "Cesarean delivery and respiratory distress syndrome: Does labor make a difference?". *Am. J. Obstet. Gynecol.*, n. 193(3), parte 2, p. 1.061-1.064, 2005.
146. Kapla, M. "Caesarian sections may increase asthma risk". *Nature*, 29 de outubro de 2007. Disponível em: <http://www.nature.com/news/2007/071029/full/news.2007.201.html>. Acesso em: 12 de agosto de 2014; Sullivan, M. G. "Asthma associated with planned cesarean — Large retrospective study".*Ob. Gyn. News*, 15 de maio de 2003.
147. Coalition for Improving Maternity Services. *Op. cit.* Capítulo 1, #21, 2007.
148. Sobre isso, ver o excelente documentário *MicroBirth*, 2014. Disponível em: <http://www.youtube.com/watch?v=e2kLpHo3__0>.
149. Neu, J.; Rishing, J. "Cesarean versus vaginal delivery: Long-term infant outcomes and the hygiene hypothesis". *Clin. Perinatol.*, n. 38(2), p. 321-331, junnho de 2011. Sobre o filme *Microbirth*, visite o site: <www.microbirth.com>.
150. Venik, K.; Dabelea, D. "Why are C-sections deliveries linked to childhood type 1 diabetes?". *Diabetes*, n. 61(1), p. 36-37, 2012. Doi: 10.2337/db11-1482.
151. Maghzi, A. H.; Etemadifar, M.; Heshmat-Ghahdarijani, K.; *et al.*, "Cesarean delivery may increase the risk of multiple sclerosis". *Mult. Scler.*, n. 18(4), p. 468-471, abrIl de 2012. Disponível em: <http://www.ncbi.nlm.nih.gov/pubmed/21982872>. Acesso em: 12 de agosto de 2014.
152. Kapellou, O. "Effect of caesarean section on brain maturation". *Acta Paediatr.*, n. 100(11), p. 1.416-1.422, novembro de 2011. *Doi*:10.1111/j.1651-2227.2011.02427.x. Epub, 24 de agosto de 2011.
153. Childbirth Connection. *Op. cit.* Capítulo 2, #140, 2004; Smith, G. C. S.; Pell, J. P.; Dobbie, R. "Caesarean section and risk of unexplained stillbirth in subsequent pregnancy". *The Lancet*, n. 362(29), p. 1.779-1.784, 2003.
154. Smith, G. C. S.; Pell, J. P.; Dobbie, R. *Ibid*, 2004.
155. Tollanes, M. C.; Melve, K. K.; Irgens, L. M.; *et al.*, "Reduced fertility after cesarean delivery: Amaternal choice". *Obstetrics & Gynecology*, n. 110(6), p. 1.256-1.263, 2007.
156. Ver esse quadro no site da Childbirth Connection. Disponível em: <www.childbirthconnection.com>.
157. DeNoon, D. J. "C-section before 39th week ups baby breathing problems". *WebMD Medical News*, 11 de dezembro de 2007. A respeito do estudo dinamarquês publicado: Hansen, A. K.; Wisborg, K.; Uldbjerg, N.; *et al., Op. cit.* Capítulo 2, #134, 2007.
158. Madar, J.; Richmond, J.; Hey, K. *Op. cit.* Capítulo 2, #138, 1999.

159. Lagercrantz, H.; Slotkin, T. A.; "The stress of being born". *Scientific American*, n. 254(4), p. 100-107, 1986.
160. Richardson, B.; Czikk, M. J.; Da Sylva, O.; *et al., Op. cit.* Capítulo 2, #135, 2005.
161. Sulyok, L.; Csaba, L. F. "Elective repeat cesarean delivery and persistent pulmonary hypertension of the newborn". *Am. J. Obstet. Gynecol.*, n. 155, p. 687-688, 1986.
162. Choquet, J. *Primum non nocere, impact des interventions obstétricales sur l'allaitement.* Cowansville: Programa de Perinatalidade e Primeira Infância, 2007.
163. Choquet, J. *Ibid,* 2007.
164. Hansen, A. K.; Wisborg, K.; Uldbjerg. N.; *et al., Op. cit.* Capítulo 2, #134, 2007.
165. Morrison, J. J.; Rennie, J. M.; Milton, P. "Neonatal respiratory morbidity and mode of delivery at term: Influence of timing of elective caesarean section". *BJOG,* n. 102, p. 101-106, 2005.
166. Kornacka, M. K.; Kufel, K. "Neonatal outcome after cesarean section". *Ginekol. Pol.,* n. 82(8), p. 612-617, agosto de 2011.
167. Szejer, M. "Qu'en est-il à moyen et à long terme?". Palestra proferida na Conferência Anual de 2004 da Association Pour la Santé Publique du Québec, *Obstétrique et santé publique:* Élargir *les perspectives sur les réalités de la naissance,* 29-30 de novembro de 2004. Citada em ASPQ.*Les femmes et les bébés d'abord?Perspectives sur les réalités de la naissance – Échos d'une conférence,* p. 42, 2005.
168. Conferência de Consenso dos Institutos Nacionais da Saúde. *Op. cit.* Capítulo 2, #19, 2010. Declaração final.

CAPÍTULO 3

1. Vadeboncoeur, H. "As cesarianas e as consequências emocionais para as mulheres: uma reflexão". *In:* Proenf – Saúde Materna e Neonatal, ciclo 3. vol. 3, São Paulo: Artmed, p. 35, 2012.
2. Coalition for Improving Maternity Services. *Op. cit.* Capítulo 1, #21, 2007.
3. Caroline. E-mail enviado à autora em 2003.
4. Leeman, L. M.; Plante, L. A. "Patient-choice vaginal delivery?". *Annals of Family Medicine,* n. 4(3), p. 465-268, 2006; Jukelevics, N."Once a cesarean, always a cesarean: The sorry state of birth choices in America". *Mothering,* n. 123, p. 46-55, 2004.
5. Levine, E. M.; Ghai, V.; Barton, J .J.; *et al. Op. cit.* Capítulo 2, #143, 2001.
6. Ribeyron, T. "La plus belle histoire de peau". *Guide-Ressources*, p. 21-27, 1991.
7. Christensson, K.; Cabrera, T.; Christensson, E.; *et al.*, "Separation distress call in the human neonate in the absence of maternal body contact". *Acta Paediatr,* n. 84(5), p. 468-473, 1995; Michelsson, K.; Christensson, K.; Rothganger, H.; *et al.,* "Crying in separated and non-separated newborns: Sound spectrographic analysis". *Acta Paediatr.,* n. 85(4), p. 858-865, 1996. Citados por Le Brenn,

C. "Les soins administrés à la naissance au nouveau-né présumé bien portant sont-ils tous pertinentes?". *Les Dossiers de l'Obstétrique*, n.364, p. 21-24, 2007.
8. Widstrom, A. M.; *et al.*, "Shorterm effects of early suckling and touch of the nipple on maternal behaviour". *Early human development*, n. 21, p. 153-163, 1990. Citado por Le Brenn, C.*Op. cit.* Capítulo 3,#7, 2007.
9. Widstrom, A. M.; *et al., ibid.*, 1990; Nissen, E. E.; Lilia,G.; Widstrom, A.; *et al.*, "Elevation of oxytocin levels early postpartum in women". *Acta. Obstet. Gynecol. Scand.*, n. 74(7), p. 530-533, 1995. Citados por Le Brenn, C. *Op. cit.* Capítulo 3, #7, 2007.
10. Infecção hospitalar: trata-se de uma infecção contraída durante uma internação em um centro hospitalar. Por exemplo: a bactéria *C. difficile*.
11. Gremmo-Feger, *L'accueil du nouveau-né en salle de naissance: Les dogmes revisités, XXIXèmes Journées niçoises de pédiatrie*, 2 de outubro de 2004. Citado por Le Brenn, C. *Op. cit.* Capítulo 3, #7, 2007.
12. Apego.
13. Finigan, V.; Davies, S. "'I just wanted to love, hold him forever': Women's lived experience of skin-to-skin contact with their baby immediately after birth". *Evidence Based Midwifery*, n. 2(2), p. 59-65, 2004; Feldman, R.; Weller, A.; Zagoory-Sharon, O.; *et al., Psychological Science*, n. 18(11), p. 965-970, 2007.
14. Le Brenn, C. *Op. cit.* Capítulo 3, #7, 2007.
15. Widstrom, A. M.; Ransio-Arvidson, A. B.; Christensson, A. B.; *et al.,*"Gastric suction in healthy newborn infants effects on circulation and developing feeding behaviour". *Acta Paediatr. Scand*, n. 76(4), p. 566-572, 1987; Richard, L.; Alade, O. M. "Effects of delivery room routines on success of first feed". *The Lancet*, n. 336, p. 1.105-1.107, 1990; Janson, U. M.; *et al.*, "The effects of medically-oriented labour ward routines on prefeeding behaviour and body temperature in newborn infants". *J. Trop. Pediatrics*, n. 41, p. 360-363, 1995. Citado por Le Brenn, C. *Op. cit.* Capítulo 3, #7, 2007.
16. Kroeger, M.; Smith, L. *Op. cit.* Capítulo 2, #129, 2004.
17. Erlandsson, K.; Dsilna, A.; Fagerberg, I.; *et al.*, "Skin-to-skin care with the father after cesarean birth and its effect on newborn crying and prefeeding behavior". *Birth*, n. 34(2), p. 105-113, 2007.
18. Ver também Anexo 2, *Para ajudá-la a tomar uma decisão*.
19. "Tronc commun provincial d'information prénatale". INSPQ, 2011. L'AVAC, documento de trabalho. Acrescentei um fator fundamental, a vontade dessas mulheres e a importância que tem para elas trazer seu bebê ao mundo.
20. "Tronc commun provincial d'information prénatale". INSPQ, *ibid.* 2011.
21. Farnworth, A.; Pearson, P. H. "Choosing mode of delivery after previous caesarean birth". *British Journal of Midwifery*, n. 15(4), p. 188, 190, 192-194, 2007; Eden, K. B.; Hashima, J. N.; Osterweil, P. "Childbirth preferences after caesarean birth:a review of the evidence". *Birth*, n. 31(1), p. 49-60, 2004.

22. McClain, C. S. "Why women choose trial of labor or repeat caesarean section". *Journal of Family Practice*, n. 21(3), p. 210-216, 1985.
23. Moffat, M. A. Q.; Bell, J. S.; Potter, A. M.; *et al.*, "Decision making about mode of delivery among pregnant women who have previously had a caesarean section:a qualitative study". *BJOG: An International Journal of Obstetrics and Gynaecology*,n. 114(1), p. 86-93, 2007.
24. Meddings, F.; Philipps, F. M.; Haith-Cooper, M.; *et al.*, "Vaginal birth after caesarean section (VBAC): Exploring women's perceptions". *Journal of Clinical Nursing*, n. 16(1), p. 160-167, 2007.
25. Moffat, M. A. Q.; Bell, J. S.; Potter, A. M.; *et al., Op. cit.* Capítulo 3, #23, 2007.
26. Koelker, K. *Vaginal Birth After Cesarean,* Penny Press, p. 2, 1981.
27. Mehlan, G. "Cesarean rate criticized at Chicago Conference". *C/Sec Newsletter*, n. 12(4), p. 3, 1986.
28. Duperron, L. *Op. cit.* Capítulo 1, #58, 2011.
29. Lajoie, F. "Se faire materner en toute autonomie — Dossier périnatalité". *L'Actualité médicale,* n. 28(11), 2007.
30. O trabalho fica lento, para, a cabeça do bebê está mal posicionada e desce mal. Em resumo, o trabalho de parto é disfuncional.
31. Belizan, J. M.; Althabe, F.; Barros, F. C.; *et al.,* "Rates and implications of cesarean sections in Latin America: Ecological study". *British Medical Journal,* n. 319, p. 1.397-1.400, 1999.
32. Trata-se do cordão umbilical que se introduz na passagem vaginal antes da cabeça do bebê. A pressão exercida por esta pode comprimir o cordão, privando assim o nenem de oxigênio. Essa condição pode acontecer depois da ruptura da bolsa, em menos de 1% dos casos.
33. A Organização Mundial da Saúde definiu uma gravidez a termo com uma variação de 37 a 42 semanas.
34. O sofrimento fetal, segundo o Instituto Nacional da Saúdenorte-americano é "uma condição resultante de um aporte insuficiente de oxigênio ao bebê no útero (ou na passagem vaginal se ele estiver encaixado) e de excesso de monóxido de carbono. Ele se manifesta por um pH sanguíneo ácido, presença de mecônio (primeiras fezes do bebê, normalmente evacuadas depois do nascimento), no líquido amniótico e de irregularidades do ritmo cardíaco do bebê". Apenas um desses sinais não é suficiente para conduzir ao sofrimento fetal, exceto, evidentemente, uma redução importante e prolongada dos batimentos do coração do bebê.
35. Association de Santé Publique du Canada, *Rapport de l'enquête canadienne sur l'expérience de la maternité,* 2009; Institut National d'Excellence en Santé et Services Sociaux, Gouvernement du Québec, 2012. *Op. cit.* Capítulo 2, #91.
36. Glezerman, M. "Five years to the Term Breech Trial: The rise and fall on a randomized controlled trial". *Am. J. Obstet. Gynecol.,* n. 194(1), p. 20-25, 2006; Vendittelli, F.; Pons, J. C.; Lemery, D.; *et al.*, "The term breech presentation:

Neonatal results and obstetric practices in France". *European Journal of Obstetrics and Gynecology and Reproductive Biology*, n. 125(2), p. 176-184, 2006.
37. A fase de latência do trabalho de parto é aquela preparatória para o trabalho ativo que é a da dilatação do colo entre 3-4 e 10 cm. A fase de latência "prepara" o trabalho de parto, amolecendo e adelgaçando o colo do útero. Algumas mulheres têm contrações dolorosas durante a fase de latência, outras não. Ela também é chamada de "falso trabalho de parto", mas não se trata de um trabalho falso, e sim de um trabalho preparatório.
38. Cesario, S. K. "Reevaluation of Friedman's Labor Curve: A pilot study". *Am. J. Obstet. Gynecol. Neonatal Nurs.*, n. 33(6), p. 713-722, 2004.
39. Incontinência urinária ou fecal: perda involuntária de urina ou de fezes (por exemplo, ao fazer esforço, ao espirrar etc.)
40. Conferência de Consenso dos Institutos Nacionais da Saúde. *Op. cit.* Capítulo 2, #19, 2010.
41. Vercoustre, L.; Roman, H. "Essai de travail en cas de césarienne antérieure – Revue de la littérature". *J. Gynecol. Obstet. Biol. Reprod.*, n. 35, p. 35-45, 2006.
42. Lieberman, E.; Ernst, E. K.; Rooks, J. P.; *et al.*, *Op. cit.* Capítulo 2, #15, 2004.
43. Guise, J. M.; McDonagh, M.; Hashima, J.; *et al. col.*, *Op. cit.* Capítulo 1, #97, 2003.
44. Coalition for Improving Maternity Services. *Op. cit.* Capítulo 1, #21, "Supplément Condition", n. 6, primeira página, 2007.
45. Mercer, B. M.; Gilbert, S.; Landon, M. B.; "Labor outcomes with increasing number of prior vaginal births after cesarean delivery". *Obstetrics and Gynecology*, n. 111, p. 285-291, 2008.
46. Childbirth Connection. *What every pregnant woman needs to know about cesarean section.* 2006. A seção sobre a comparação de riscos foi traduzida por Hélène Vadeboncoeur e reproduzida com a permissão de Childbirth Connection.Disponível em: <www.helenevadeboncoeur.com>, página "Uma outra cesarea ou um PNAC?".
47. Lieberman, E.; Ernst, E. K.; Rooks, J. P.; *et al.*, *Op. cit.* Capítulo 2, #15, 2004; Lieberman, E. *Op. cit.* Capítulo 2, #13, 2001; Flamm, B. *Op. cit.* Capítulo 2, #12, 2001; Landon, M. B.; Spong, C. Y.; Thom, E.; *et al.*, "Risk of uterine rupture with a trial of labor in women with multiple and single prior caesarean delivery". *Obstetrics and Gynecology*, n. 108(1), p. 12-20, 2006; Brill, Y.; Windrim, R. "Vaginal birth after caesarean section: Review of antenatal predictors of success". *J. Obstet. Gynaecol. Can.*, n. 25(4), p. 275-286, 2003.
48. Bujold, E.; Mehta, S. H.; Bujold, C.; *et al.*, "Interdelivery interval and uterine rupture". *Am. J. Obstet. Gynecol.*, n. 187(5), p. 1.199-1.202, 2002; Stamilio, D. M.; De Franco, E.; Paré, E.; *et al.*, "Short interpregnancy interval: Risk of uterine rupture and complications of vaginal birth after cesarean delivery". *Obstet. Gynecol.*,n. 110(5), p. 1.075-1.082, 2007; Cahill, A.; Tuuli, M.; Odibo, A.; *et al.*, "Vaginal birth after caesarean for women with three or more prior

caesareans: Assessing safety and success". *BJOG,* 2010; *Doi:* 10.1111/j. 1471-0528.2010.02498.x. Autor desconhecido, citado em *Medscape Today Highlights* of SMFM, "Cesarean Delivery". 2006. Disponível em: <www.medscape.com/viewarticle/523612_2>.; Barger, M. K.; Weiss, J.; Nannini, A.; *et al., Op. cit.* Capítulo 1, #34, 2011.
49. Acog. "Vaginal birth after previous cesarean delivery". *Practice Bulletin,* n. 5, jul. 1999. American College of Obstetricians and Gynecologists. "Clinical management guidelines for obstetrician-gynecologists". *Int. J. Gynaecol. Obstet.,* n. 66, p. 197-204, 1999; Nahum, G. G. "Previous uterine myomectomy and uterine rupture". *Medscape,* 31 de julho de 2012. Disponível em: <http://reference.medscape.com/article/275854-overview#aw2aab6b4>.
50. Mercer, B. M.; Gilbert, S.; Landon, M. B.; *et al., Op. cit.* Capítulo 3, #45, 2008; Lieberman, E. *Op. cit.* Capítulo 2, #13, 2001; Shimonovitz, S.; Botosneano, A.; Hochner-Celnikier, D.; "Successful first vaginal birth after cesarean section: Apredictor of reduced risk for uterine rupture in subsequent deliveries". *Indian Med. Assoc. J.,* n. 2, p. 526-528, 2000; Zelop, C. M.; Shipp, T. D.; Repke, J. T.; *et al., Op. cit.* Capítulo 2, #49, 1999; Leung, A.; Leung, E.; Paul, R.; *Op. cit.* Capítulo 2, #44, 1993; Cahill, A. G.; Stamilio, D. M.; Odibo, A. O.; *et al.,* "Is vaginal birth after caesarean (VBAC) or elective repeat caesarean safer in women with a prior vaginal delivery?". *American Journal of Obstetrics and Gynecology,* n. 195(4), p. 1.143-1.147, 2006; Goyet, M.; Bujold, E. *Society for maternal-fetal medicine,* 30 de janeiro-4 de fevereiro de 2006, Miami Beach/Flórida. Citado em *Medscape OB/GYn & Women's Health,* n. 11(1), 2006; Hender, I.; Bujold, E. "Effect of prior vaginal deliver y of prior vaginal birth af ter cesarean delivery on obstetric outcomes in women undergoing trial of labor". *Obstetrics & Gynecology,* n. 104, p. 273-277, 2004.
51. Rosen, M. C.; Dickinson, J. C.; Westhoff, G. L. "Vaginal birth after cesarean: A meta-analysis of morbidity and mortality". *Obstet. Gynecol.,* n. 77, p. 465-470, 1991; Brill, Y.; Windrim, R.; *Op. cit.* Capítulo 3, #47, 2003.
52. Bujold, E.; Gauthier, R. J.; "Should we allow a trial of labor after a previous caesarean for dystocia in the second stage of labor?". *Obstet. Gynecol.,* n. 98(4), p. 652-655, 2001; Flamm, B. *Op. cit.* Capítulo 2, #12, 2001; Van Bogaert, L. J. "Mode of delivery after one cesarean section". *International Journal of Gynecology and Obstetrics,* n. 87(1), p. 9-13, 2004.
53. Giamfi, C.; Juhasz, G.; Gyamfi, P.; *et al.,* "Single *versus* double-layer uterine incision closure and uterine rupture". *Journal of Maternal-Fetal and Neonatal Medicine,* n. 19(10), p. 639-643, 2006; Flamm, B. *Op. cit.* Capítulo 2, #12, 2001; Durnwald, D.; Mercer, B. *Op. cit.* Capítulo 2, #62, 2003; Koppel *et al., Op. cit.* Capítulo 2, #63, 1983; Coalition for Improving Maternity Services. *Op. cit.* Capítulo 1, #21, 2007; Enkin, M. W.; Wilkinson, C. "Single *versus* two layer suturing for closing the uterine incision at caesarean section". *Cochrane Database Syst. Rev.,* 2000, (2): CD000192. Oxford: Biblioteca Cochrane, ed. 2, 2001; Bu-

jold, E.; Bujold, C.; Gauthier, R. J. "Uterine rupture during a trial of labor after a one *versus* two-layer closure of a low transverse cesarean – Abstracts of the 2001 21st annual meeting of the Society for Maternal-Fetal Medicine". *Am. J. Obstet. Gynecol.*, n. 184 (suppl), p. S18, 2001; Bujold, E.; *et al.*, "Single *versus* double layer closure and the risk of uterine rupture". *Am. J. Obstet. Gynecol.*, n. 193, p. S20, 2005; National Perinatal Epidemiology Unit, "CAESARean Section Surgical Techniques". Reino Unido, 2006. Disponível em: <www.npeu.ox.ac.uk/caesar>.

54. Rochelson, B.; Pagano, M.; Conetta, L.; *et al.*, "Previous preterm cesarean delivery: Identification of a new risk factor for uterine rupture in VBAC candidates". *Journal of Maternal-Fetal and Neonatal Medicine*, n. 18(5), p. 339-342, 2005; Sciscione; *et al.*, Drexel University College of Medicine, Filadélfia, Pensilvânia, estudo apresentado no Congresso da Society for Maternal-Fetal Medicine, 30 de janeiro-4 de fevereiro de 2006, Miami Beach/Flórida. Disponível em: <www.medscape.come/viewarticle/523616_2>; Kwee, A.; Smink, M.; Van der Laar, R.; *et al.* Outcome of subsequent delivery after a previous early preterm cesarean section". *Journal of Maternal-Fetal and Neonatal Medicine*, n. 20(1), p. 33-37, 2007.

55. Conferência de Consenso dos Institutos Nacionais da Saúde. *Op. cit.* Capítulo 1, #2, 2010.

56. Blackwell, S. C.; Hassan, S. S.; Wolfe, H. M. "Vaginal birth after caesarean in the diabetic gravida". *J. Reprod. Med.*, n. 45(12), p. 987-990, 2000.

57. Guise, J. M.; Eden, K.; Emeis, C.; *et al.*, "Evidence-based practice center presentation I: Trial-of-labor, vaginal delivery rates and relevant factors". Conferência de Consenso dos Institutos Nacionais da Saúde. *Vaginal Birth After Cesarean: New Insights*. Bethesda, Maryland, 8 a 10 de março de 2010.

58. Guise, J. M.; Eden, K.; Emeis, C.; *et al., ibid.* 2010.

59. Conferência de Consenso dos Institutos Nacionais da Saúde. 2010. *Op. cit.* Capítulo 1, #2.

60. Grobman, W. "Rates and prediction of successful vaginal birth after cesarean". Conferência de Consenso dos Institutos Nacionais da Saúde. *Vaginal Birth After Cesarean: New Insights*. Bethesda, Maryland, 8 a 10 de março de 2010.

61. Conferência de Consenso dos Institutos Nacionais da Saúde. 2010. *Op. cit.* Capítulo 1, #2.

62. Conferência de Consenso dos Institutos Nacionais da Saúde. 2010. *Op. cit.* Capítulo 1, #2.

63. Shipp, T. D.; Zelop, C.; Repke, J. T.; *et al.*, "The association of maternal age and symptomatic uterine rupture during a trial of labor after prior caesarean delivery". *Obstet. Gynecol.*, n. 99, p. 585-588, 2002; Kaczmarczyk, M.; Sparén, P.; Terry, P.; *et al., Op. cit.* Capítulo 2, #29; Bujold, E.; Blackwell, S. C.; Gauthier, R. J.; *Op. cit.* Capítulo 2, #47, 2004.

64. Ravasia, D. J.; Brain, P. H.; Pollard, J. K.; "Incidence of uterine rupture among women with müllerian duct anomalies who attemps vaginal birth after caesarean delivery". *Am. J. Obstet. Gynecol.,* n. 181(4), p. 877-881, 1999.
65. Kaczmarczyk, M.; Sparén, P.; Terry, P.; *et al., Op.cit.* Capítulo 2, #29, 2007.
66. Goodall, P. T.; Ahn, J. T.; Chapa, J. B.; *et al.,* "Obesity as a risk factor for failed trial of labor in patients with previous caesarean delivery". *American Journal of Obstetrics and Gynecology,* n. 192(5), p. 1.423-1.426, 2005; Juhasz, G.; Gyamfi, C.; Gyamfi, P.; *et al.,* "Effect of body mass index and excessive weight gain on success of vaginal birth after cesarean delivery". *Obstet. Gynecol.,* n. 106(4), p. 741-746, 2005.
67. Lieberman, E. *Op. cit.* Capítulo 2, #13, 2001; Goyet, M.; Bujold, E. *Op. cit.* Capítulo 3, #50, 2006; Kaczmarczyk, M.; Sparén, P.; Terry, P.; *et al., Op. cit.* Capítulo 2, #29, 2007; Elkousy, M. A.; Sammel, M.; Stevens, E.; *et al.,* "The effect of birth weight on vaginal birth after caesarean delivery success rates". *American Journal of Obstetrics and Gynecology,* n. 188 (3), p. 824-830, 2003; Parry, S.; Severs, C. P.; Schdev, H. M.; *et al.,* "Ultrasonographic prediction of fetal macrosomia. Association with caesarean delivery". *J. Reprod. Med.,* n. 45(1), p. 17-22, 2000; Vercoustre, L.; Roman, H.; *Op. cit.* Capítulo 3, #41, 2006; Office of the Chief Coroner, *Op. cit.* Capítulo 2, #113, 2006; Barger, M. K.; Weiss, J.; Nannini, A. *Op. cit.* Capítulo 1,#34, 2011.
68. Ford, A. A.; Bateman, B. T.; Simpson, L. L. "Vaginal birth after caesarean delivery in twin gestations: A large, nationwide sample of deliveries". *American Journal of Obstetrics and Gynecology,* n. 195(4), p. 1.138-1.142, 2006; Nove estudos citados por Vercoustre, L.; Roman, H.; *Op. cit.* Capítulo 3, #41, 2006.
69. Acog. "Management of llate-term and postterm pregnancies", *Practice Bulletin,* n. 146, agosto de 2014. Coassolo, K. M.; Stamilio, D. M.; Paré, E.; *et al.,* "Safety and efficacy of vaginal birth after cesarean attempts at or beyond 40 weeks of gestation". *Obstetrics & Gynecology,* n. 106(4), p. 700-706, 2005; Lieberman, E. *Op. cit.* Capítulo 2, #13, 2001; Zelop, C. M.; Shipp, T. D.; Cohen, A.; *et al.,* "Trial of labor after 40 weeks gestation in women with prior caesarean". *Obstet. Gynecol.,* n. 97(3)., p. 391-393, 2001; Goyet, M.; Bujold, E. *Op. cit.* Capítulo 3, #50, 2006; Lieberman, E.; Ernst, E. K.; Rooks, J. P.; *et al., Op. cit.* Capítulo 2, #15, 2004; Kaczmarczyk, M.; Sparén, P.; Terry, P.; *et al., Op. cit.* Capítulo 2, #29, 2007; Barger, M. K.; Weiss, J.; Nannini, A.; *et al. Op. cit.* Capítulo 1, #34, 2011.
70. De Meeus, J. B.; Ellia, F.; Magnin, G. "External cephalic version after previous caesarean section: a series of 38 cases". *Eur. J. Obstet. Gynecol. Reprod. Biol.,* n. 81, p. 65-68, 1998; Flamm, B. L.; Fried, M. W.; Lonky, N. M. "External cephalic version after previous caesarean section". *Am. J. Obstet. Gynecol.,* n. 165, p. 370-372, 1991; Citados por Vercoustre, L.; Roman, H.; *Op. cit.* Capítulo 3, #41, 2006; Barger, M. K.; Weiss, J.; Nannini, A.; *et al., Op. cit.* Capítulo 1, #34, 2011.
71. Marpeau, L. "Faut-il laisser accoucher les sièges par voie basse?" *In:* Vigot Diffusion. *Mise à jour en gynécologie obstétrique,* Paris, Collège National des Gyné-

cologues et Obstétriciens Français, p. 127-144, 2000. Citado por Vercoustre, L.; Roman, H. *Op. cit.*Capítulo 3, #41, 2006.
72. Quinones, J. N.; Stamilio, D. M.; Paré, E.; *et al.*, "The effect of prematurity on vaginal birth after cesarean delivery: success and maternal morbidity". *Obstetrics & Gynecology*, n. 105, p. 519-524, 2005; Durnwald, D.; *et al.*, The Ohio state University, Columbus, Ohio. Apresentado no Congresso da Society for Maternal-Fetal Medicine, 30 de janeiro a 4 de fevereiro de 2006, Miami Beach, Florida. Citado em *Highlights of SMFS*, 2006. Disponível em: <www.medscape.com/viewarticle/523616_2>.
73. Jastrow, N.; Chaillet, N.; Roberge, S.; *et al.*, "Sonographic lower uterine segment thickness and risk of uterine scar defect — a systematic review". *JOGC*, n. 32(4), p. 321-327, 2010.
74. Srinivas, S. K.; Stamilio, D. M.; Stevens, E. J.; *et al.*, "Safety and success of vaginal birth after cesarean delivery in patients with preeclampsia". *American Journal of Perinatology*, n. 23(3), p. 145-152, 2006.
75. Lieberman, E.; Ernst, E. K.; Rooks, J. P.; *et al.*, *Op. cit.* Capítulo 2, #15, 2004.
76. Latendresse, G.; Murphy, P. A.; Fullerton, J. T. "A description of the management and outcomes of vaginal birth after caesarean birth in the homebirth setting".*J Midwifery Women's Health*, n. 50(5), p. 386-391, 2005.
77. Grobman, W. *Op. cit.* Capítulo 3, #60, 2010; Guise, J. M.; Eden, K.; Emeis, C.; *et al.*, *Op. cit.* Capítulo 3, #57, 2010.
78. Lieberman, E.; Ernst, E. K.; Rooks, J. P.; *et al.*, *Op. cit.* Capítulo 2, #15, 2004.
79. Goyet, M.; Bujold, E.; *Op. cit.* Capítulo 3, #50, 2006 e no Capítulo 2, #54.
80. Ver o capítulo sobre o risco do PNAC: British Columbia Perinatal Health Program. *Caesarean Birth Task Force Report*, Vancouver, fevereiro de 2008.
81. Guise, J. M.; Eden, K.; Emeis, C.; *et al.*, *Op. cit.* Capítulo 3, #57, 2010; Goyet, M.; Gauthier, R. J.; "Should we allow a trial of labor after a previous caesarean for dystocia in the second stage of labor?". *Obstet. Gynecol.*, n. 98(4), p. 652-655, 2001.
82. Walmsley, K.; Hobbs, L. "Vaginal birth after lower segment caesarean section". *Modern Midwife*, n. 4(4), p. 20-21, 1994; Goyet, M.; Bujold, E. *Op. cit.* Capítulo 3, #50, 2006.
83. Bujold, E.; Blackwell, S. C.; Hendler, I.; *et al.*, "Modified Bishop's score and induction of labor in patients with a previous caesarean delivery". *Am. J. Obstet. Gynecol.*, n. 191(5), p. 1.644-1.648, 2004.
84. Walmsley, K.; Hobbs, L. "Vaginal birth after lower segment caesarean section". *Modern Midwife*, 4(4), p. 20-21, 1994.
85. Grobman, W. A. *Op. cit.* Capítulo 3, #60, 2010; Lydon-Rochelle, M.; Holt, V. L.; Easterling, T. R.; *et al.* "Risk of uterine rupture during labor among women with a prior cesarean delivery". *NEJM*, n. 345, p. 3-8, 2001.

86. Goyet, M.; Bujold, E. *Op. cit.* Capítulo 2, #54, 2006; Goyet, M.; Gauthier, R. J.; "Should we allow a trial of labor after a previous caesarean for dystocia in the second stage of labor?". *Obstet. Gynecol.,* n. 98(4), p. 652-655, 2001.
87. Guise, J. M.; Eden, K.; Emeis, C.; *et al. Op. cit.* Capítulo 3, #57, 2010; Goyet, M.; Bujold, E. *Op. cit.* Capítulo 2 ,#54, 2006.
88. Guise, J. M.; *ibid,* 2010.
89. Guise, J. M.; *Ibid,* 2010.
90. Brill, Y.; Windrim, R.; *Op. cit.* Capítulo 3, #47, 2003.
91. Brill, Y.; Windrim, R.; *ibid,* 2003.
92. Esse quadro foi inspirado em documentos de trabalho do Tronc commun provincial d'information prénatale, elaborados pelo Ministère de la Santé et des Services Sociaux (MSSS) em 2011. Sinta-se à vontade para incluir o que você considerar como vantagens.
93. Martin, J. N. "Vaginal birth after caesarean section". *Obs. & Gyn. Clinics in North America,* n. 15(4), p. 729, 1988.
94. "Finding alternatives to cesarean section". *Contemporary Obstetrics and Gynecology,* p. 196, 1988.
95. Prieur, B. *L'une à l'autre,* n. 4(1), p. 20, 1987.
96. KFSM, Mary Marsh Reports, "Rights of women to choose birthing method". *5 News,* 26 de fevereiro de 2008.
97. Stratton, B. "50 ways to protest a VBAC denial". *Midwifery Today,* n. 78, 2006. Disponível em: <www. midwiferytoday.com/articles/50ways_vbac.asp>; Stratton, B."Confronting an anti-VBAC hospital". *Clarion* n. 19(4), p. 1, 2004; Sundaramurthy, A. "Fighting for a hospital VBAC". *Clarion,* n. 19(4), p. 9-11, 2004.
98. O texto completo dessa portaria encontra-se disponível em: <http://conselho.saude.gov.br/ultimas_noticias/2009/01_set_carta.pdf>.
99. Trata-se do caso Middlese × Superior Court C.A. n. 88-6.450, Mass, nos Estados Unidos, 1993.
100. "Federal Public Prosecutor supports Parto do Princípio and sponsors hearing on c-section abuse", 30 de setembro de 2007. Disponível em: <www.partodoprincipio.com.br>.
101. Disponível em: <http://sites.uai.com.br/app/noticia/saudeplena/noticias/2014/04/02/noticia_saudeplena,148157/mandado-judicial-retira-mae-em-trabalho-de-parto-de-casa-para-obriga.shtml>.
102. A questão dos direitos da pessoa e do parto foi objeto, em 2012, de um colóquio na capital mundial dos direitos da pessoa, Haia, na Holanda: "The human right to choice in childbirth". Eu fui convidada como membro do comitê de trabalho da Aliança da Fita Branca para uma Maternidade Segura que elaborou a carta. Um debate central nesse colóquio organizado por um centro de pesquisa jurídica sobre os direitos em Obstetrícia era o do direito de as mulheres decidirem com quem, onde e como elas desejam trazer seus filhos ao mundo.

103. Para mais informações sobre o projeto de Vermont, "Birth Choices after a Cesarean Section" de 3 de outubro de 2002. Ver também: Northern New England Perinatal Quality Improvement Network. Disponível em: <www.nnepqin.org>.
104. Atualizei as situações que influenciam os riscos, pois esse projeto data de vários anos.
105. Ver o capítulo 1 e o anexo em relação a esse assunto, bem como o texto disponível em: <www.imbci.org>.

CAPÍTULO 4

1. Agradecimentos: Heloisa de O. Salgado, psicóloga da Faculdade de Filosofia, Ciências e Letras da Universidade de São Paulo (FFCLRP-USP), de Ribeirão Preto, por sua leitura atenta deste capítulo antes da publicação desta versão modificada, publicada em 2012 com o título "As cesarianas e as consequências emocionais para as mulheres: uma reflexão", em: Proenf — Saúde Materna e Neonatal, Ciclo 3, Volume 3, p. 33-74, Artmed. Heloisa escreveu uma dissertação de mestrado sobre a experiência das mulheres e a tomada de decisão em relação ao parto, na Faculdade de Saúde Pública da Universidade de São Paulo (FSP-USP), sob a direção da médica e pesquisadora Carmen Simone Grilo Diniz.
2. Salgado, Heloisa de Oliveira. *A experiência da cesárea indesejada: perspectivas das mulheres sobre decisões e suas implicações no parto e nascimento.* Dissertação, Faculdade de Saúde Pública, Universidade de São Paulo, Brasil, p. 128, 2012.
3. Oblasser, C.; Ebner, U.; Wesp, G. *Der Kaiserschnitt hat kein Gesicht.* Salzburg: Edition Riendenburg, 2008.
4. Simkin, P. "Just another day in a woman's life? Women's long-term perceptions of their first birth experience". Part I, *Birth*, n. 18(4), p. 203-210, 1991; Simkin, P. "Just another day in a woman's life? Nature and consistency of women's long term memories of their first birth experience". *Birth*, n. 19, p. 64-81, 1992.
5. Amfousse, L. Comunicação pessoal com a autora, 1988.
6. Jukelevics, N. *Understanding the dangers of cesarean birth: making informed decisions.* Praeger, 2008; sob a direção de Saint-Amant, S.; Grégoire, L. *Au cœur de la naissance* — Témoignages et réflexions sur l'accouchement. Montreal: Éditions Remue-Ménage, 2004.
7. Esse livro foi escrito por uma parteira, Isabelle Brabant, e reeditado pelas Edições Fides, em 2012.
8. Saint-Amant, S.; Grégoire, L. *Au cœur de la naissance.* Montreal: Éditions du Remue-Ménage,Témoignage de Josée, p. 193, 2004.
9. Waldenstrom, U. "Why do some women change their opinion about childbirth over time?". *Birth*, n. 31(2), p. 102-107, 2004.
10. Declercq, E. R.; *et al., Op. cit.* Capítulo 1, #8, 2006.
11. Irène (nome fictício). E-mail enviado à autora em 2002.

12. Chaillet, N.; *et al. col.*, dados provenientes de uma pesquisa de satisfação junto a um pequeno número de mulheres que fizeram uma cesárea em três hospitais de Quebec em 2005.Entrevista feita seis semanas após o parto. Dados não publicados. Como se trata de um estudo qualitativo, as porcentagens são dadas apenas a título indicativo.
13. Sufrin, C. "Birth story, growth story". *The VBAC Association of Ontario Newsletter,* p. 6, verão 1986.
14. Programa *Sunday Morning,* Radio-Canada, CBC, 9 de março de 1986 (entrevista).
15. Dunn, H. *Someone else's child: Women's experiences of disconnection and birth distress.*Tese de Mestrado. Vancouver: Simon Fraser University, p.10-22, 2011.
16. Disponível em: <http://childbirthconnection.org/article.asp ?ck=10166#psycho logical>.
17. Mesmo que lhe seja difícil, pode ser útil evitar pensar nos termos que, na medida do possível, evitei utilizar neste livro:"fracasso", "êxito", "sucesso". O parto não é uma "prova". E cada mulher faz o possível para passar por esse evento intenso e exigente que é o parto de um bebê.
18. Monique de Gramont, entrevista com a autora em 1988.
19. Citado por Norwood, C. *How to avoid a cesarean section.* Simon & Schuster, p.31, 1984.
20. Comunicação pessoal à autora feita por uma enfermeira do Departamento de Obstetrícia de um hospital canadense.
21. Klein, M. o subcomitê médico (sob a direção de Yves Lefèvre).*Controverses obstétricales et les soins maternels. Direction des communications.* Quebec: Ministère de la Santé et des Services Sociaux, 1987.
22. Ruth, citada por Panuthos, C. "The psychological effects of cesarean deliveries". *Mothering,* n. 26, p. 61, inverno 1983.
23. Dunn, H. *Someone else's child: Women's experiences of disconnection and birth distress.* Tese de Mestrado. Vancouver: Simon Fraser University, p.10, 22, 2011.
24. Shearer, E. *Cesarean prevention and VBAC.* Symposium. Edmonton VBAC Association & Edmonton Childbirth Education Association. Edmonton, jun. 1987.
25. Schneider, G. "Management of normal labour and delivery in the case room a critical appraisal". *CMA Journal,* n. 125, p. 350-352, 1981; Oakley, A. "Social consequences of obstetric technology: the importance of measuring 'soft' outcomes". *Birth,* n. 10(2), p. 99-109, 1983; Humenick, S. S. "Mastery: The key to childbirth satisfaction? A review". *Birth and the Family Journal,* n.8(2), p. 79-90, 1981.
26. Klein, M. e o subcomitê médico (sob a direção de Yves Lefèvre). *Op. cit.* Capítulo 4, #21, 1987.

27. Fillipi, V. "Subsequent mental health impaired in women with severe obstetric complications". *The Lancet,* n. 370, p. 1.329-1.337, out. 2007. Disponível em: <www.orgyn.com/en/authfiles/printfiles/print_495993995.asp>.
28. Instituto Nacional da Saúde. "Cesarean childbirth". *Consensus Development Conference Statement,* n. 3(6), p. 1-30, 22-24 de setembro de 1980. Disponível em: <http://consensus.nih.gov/1980/1980Cesarean027html.htm>. Acesso em: 12 de agosto de 2014.
29. Dias, M. A. B.; *et al.,* "Avaliação da demanda por cesariana e da adequação de sua indicação em unidades hospitalares do sistema de saúde suplementar do Rio de Janeiro". *In:* Brasil. Agência Nacional de Saúde Suplementar, editor. *O modelo de atenção obstétrica no Setor de Saúde Suplementar no Brasil: cenários e perspectivas.* Rio de Janeiro: ANS; 2008.
30. Salgado, Heloisa de O. Comunicação pessoal, nov. 2011.
31. Cohen, N.; Estner, L. *Silent knife — cesarean prevention and VBAC.* Westport: Bergin & Garvey, 1983.
32. Fenwick, J.; Gamble, J.; Mawson, J. "Women's experiences of caesarean section and vaginal birth after caesarean: A birthrites initiative". *International Journal of Nursing Practice,* n. 9(1), p. 10, 2003.
33. Chit Ying, L.; Levy, V.; Shan, C. O.; Hung, T. W.; Wah, W. K. "A qualitative study of the perceptions of Hong Kong Chinese women during caesarean section under regional anaesthesia". *Midwifery,* n. 17, p. 115-122, 2001.
34. Bailham, D.; Joseph, S. "Post-traumatic stress following childbirth: A review of the emerging literature and directions for research and practice". *Psychology, Health and Medicine,* n. 8(2), p. 159-168, 2003; Ryding, E. L.; Wijma, K.; Wijma, B. "Experiences of emergency caesarean section: A phenomenological study of 53 women". *Birth,* n. 25(4), p. 246-251, 1998.
35. Ryding, E. L.; Wijma, K.; Wijma, B. "Emergency cesarean section: 25 women's experiences". *Journal of Reproductive and Infant Psychology,* n. 18(1), p. 33-39, 2000.
36. Ferber, S. G.; Feldman, R. "Delivery pain and the development of mother-infant interaction". *Infancy,* n. 8(1), p. 43-62, 2005.
37. Nicholls, K.; Ayers, S. "Childbirth-related post-traumatic stress disorder in couples: A qualitative study". *British Journal of Health Psychology,* n. 12(4), p. 491-509, 2007.
38. Richards, L. B. *The vaginal birth after cesarean experience — Birth stories by parents and professionals.* Westport: Bergin & Garvey, 1987.
39. Ayers, S. "Thoughts and emotions during traumatic birth: a qualitative study". *Birth,* n. 34(3), p. 253-263, 2007.
40. Jukelevics, N. "Once a cesarean, always a cesarean: The sorry state of birth choices in America". *Mothering,* n. 123, p. 46-55, 2004.
41. *ICEA News,* 23 de janeiro de 1984.
42. Dunn, H. *Op. cit.* Capítulo 4, #15, 2011, p. 45.

43. Dunn, H. *Op. cit.* Capítulo 4, #15, 2011, p. 63.
44. Dunn, H. *Op. cit.* Capítulo 4, #15, 2011, p. 45.
45. Swain, J. E.; Tasgin, E.; Mayes, L. C.; Feldman, R.; Constable, R. T.; Leckman, J. F. "Maternal brain response to own baby-cry is affected by cesarean section delivery". *J. Child Psychol. Psychiatry*, n. 49(10), p. 1.042-1.052, 2008.
46. Marut, J. S.; Mercer, R. T. "Comparison of 'primiparas' perceptions of vaginal and cesarean births". *Nursing Research*, n. 28, p. 260-266, 1979.
47. Ryding, E. L.; Wijma, K.; Wijma, B. *Op. cit.* Capítulo 4, #35, 2000.
48. Moberg, K. U. *Ocytocine: L'hormone de l'amour. Ses effets sur notre santé et nos comportements.* Paris: Le Souffle d'Or, coll. Champ d'idées, 2006.
49. Ver o depoimento de Steve no prólogo.
50. Se isso é verdadeiro para os países em que o pai tem direito a uma licença-paternidade significativa, como em Quebec (Canadá), por exemplo (cinco semanas), esse não é necessariamente o caso nos países em que o pai só pode tirar alguns dias de licença depois do nascimento de seu filho, como no Brasil, em que a licença-paternidade é de cinco dias. O mais frequente é que uma parenta, a mãe, uma irmã ou uma prima da parturiente vá ajudá-la. Todavia, mesmo em Quebec, nem todos os pais têm a possibilidade de tirar algumas semanas de licença.
51. Panuthos, C. "The psychological effects of cesarean deliveries". *Mothering*, n. 26, p. 62, 1983.
52. Instituto Nacional da Saúde. *Cesarean Childbirth. Op. cit.* Capítulo 1, #1, p. 458, 1981.
53. Harrisson, M. *A woman in residence.* Nova York: Penguin Books, p. 80, 1982.
54. Essa seção baseia-se mais em uma reflexão que fiz em relação a todas as comunicações que tive com as milhares de mulheres que fizeram uma cesárea nos últimos 25 anos, do que em dados científicos, que são raros quanto a este assunto. Os autores norte-americanos que escrevem sobre o luto em Obstetrícia têm propostas similares (Claudia Panuthos, Gayle Peterson, Lynn Madsen, que cito neste capítulo), bem como os autores sobre o luto em geral, como Elizabeth Kubler-Ross, autora de diversos livros sobre o assunto.
55. Korte, D.; Scaer, R. *A good birth, a safe birth.* New York: Bantam Books, 1984.
56. Na Inglaterra, as parteiras são as principais responsáveis pelos partos, como em diversos países da Europa.
57. Small, R.; Lumley, J.; Tommey, L. "Midwife-led debriefing after operative birth: four to six year follow-up of a randomised trial". *BMC Med.*, n. 4, p. 3, mar. 2006; Small, R.; Lumley, J.; Donohue, L.; Potter, A.; Waldenström, U. "Randomised controlled trial of midwife led debriefing to reduce maternal depression after operative birth". *BMJ*, n. 321(7.268), p. 1.043-1.047, 2000; Priest, S. R.; Henderson, J.; Evans, S. F.; Hagan, R. "Stress debriefing after childbirth: A randomised controlled trial". *Medical Journal of Australia*, n. 178(11), p. 542-545, 2003.

58. Deming, M.; Comello, N. "Grieving and Healing". *The Cesarean Prevention Clarion*, n. 5 (3, 4), 1988.
59. Masden, L. *Rebounding from childbirth: Toward emotional recovery*. Westport: Bergin & Garvey, 1994.
60. Deming, M.; Comello, N. "Grieving and Healing". *The Cesarean Prevention Clarion*, n. 5, p. 3 e 4, 1988.
61. Madsen, L. *Ibid.*, 1994.
62. Stears, A. K. *Living through personal crisis*. Enumclaw: Idyll Arbor, 2010.
63. O relato de Priscila foi cedido à autora em julho de 2012, mas também está disponível em: <http://partoaposcesarea.blogspot.com.br/p/relatos-de-vba2c.html>.

CAPÍTULO 5

1. Da Motta, C.C.L.; Rinne, C.; Naziri, D. "The influence of emotional support during childbirth: A clinical study". *Journal of Prenatal et Perinatal Psychology and Health*, n. 20(4), p. 325-341, 2006.
2. *The Personnel and Guidance Journal*, p. 619-623, jun. 1984.
3. Romano, A. M.; Gerber, H.; Andrews, D. "Social media, power, and the future of VBAC". *The Journal of Perinatal Education*, n. 19(3), p. 43-52, 2010.
4. Romano, A. M.; Gerber, H.; Andrews, D.; *Op. cit.* Capítulo 1, #27, 2010.
5. Saisto, T.; Halmesmaki, E. "Fear of childbirth: a neglected dilemma". *Acta Obstetricia and Gynecological Scandinavia*, n. 82, p. 201-208, 2003; Zar, M.; Wijma, K.; Wijma, B. "Pre and postpartum fear of childbirth in nulliparous and parous women". *Scandinavian Journal of Behaviour Therapy*, n. 30(2), p. 75-81, 2001.
6. Disponível em: <www.bonapace.com>. Este método é ensinado em Québec no pré-natal.
7. De Gasquet, B."Installation de la parturiente et postures pendant le travail". Disponível em: <www.infosaccouchement.org/articles.php ?lng=fretpg=25>.
8. Coalition for Improving Maternity Services. *Op. cit.* Capítulo 1,#21, 2007.
9. Baldwin, R.; Palmarini, T. *Pregnant feelings*. Berkeley: Celestial Arts, p. 4, 1986.
10. A Ordre des sages-femmes du Québec [Ordem das parteiras de Quebec] estabeleceu diretrizes referentes ao PNAC em 2010. Disponível em: <http://www.osfq.org/wp-content/uploads/2012/04/presse_AVAC.pdf>
11. Fisher, C.; Hauck, Y.; Fenwick, J. *Op. cit.* Capítulo 2, #7, 2006.
12. Desde 1990, para garantir às parturientes o direito à presença de acompanhante durante o trabalho de parto, parto e pós-parto imediato. E, em 2005, virou lei. Disponível em: <http://www.planalto.gov.br/ccivil_03/_Ato2004-2006/2005/Lei/L11108.htm>; Ministério da Saúde; Febrasgo; Abenfo; *Parto, Aborto e Puerpério Assistência Humanizada à Mulher*. Brasília, Brasil, 2001.
13. A autora se refere às leis do Canadá. O sistema legal brasileiro é bastante diferente do canadense. Como um direito, conquistado desde 2005, a presença de um acompanhante de escolha da mulher. (N.T.)

14. Jukelevics, N. *Op. cit.* Capítulo 3, #4, 2004.
15. Em Quebec, os Centres de Santé et de Services Sociaux (CSSS) em que trabalham parteiras, firmaram acordos com centros hospitalares a fim de que as mulheres que o desejem possam ir para esses hospitais para parir, com uma parteira como responsável.
16. A mortalidade perinatal se refere aos óbitos de bebês mortos antes do nascimento, após as 20 semanas de gestação, até os sete dias depois do parto. Mas, o número de semanas a partir das quais essa taxa é calculada pode variar dependendo do país. No Brasil, o período perinatal começa em 22 semanas completas (154 dias) de gestação (época em que o peso do bebê é normalmente de 500 g), e termina com sete dias completos após o nascimento.
17. Sobre Quebec: Institut de la statistique du Québec, 6 de fevereiro de 2007, durante o período 2000-2004. Sobre o Brasil: Ministério de Saúde, RIPSA, IDB 2012 Brasil. Disponível em: <tabnet.datasus.gov.br/cgi/idb2012/c02b.htm>.
18. Althabe, F.; Belizan, J. F. "Caesarean section: The paradox". *The Lancet,* n. 368, p. 1.472-1.473, 2006.
19. Johnson, K. C.; Daviss, B. A. *Op. cit.* Capítulo 2, #82, 2005; Rooks, J. P.; Weatherby, N. L.; Ernst, E. K.; *et al.,* "Outcomes of care in birth centers — The national birth study". *NEJM,* n. 321(26), p. 1.804-1.811, 1989; Stapleton, S. R.; Illuzzi, J.; "Outcomes of care in birth centers — Demonstration of a durable model". *Journal of Nurse-Midwifery & Women's Health,* n. 58(1), p. 3-14, 2013.
20. Coalition for Improving Maternity Services; Grassroots Advocates Committee. *Birth Survey Project,* 2007. Disponível em: <www.thebirthsurvey.com>.
21. Ver também, sobre este assunto, no capítulo 3, a última parte do quadro de vantagens e riscos do PNAC e da cesárea repetida.
22. Lieberman, E.; Ernst, E. K.; Rooks, J. P.; *et al., Op. cit.* Capítulo 2, #15, 2004; David, M.; Gross, M. M.; Wierner, A.; *et al.,* "Prior cesarean section — An acceptable risk for vaginal delivery at free-standing midwife-led birth centers? The results of the analysis of vaginal birth after cesarean section (VBAC) in German birth centers". *EJOG,* n. 142(2), p. 106-111, 2009.
23. Coalition for Improving Maternity Services. *Op. cit.* Capítulo 1, #21, 2007.
24. Latendresse, G.; Murphy, P. A.; Fullerton, J. T. *Op. cit.* Capítulo 3, #76, 2005.
25. Klaus, M. H.; Obertson, M. O. (eds.). *Birth, interaction and attachment — Exploring the foundation for modern perinatal care.* New Jersey: Johnson & Johnson Baby, 1982.
26. Hopkins, K.; Potter, J. E. "Are brazilian women really begging for cesareans?". XI Encontro Nacional de Estudos Populacionais da ABEP, p. 945, 1998.
27. Ellen Hodnett (pesquisadora em perinatalidade); *et al., Revisão da literatura da Biblioteca Cochrane sobre suporte no parto,* 2011.
28. Lembro que se trata de estudos que incluem dois grupos, um submetido a uma experiência e o outro não, e nos quais comparamos o efeito daquilo que é experimentado nos dois grupos. Os sujeitos do estudo são designados ao acaso para

um ou outro grupo. Trata-se de um tipo de estudo mais sólido do ponto de vista científico.
29. Autoridade em questão de provas científicas no meio médico.
30. Hodnett, E. D.; Gates, S.; Hofmeyr, G.; Sakala, C. "Continuous support for women during childbirth". *Cochrane Database of Systematic Reviews*, resultado 7, art. CD003766, 2013. DOI: 10.1002/14651858.CD003766.pub5. Disponível em: <http://summaries.cochrane.org/fr/CD003766/soutien-continu-aux-femmes-pendant-laccouchement#sthash.gOBPYw6q.dpuf>.
31. Brüggemann, O. M.; Parpinelli, M. A.; Duarte, O. J. F. "Evidências sobre o suporte durante o trabalho de parto/parto: uma revisão da literatura". *Cad. Saúde Pública*, n. 21(5), p. 1.316-1.327, Rio de Janeiro, 2005.
32. Hodnett, E. D.; Gates, S.; Hofmeyr, G. J.; Sakala, C. "Continuous support for women during childbirth – Cochrane Review". Biblioteca Cochrane, ed. 2, Chichester, UK: John Wiley et Sons, Ltd, 2005; Yogev, S. "Support in labour: A literature review". *MIDIRS Midwifery Digest*, n. 14(4), p. 486-492, 2004.
33. Rosen, P. "Supporting women in labor: Analysis of different types of caregivers". *Journal of midwifery and women's health*, n. 49(1), p. 24-31, 2004; Brüggemann, O. M.; Parpinelli, M. A.; Duarte, O. J. F. *Op. cit.* Capítulo 5, #31, 2005.
34. Simkin, P.; Klaus, P. *When survivors give birth: understanding and healing the effects of early sexual abuse on childbearing women.* Seattle: Classic Day Publishing, 2004.
35. Rosen, P. *Op. cit.* Capítulo 5, #33, 2004; Yogev, S. *Op. cit.* Capítulo 5, #32, 2004; Wolman, W. L.; Chalmers, B.; Hofmeyr, G. J.; et al., "Postpartum depression and companionship in the clinical birth environment: A randomized, controlled study". *Am. J. Obstet. Gynecol.*, n. 168(5), p. 1.388-1.393,1993.
36. Yogev, S. *Op. cit.* Capítulo 5, #32, 2004.
37. Simkin, P.; Klaus, P. *Op. cit.* Capítulo 5, #34, 2004.
38. O índice de Apgar permite avaliar o estado de saúde de um recém-nascido logo após o nascimento, levando em conta a frequência cardíaca, a respiração, a cor da pele, o tônus muscular e irritabilidade reflexa.
39. Hodnett, E. "Pain and women's satisfaction with the experience of childbirth: A systematic review". *Am. J. Obstet. Gynecol.*, n. 186(5), p. S160-172, 2002; Rosen, P. *Op. cit.* Capítulo 5, #33, 2004.
40. Yogev, S. *Op. cit.* Capítulo 5, #32, 2004.
41. Pascali-Bonaro, D.; Kroeger, M. "Continuous female companionship during childbirth: A crucial resource in times of stress or calm". *Journal of Midwifery and Women's Health*, n. 49(4), supl. 1, p. 19-27, 2004. Citada por Hofmeyr, G. J.; Nikodem, V. C.; Wolman, W. L.; et al., "Companionship to modify the clinical birth environment: Effects on progress and perceptions of labour, and breastfeeding". *British Journal of Obstetrics and Gynaecology*, n. 98(8), p. 756-764, 1991.
42. Rosen, P. *Op. cit.* Capítulo 5, #33, 2004.

43. Hofmeyr, G. J.; Nikodem, V. C.; Wolman, W. L.; *et al., Op. cit.* Capítulo 5, #41, 1991.
44. Yogev, S. *Op. cit.* Capítulo 5, #32, 2004.
45. "Doula" significa "a serviço da mulher", e é o termo utilizado para designar a acompanhante de nascimento.
46. Vadeboncoeur, H. *La naissance au Québec à l'aube du troisième millénaire: De quelle humanization parle-t-on?.* Tese de Doutorado. Ciências Humanas Aplicadas, Universidade de Montréal, 2004.
47. Kennell, J. H.; McGrath, S. K. "Labor support by a doula for middleincome couples. The effect on caesarean rates". *Pediatric Res.*, n. 33, p. 12A, 1993; Citado por Klaus, M. H.; Kennell, J. H.; Klaus, P. H. *The doula book*, nota 5, capítulo 8, De Capo Press, 2012.
48. Pepleau, H. "A working definition of anxiety". Conferência ministrada na Associação das Enfermeiras Havaianas, Universidade do Havaí, 1972; citado por Affonso, D. *Impact of cesarean childbirth*, F. A. Davis, 1981.

CAPÍTULO 6

1. Henci Goer, pesquisador principal, revisão sistemática da Coalition for Improving Maternity Services, 2007. Comunicação pessoal com a autora em 17 de setembro de 2005.
2. Para minha tese de doutorado, entrevistei mulheres cujo trabalho de parto e parto eu tinha observado, e muitas me disseram assistir frequentemente os programas de TV norte-americanos *Baby stories* [História de um bebê] ou *The maternity ward*, que mostram partos muito medicalizados que ocorrem nos Estados Unidos. Você também pode ver no meu site uma lista de recomendações da SOGC, da OMS, de Santé Canada e as conclusões das revisões sistemáticas da Biblioteca Cochrane no que refere a várias dessas intervenções a serem evitadas. Disponível em: <www.helenevadeboncoeur.com>.
3. Uma primeira versão dessa lista foi elaborada por Nicette Jukelevics, educadora pré-natal e autora, em "Once a cesarean, always a cesarean: The sorry state of birth choices in America". *Mothering*, n. 123, p. 46-55, 2004.
4. Organização Mundial da Saúde. *Soins liés à la grossesse, à l'accouchement et à la période néonatale: guide des pratiques essentielles*, 2003; OMS. *Les soins liés à un accouchement normal: Guide pratique — Rapport d'un groupe de travail technique*, 1997.
5. Esquecemos, muitas vezes, que as medidas que podemos tomar para favorecer o desenvolvimento de um parto podem ser inviáveis depois de se ter usado a peridural, pois ela exige geralmente que a parturiente esteja ligada a um monitor externo, a um soro e que ela não se alimente, não ande etc. Muitas vezes, a peridural também requer o uso de uma sonda urinária etc. Segundo a OMS, um parto com peridural não é *mais* um parto normal, pois ela pode ter um efeito negativo sobre o trabalho de parto, OMS, 1997.

6. Institut national d'excellence en santé et services sociaux, Gouvernement du Québec (INESSS), *Op. cit.* Capítulo 2, #91, 2012.
7. Scheepers, H. C.; Essed, G. G.; Brouns, F. "Aspects of food and fluid intake during labour. Policies of midwives and obstetricians in The Netherlands". *European Journal of Obstetrics, Gynecology, and Reproductive Biology*, n. 78(1), p. 37-40, 1998; Schuitemaker, N.; Van Roosmalen, J.; Dekker, G.; *et al.*, "Maternal mortality after cesarean section in The Netherlands". *Acta Obstetricia and Gynaecologic Scandinavica*, n. 76(4), p. 332-334, 1997.
8. Coalition for Improving Maternity Services. *Op. cit.* Capítulo 1, #21, 2007.
9. Singata, M.; Tranmer, J.; Gyte, G. M. L.; 2013. Disponível em: <http://summaries.cochrane.org/CD003930/eating-and-drinking-in-labour>.
10. Coalition for Improving Maternity Services. *Op. cit.* Capítulo 1, #21, 2007.
11. Coalition for Improving Maternity Services. *Ibid.*
12. Choquet, J. *Op. cit.* Capítulo 2, #162, 2007.
13. Yildirim, G.; Beji, N. K. "Effects of pushing techniques in birth on mother and fetus: a randomized study". *Birth*, n. 35(1), p. 31-32, 2008.
14. Cesario, S. K. *Op. cit.* Capítulo 3, #38, 2004.
15. , K. R.; Know, E. "Fundal pressure during second stage of labor". *MCN*, n. 26(2), março-abril de 2001.
16. É o que é feito, aliás, no CH de Cowansville, que foi mencionado no final do capítulo 3.
17. Office régional de la santé du Centre du Manitoba Inc. *Appropriate use of cesarean section*, p. 31, mar. 1991. Disponível em: <http://www.rha-central.mb.ca/service.php?id=58>.
18. Saint-Amant, S. *Op. cit.* Capítulo 1, #56.
19. Coalition for Improving Maternity Services. *Op. cit.* Capítulo 1, #21, 2007.
20. Bujold, E.; Hammoud, A.; Kudish, B.; *et al.*, "Stage of labor and risk of uterine scar separation. SFMF Abstracts". *Am. J. Obstet. Gynecol.*, p. S140, 2003.
21. Coalition for Improving Maternity Services. *Op. cit.* Capítulo 1, #21, 2007.
22. A osmolaridade do sangue aumenta com a desidratação e diminui com uma super-hidratação.
23. Os eletrólitos são substâncias químicas, como o sódio.
24. A natremia representa, resumidamente, a relação entre a quantidade de sal e a quantidade de água presente no organismo.
25. Choquet, J. *Op. cit.* Capítulo 2, #162, 2007.
26. Belghiti, J.; *et al.*, *BMJ Open*, n. 1, p. e000514, 2011; *DOI*:10.1136/bmjopen-2011-000514.
27. Vadeboncoeur, H. *La naissance au Québec à l'aube du 3e millénaire: De quelle humanisation parle-t-on?* Tese de Doutorado. Ciências Humanas Aplicadas, Universidade de Montreal, 2004.
28. Saint-Amant, S. *Op. cit.* Capítulo 1, #56, 2012.
29. Brigitte Denis, Montreal.

30. Diniz, S. G.; Chacham, A. S. "The cut above and 'the cut below': The abuse of caesareans and episiotomy in Sao Paulo, Brazil". *Reprod. Health Matters,* n. 12(23), p. 100-110, 2004.
31. Enkin, M.; Keirse, M.; Neilson, J.; *et al., Op. cit.* Capítulo 2, #24, 2000.
32. Os protocolos definem as práticas dos profissionais de saúde, médicos, das enfermeiras e das parteiras, em um serviço hospitalar ou em uma casa de parto, ou centros de parto normal.
33. Jukelevics, N. *Op. cit.* Capítulo 3, #4, 2004. E pouco antes de este livro ir para a gráfica, o Acog revisou suas diretrizes sobre gravidez tardia e pós-termo. Ver: Acog. "Management of late and post-term pregnancies". *Practice Bulletin,* n. 146, agosto de 2014.
34. Blais, R.; *et al. col.,* "Évaluation des projets-pilotes de la pratique des sages-femmes au Québec". Université de Montréal/Universidade Laval. Dados citados por Lajoie, F. *Dossier périnatalité,* n. 28(11), 28 de março de 2007.
35. Tracy, S. K.; Sullivan, E.; Wang, Y. A.; *et al.,* "Birth outcomes associated with interventions in labour amongst low risk women: A population-based study". *Women and Birth,* n. 20(2), p. 41-48, 2007.
36. Inspirado em: Brody, Howard; Thompson Jr. "'The max/mi, strategy' emmodern obstetrics". *Journal of Family Practice,* n. 12, p. 979, 1981. Reproduzido em *C/Sec Newsletter,* n. 9:2, p. 4, 1983.
37. Vadeboncoeur, H. "La femme en travail peut-elle exercer son autonomie en centre hospitalier?". *In:* Dans Grégoire L.; St-Amant, S. *Au cœur de la naissance.* Montréal: Éditions du Remue-Ménage, 2004. Hivon, M.; Jimenez, V. *Op. cit.* Capítulo 1, #28, 2006.
38. Coalition for Improving Maternity Services. *Op. cit.* Capítulo 1, #21, 2007.
39. Nos anos 2011 e 2012 observou-se a criação de diversos comitês de trabalho ou consultorias de especialistas pelo Ministère de la Santé et des Services Sociaux (de Quebec) ou de instituições ligadas a ele: revisou-se o "Mieux vivre avec son enfant"; elaborou-se um eixo comum de informações pré-natais; refletiu-se sobre a questão das intervenções obstétricas no contexto da formulação da política de perinatalidade (INESSS, 2012), dentre elas a indução artificial do trabalho de parto, o monitoramento eletrônico do ritmo cardíaco do bebê, a cesárea e o PNAC.
40. Alfirevic, Z.; Devane, D.; Gyte, G. M. L. "Continuous cardiotocography (CTG) as a form of electronic fetal monitoring (EFM) for fetal assessment during labour". *Cochrane Database of Systematic Reviews,* ed. 3, 2006.
41. OMS. *Les soins liés à un accouchement normal: Guide pratique — Rapport d'un groupe de travail technique,* p. 18, 1997.
42. The Maternity Care Working Party. *Making normal birth a reality. Consensus Statement from the Maternity Care Working Party.* Royal College of Obstetricians and Gynaecologists. The Royal College of Midwives & NCT, 2007.

43. Gerbelli, C. "La péridurale". *Université du Québec à Trois-Rivières,*2001. Disponível em: <www.ecofamille.com/1-11596-La-peridurale.php>.
44. Choquet, J. *Op. cit.* Capítulo 2, #162, 2007.
45. Coalition for Improving Maternity Services. *Op. cit.* Capítulo 1, #21, 2007.
46. Institut Canadien d'Information sur la Santé. *Op. cit.* Capítulo 1, #76, 2007.
47. Por exemplo, é possível que uma peridural seja útil quando houver uma parada do progresso do trabalho de parto, em uma mulher que esteja em trabalho de parto há muito tempo, depois de outras abordagens terem sido tentadas; e algumas mulheres, vítimas de agressões sexuais, podem preferir não sentir a dor das contrações que se transformam em sinônimo de sofrimento.
48. Klein, M. C. "Does epidural analgesia increase rate of cesarean section?". *Canadian Family Physician*, n. 52, p. 419-421, 2006; Klein, M. C. "L'Analgésie péridurale accroît-elle les taux de césariennes?". *Le Médecin de Famille Canadien*, 2006. Disponível em: <www.cfpc.ca/ cfp/2006/Apr/Vol52-apr-editorials-2_fr.asp>.
49. Kotaska, A. J.; Klein, M. C.; Liston, R. M. "Epidural analgesia associated with low-dose oxytocin augmentation increases cesarean births: A critical look at the external validity of randomized trials". *American Journal of Obstetrics and Gynecology*, n. 194, p. 809-814, 2006.
50. Baumgardner, D. J.; Muehl, P. "Effect of labor epidural anesthesia on breast-feeding of healthy full-term newborns delivered vaginally". *Journal of the American Board of Family Practice*, n. 16(1), p. 7-13, 2003.
51. Riordan, J.; Gross, A.; Angeron, J.; Krumwiede, B.; Melin, J. "The effect of labor pain relief medication on neonatal suckling and breastfeeding duration". *Journal of Human Lactation*, n. 16(1), p. 7-12, 2000.
52. Ransjö-Ardvison, A. B.; Matthiesen, A. S.; Lilja, G.; *et al.*, "Maternal analgesia during labor disturbs newborn behavior: Effects on breastfeeding, temperature and crying". *Birth*, n. 28(1), p. 5-12, 2001.
53. Kiehl, E. M.; Anderson, G. C.; Wilson, M. E.; *et al.*, "Social status, mother-infant time together, and breastfeeding duration". *J. Hum. Lact.*, n. 12(3), p. 201-206, set. 1996.
54. Choquet, J. *Op. cit.* Capítulo 2, #162, 2007.
55. Leung, A.; Leung, E.; Paul, R. *Op. cit.* Capítulo 2, #44, 1993; Wagner, M. *Op. cit.* Capítulo 2, #74, 2001; Holmgren, C.; Scott, J. R.; Porter, T. F.; *et al.*, "Uterine rupture with attempted vaginal birth after cesarean delivery: Decision-to-delivery time and neonatal outcome". *Obstet. Gynecol.*, n. 119(4), p. 725-731, abr. 2012.
56. Mendes, V. "Justiça retira mãe em trabalho de parto de casa para obrigá-la a fazer uma cesariana". *Saúde Plena*, 2 de abril de 2014. Disponível em: <http://sites.uai.com.br/app/noticia/saudeplena/noticias/2014/04/02/noticia_saudeplena,148157/mandado-judicial-retira-mae-em-trabalho-de-parto-de-casa--para-obriga.shtml>.

57. Stéphanie Saint-Amant, em sua tese de doutorado, mostra como chegamos a praticamente opor os interesses da mãe e do bebê, no que se refere ao parto. *Idem,* #56, Capítulo 1.

CAPÍTULO 7

1. Baldwin, R.; Palmarini, T. *Pregnant feelings.* Berkeley: Celestial Arts, p. 31, 1986.
2. Podemos comparar os fatos que envolvem a importância de se abordar as vantagens do parto vaginal e da amamentação. Em Quebec, por exemplo, durante muito tempo, nos calamos, ou abordamos pouco, sobre os benefícios do aleitamento para não culpar as mulheres que optavam por não amamentar. No entanto, há muitos anos, a Organização Mundial da Saúde e, em Quebec, o Ministère de la Santé et des Services Sociaux promovem amplamente o aleitamento materno, por todos os seus benefícios, não apenas para o bebê, mas também para a mãe. Na verdade, estudos recentes revelaram que amamentar reduz o risco de doenças como o diabetes tipo 2 e o câncer de mama. Fonte: United States Department of Health and Human Services. "Benefits of Breastfeeding". Disponível em: <http://www.bcphp.ca/sites/bcrcp/files/Publications/CBTF_REPORT.pdf>. Em minha opinião, o mesmo ocorre com o PNAC, pois o nascimento por via vaginal além de preparar melhor os bebês para a vida extrauterina, traz às mulheres e à sociedade benefícios importantes que precisam ser divulgados e que apenas começamos a dimensionar.
3. Kitzinger, S. (não publicada). Conferência ministrada na International Childbirth Education Association, em St-Louis, no Missouri, 1984.
4. Exceto indicação em contrário, o conteúdo desta seção sobre o Dr. Odent provém de uma entrevista que ele me concedeu em 1987 e de um artigo que escrevi para *L'Une à l'autre,* na primavera de 1988, intitulado "Surtout, ne pas perturber l'accouchement".
5. Newton, N.; *et al.,* "Parturient mice: effect of environment on labor". *Science*, n. 151, p. 1.560-1.561, 1966.
6. Afirmações extraídas de uma entrevista que fiz com o Dr. Saint-Arnaud, em 1988.
7. Parte do cérebro que desempenha um papel no equilíbrio hormonal da mulher e de seu ciclo menstrual.
8. Hormônios que ajudam a aliviar a dor. A tensão e o medo inibem a produção de endorfinas.
9. Affonso, D. D. *Impact of Cesarean Childbirth.* F.A. Davis Co., 1981.
10. British Columbia Perinatal Health Program. *Caesarean Birth Task Force Report.* Vancouver, 2008.
11. Panuthos, C. *Transformation through birth —A Woman's Guide,* p. 6, 1984.
12. Baldwin, R.; Palmarini, T. *Pregnant Feelings.* Berkeley: Celestial Arts, p. 2, 1986.

13. Esse texto foi inspirado em uma revisão da literatura que realizei a respeito da multidimensionalidade do parto para a Association pour la Santé Publique du Québec (ASPQ), em 2004.
14. Kitzinger, S. *Rediscovering birth.* Londres: Little Brown, p. 65, 2000.
15. Rocheleau, L. *Étude exploratoire des attentes et des besoins des femmes en périnatalité.* Tese de Mestrado. Montréal: Universitédu Québecà Montréal, 2001).
16. Aria, B.; Dunham, C. *Mamatoto.* Nova York: The Body Shop, A Penguin Book, p. 98, 1991.
17. Menage, J. "Post-traumatic disorder in women who have undergone obstetric and/or gynaecological procedures: A consecutive series of 30 cases of PTSD". *Journal of Reproductive et Infant Psychology*, n. 11(4), p. 221-228, 1993; Ayers, S. M.; Pickering, A. D. "Do women get posttraumatic stress disorder as a result of childbirth? A prospective study of incidence". *Birth*, n. 28(2), p. 111-118, 2001; Soet, J. E.; Brack, G. A.; Dilorio, C."Prevalence and predictors of women's experience of psychological trauma during childbirth". *Birth*, n. 30(1), p. 36-46, 2003.
18. Bailham, D.; Joseph, S. *Op. cit.* Capítulo 4, #34, 2003.
19. Soderquist, J.; Wijma, K.; Wijma, B. "Traumatic stress after childbirth: The role of obstetric variables". *J. Psychosom. Obstet. Gynecol.*, n. 23, p. 31, 2002.
20. Simkin, P. *Op. cit.* Capítulo 4, #4,1991 e 1992.
21. Peterson, G. "Childbirth, the ordinary miracle: Effects of devaluation of childbirth on women's self-esteem and family relationships". *Pre and Perinatal Psychology Journal*, n. 11(2), p. 101-109, 1996.
22. Oakley, A.; Rajan, L. "Obstetric technology and maternal emotional well-being: A further research note". *Journal of Reproductive and Infant Psychology*, n. 8(1), p. 45-55, 1990.
23. Littlewood, J.; McHugh, N. *Maternal distress and postnatal depression: The myth of Madonna.* Hampshire: MacMillan Press, 1997.
24. Rocheleau, L. *Op. cit.* Capítulo 7, #15, 2001.
25. De Koninck, M. *Femmes, enfantement et changement social: Le cas de la césarienne.* Tese de Doutorado. Université Laval, Québec, 1988.
26. Simkin, P. *Op. cit.* Capítulo 4, #4, 1992.
27. Halldorsdottir, S.; Karlsdottir, S. I. "Empowerment or discouragement: Women's experience of caring and uncaring encounters during childbirth". *Health Care for Women International,* n. 17(4), p. 361-379, 1996.
28. Caroline. E-mails enviados à autora e reproduzidos em *Au coeur de la naissance. Op. cit.* nota 6, capítulo 4, p. 129-131.
29. Klassen, P. E. "Sacred maternities and postbiomedical bodies: Religion and nature in contemporary home birth". *Signs*, n. 26(3), p. 775-809, 2001.

30. Viisaiven, K. "Negotiating control and meaning: Home birth as a self-constructed choice in Finland". *Social Science and Medicine*, n. 52(7), p. 1.109-1.121,citação p. 1.114, 2001.
31. Green, J. M.; Coupland, V. A.; Kitzinger, J. "Expectations, experiences and psychological outcomes of childbirth: A prospective study of 825 women". *Birth*, 17(1):15-24, 1990.
32. Stadlmayr, W.; Bitzer, J.; Hosli, I.; *et al.*, "Birth as a multidimensional experience: Comparison of the English and German-language versions of Salmon's Item List". *Journal of Psychosomatics Obstetrics and Gynecology*, n. 22, p. 205-214, 2001.
33. Callister, L. C. "Making meaning: Women's birth narratives". *Journal of Obstetric, Gynecologic and Neonatal Nursing*, n. 33(4), p. 508-518, 2004.
34. DeVries, R.; Salvesen, H.B.; Wiegers, T. A.; *et al. col.,* "What (and why) do women want? The desires of women and the design of maternity care". *Birth By Design – Pregnancy, maternity care, and midwifery in North America and Europe*, sob a direção de Raymond DeVries. Nova York: Routledge, p. 243-265, 2001.
35. Rich, A. "The theft of childbirth". The New York Review of Books, p. 29, 2 de outubro de 1975.
36. Stadlmayr, W.; Bitzer, J.; Hosli, I.; *et al. Op. cit.* Capítulo 7, #32, 2001.
37. Aria, B.; Dunham, C. *Op. cit.* Capítulo 7, #16, 1991.
38. Johnson, L.H. *Childbirth as a developmental milestone.* Tese de Doutorado. Psychoanalysis and Women's Studies. Cincinnati, Ohio: The Union Graduate School, 1997.
39. Bizieau, S. "Que peut apporter le respect de la physiologie de l'accouchement? Évaluation des pratiques médicales autour de la naissance". *Actes du colloque Naissance et Société*, n. 227, Cahiers de l'Université de Perpignan, jun. 1996.
40. Lemay, C. "L'Accouchement à la maison au Québec: Les voix du dedans". Tese de Mestrado. Antropologia, Université de Montréal, 1998.
41. Klassen, P.E. *Op. cit.* Capítulo 7, #29, 2001.

ANEXO 2

1. Essas páginas provêm do site <www.powertopush.ca>, da seção Patient Information, p. 15-17. Eu as traduzi e as reproduzi aqui com a permissão de Best Birth Clinic, Vancouver, Colúmbia Britânica. Os itálicos são meus.

ÍNDICE REMISSIVO

Abordagens: naturais, alternativas, corporais, mentais, biomédica, Mãe-Bebê
Aceleração do trabalho de parto: ver também Estimulação do trabalho de parto, 70; 67 e 82, respectivamente
Acompanhamento eletrônico fetal ou monitoramento eletrônico: contínuo, intermitente: ver também Monitor fetal eletrônico, Auscultação intermitente, 105 e 203-04; 52, 79, 130, 191, 203 e 284; 203, respectivamente
Acompanhantes (companheiro, família, amigos), 12, 42, 127, 175, 244, 247, 279 e 281
Aderências, 71, 81, 285 e 261
Adrenalina: ver também Hormônios, Stress, 219Alergias 9, 86, 90 e 122
Alimentar-se: ver Comer durante o trabalho de parto 193 e 213
Amamentação
  início, 150
  dificuldades, 83, 122 e 205
  melhora na amamentação, 180,
Ambiente favorável, 168, 173, 175, 183 e 218;
América do Norte, 42, 45, 48, 49, 50, 51, 52, 54, 70, 100 e 216
América do Sul, 42
América Latina, 49, 83, 86, 105 e 216
Amniocentese, 67 e 80
Amnioscópio, 197
Amniotomia: ver também Ruptura artificial das membranas, 180 e 197
Analgésico, 171, 181, 194, 202, 204 e 220
Anestesia: regional, peridural 121 e 142; 148, 202 e 204, respectivamente
Ansiedade: Ver também Medo, 64-5, 92, 103, 181, 182, 191, 194

Apgar, 78, 97, 167, 181, 203, 226 e 233
Apoio
  da enfermeira, 130
  da parteira, 130 e 179
  de uma doula, 179, 180, 182 e 201
  do companheiro, 179, 219 e 226
  do médico, 52 e 100
  durante o trabalho de parto, 52, 100, 130, 179, 180, 182, 208, 219, 226, 244 e 279
Apresentações do bebê:
  anterior, 194
  de face, 15 e 108
  de fronte, 108
  de topo, 108
  pélvica, 108,
  posterior, 194
  transversal, 106
Apresentação pélvica (apresentação do bebê sentado) – gestação atual – indicação de cesárea: ver também Apresentações do bebê, Parto vaginal 105, 108, 144 e 177
Asfixia: ver também Falta de oxigênio, 179
Asma, 9, 86, 90, 114 e 122
Associações médicas, 35, 39, 54, 65, 72, 76, 78, 111-13, 114-15, 115-16, 117-20, 125, 253 e 259
Auscultação intermitente: Ver também Monitor fetal eletrônico (MFE), Doppler, 203
Auto-hipnose, 171
Autonomia, 36, 127, 148 e 169
Avachance (fórum na internet), 170 e 236

Baixo peso, 85 e 202
Banco ou banqueta de nascimento, 59, 61, 188 e 193
Barra horizontal, 193

Banho, 159, 163, 187 e 194
Beber durante o trabalho de parto, 193, 212 e 213
Biblioteca Cochrane, 180, 193 e 205,
Biofeedback, 171
Bola de exercícios, 91, 95, 162, 193, 232
Bonding, 88 e 101
Bradicardia, 12, 68 e 184
Brasil, 7, 8, 9, 14, 31, 32, 33, 34, 38, 41, 42, 45, 48, 52, 55, 57, 63, 80, 85, 99, 105, 125, 126, 141, 145, 162, 175, 176, 177, 200, 207, 217, 223, 224, 235, 236, 237, 253 e 254

Cabeça: apresentação, fixa, rotação, 38, 68, 107, 205,
Cadeira de massagem, 193
Capacitação, 40
Carta *Cuidados maternos respeitosos: os direitos universais das mulheres grávidas* 8, 41, 42, 207, 223 e 245
Casa, parto em: ver também Domicílio, Parteiras 117 e178
Casas de partos: ver também Parteiras, Enfermeira obstétrica, 36 e 173
Catecolaminas: ver também Hormônios 83, 87 e 88Centro de parto normal, 178
Centro Hospitalar Brome-Missisquoi-Perkins (ou de Cowansville), 129 e 130
Cesárea
 a pedido, 44, 55-6 e 221
 anterior, 48, 54, 58, 65, 68, 69, 71, 73, 74, 82, 85, 90, 105, 109, 111, 117, 120, 122, 127, 128, 129-30, 168, 169, 170, 177, 178, 197, 221 e 252
 banalização, 43-48
 como evitá-la, 81 e176
 de repetição, 44, 45, 65, 66, 67, 75, 80, 81, 82, 84, 86, 87, 99, 100, 102, 103-4, 120, 121, 122, 127, 129, 172, 240, 241 e 261
 de urgência, 67, 75, 77, 79, 102 e 256
 escolha, 102
 feita cedo demais, 85
 indicações, 105-8
 intervalo ótimo da decisão até a cirurgia durante um PNAC, 206
 inútil, 149
 iterativa, 65, 66, 77, 79, 81, 89 e 260
 motivos de indicação, 12, 43, 56, 57, 81, 102, 105-6, 152 e 186
 número de, 47, 51, 80-2, 84, 90, 105, 178, 247
 primária, 56 e 68
 reações, à, 155
 riscos para a mãe, 81-4
 riscos para o bebê, 84-9
 riscos para as gestações futuras, 84
Césarine, 170 e 236
Changing Childbirth,, 39
Childbirth Connection, 86, 87, 146 e 236
Cicatriz: cicatrização, 65, 66, 69, 71, 74, 81, 84, 89, 116, 122, 123, 128, 141-60
CIMS (Coalition for Improving Maternity Services), 193, 194, 198 e 203,
Coágulo sanguíneo: ver também Embolia, 82, 90, 122, 241 e 262
Colo do útero, 60, 106, 124, 213, 248, 253, 256 e 269
Comer durante o trabalho de parto: ver também Jejum, 193 e 213
Companheiro: pai, 14, 100, 101, 132, 133, 151, 153, 158, 173, 202, 217, 226, 234, 241,
Complicações:
 a curto prazo, 82-4
 a longo prazo, 47, 63 e 81
 cirúrgicas, 83
 maternas, 82-83
 para o bebê, 84-87
Compressão do cordão, ver Prolapso do cordão umbilical
Compressas, 193 e 200
Conferências de consenso, 66
Confiança, 7, 13, 18, 36, 64, 103, 110, 123, 143, 149, 162, 167, 140, 171, 183, 190, 224, 226 e 237
Conforto: ver também Métodos não farmacológicas para aliviar a dor, 135, 150, 186-7. 194, 200, 219, 244,
Consentimento esclarecido, 127
Consultas pré-natais, ver também Cursos pré-natais, 128 e 153
Contato
 mãe-bebê, 37, 221,
 pai-bebê, 101, 153 e 182
 pele a pele, 37, 100 e 101
 precoce, 37, 100, 101, 146 e 153

ÍNDICE REMISSIVO • 291

Contrações, 16, 17, 18, 44, 45, 50, 68, 71, 88, 90, 119, 121, 124, 128, 134, 171, 179, 192, 194, 195, 197, 198, 199, 202, 205, 220, 227, 228, 257, 268 e 284
Contraindicações, 120 e 207
Cordão: umbilical, 37, 106, 135, 149, 210, 214 e 268
Cuidador: ver também Profissional, Profissional de saúde, 40, 55, 76 e 223
Cuidados intensivos: Internação – mãe, bebê, 83, 85-6
Culpa, 35, 146, 149, 155, 154, 155, 160, 208 e 285
Cultura, cultural, 54, 63, 102, 152, 216, 220, 222, 225, 227, 237 e 250
Curar, cura — ver também Luto, 14, 144, 154, 155, 156-7, 158-9, 160, 172 e 229
Cursos pré-natais, 37, 38, 103, 104, 154 e 220
Cytotec, 69 e 257

Data prevista do parto, 16, 18, 85, 100, 102, 124 e 168
Decisão, tomada de decisão, momento da decisão, 8, 13, 15, 34, 40, 42, 57, 75, 95, 99, 100, 102, 103, 120, 121, 123, 175, 182, 196, 240 e 242
Deiscência, 66, 110 e 117
Depressão, 34, 83, 90, 146, 148, 149, 151, 152, 155, 180, 181 e 226
Desafio feminino, 78, 216, 224-5
Descida do bebê no canal vaginal, 194 e 196
Desproporção céfalo-pélvica, 54, 107 e 162
Diabetes gestacional, 47 e 147
Díade mãe-bebê, 41, 42,
Direitos da pessoa, 42 e 274
Direitos das mulheres: ver também Carta..., 15 e 126Direitos das pacientes: respeito, integridade, autonomia, escolha, decisão, 15, 41, 42, 207, 223, 235 e 245
Diretrizes: ver também Associações médicas, 40, 52, 54, 69, 73, 75, 76, 127, 130, 176, 204 e 279Destocai: trabalho de parto distócico, 105, 107, 119, 168 e 198
Domicílio, 117, 126, 178,
Doppler: ver também Fetoscópio, 79 e 106
Dor de cabeça, 220
Dores:
alívio da; aumento da, 171, 191, 196 e 244, respectivamente

das contrações, 44, 45, 50, 68, 71, 88, 90, 119, 121, 124, 128, 134, 171, 179, 192, 194, 195, 197, 198, 199, 202, 205, 220, 227, 228, 257, 268 e 284
durante as relações sexuais, 88, 103, 170-1 e 220
emocional, 132 e 150
intestinais, 122, 200 e 222
pélvicas, 81
preparação para, depois da cesárea, 18, 150-1, 159 e 173
Doula: apoio, efeitos, 19, 179, 180, 182 e 201
Duração, 71, 102, 107, 118, 124,179, 181, 192, 195, 196, 198, 205, 220, 226 e 228

Efeitos no plano psicológico, 81
Efeitos secundários: peridural, intervenções obstétricas, 37
Embolia: ver também Coágulo sanguíneo, 122, 241 e262
Emoções, 14, 16, 101, 133, 136, 143, 145, 149, 153, 155, 156, 157, 158, 159, 172, 219, 221 e 227
Endorfinas: ver também Hormônios, 88, 205, 219, 220 e 286
Enfermeira obstétrica, enfermeira-obstetra, 39, 94, 95, 174, 175, 176, 190, 213, 219 e 233
Ensaio clínico randomizado: ver também Estudo experimental, Quarisma, 39, 80, 180, 249, 251 e 260
Episiotomia, 19, 35, 44, 60, 92, 125, 143, 177, 192, 196, 200, 202, 204, 209, 218, 226 e 246
Escolha:
decisões, 4, 9, 36, 37, 40, 42, 43, 44, 45, 64, 65, 78, 99, 101,
esclarecida, 14, 40, 43 e 65
Estados Unidos, 40, 41, 47, 48, 51, 52, 57, 67, 70, 75, 77, 78, 82, 84, 90, 127, 143, 148, 149, 154, 177, 197, 199, 207, 217, 223, 247, 250 e 282
Estatísticas: ver também MSSS, 50, 123, 200 e 253
Estimulação do trabalho de parto: oxitocina sintética, abordagens alternativas: ver também Aceleração do trabalho de parto, Syntocinon, 17, 52, 59, 61, 67, 70-3, 75, 82, 83, 101, 118, 119, 127, 129, 137, 147, 153, 167, 171, 181, 190, 192, 194, 199, 202, 205, 219 e 250

Estudo experimental: ver também Quarisma, ensaio clínico randomizado, 39, 80, 180, 249, 251 e 260
Europa, 49, 50, 73, 77 e 278
Exames vaginais: ver também Toque vaginal, 199-200, 219, 231 e 232
Experiência das mulheres: ver também Satisfação das mulheres, Parto 90, 171, 192, 237 e 275
Expulsão:
  dirigida, 195
  duração, 15 e 195-6
  fisiológica, 195
  manobra de Kristeller, 196

Falta de oxigênio: ver também Asfixia, 87
Fazer uma(s) queixa(s), 125 e 126
Febre, 83 e 205
Fertilidade: ver Cesárea — riscos para as gestações futuras, 84, 90 e 122
Fetoscópio: ver também Monitor fetal eletrônico, 203
Finlândia, 48, 51,
Fórceps, 16, 17, 19, 38, 50, 71, 109, 122, 143, 171, 177, 181, 192, 196, 202 e 205

Gêmeos, 40, 47, 54, 106, 116, 152 e 177
Ginecologista obstetra, 15, 46,47, 52, 57, 77, 78, 129, 174, 185, 206, 217, 219, 226, 253 e 258
Gravidez:
  de gêmeos, 54 e 106
  de risco, 106
  ectópica, 80, 84 e 122
  posterior, 43, 66, 81, 86-7, 90 e 155

Hemorragia, 18, 67, 83, 89, 106, 199 e 263
Herpes genital, 106
Hidratação: ver também Beber durante o trabalho de parto 193, 212 e 213
Hidratar-se: ver também Beber durante o trabalho de parto, Soro, Intravenosa, 193
Hipertensão arterial, 194
Hipertensão pulmonar persistente, 86
Histerectomia, 67, 69, 81, 82, 84, 89, 90, 122, 178, 241 e 256
Holanda , 48, 200 e 275

Hormônios: ver também Catecolaminas, Endorfinas, Prolactina, Adrenalina, 83, 87, 88, 90, 193, 199, 218, 220, 252, 263 e 286
Hospital Brome-Missisquoi-Perkins (Cowansville), 129 e 130
Hospitais, 31, 34, 35, 39, 40, 54, 57, 75, 76, 77, 78, 79, 83, 85, 123, 125, 127-9, 149, 152, 162, 172, 173, 193, 197, 203, 204, 206, 217, 253, e 279
Humanização, 7, 37, 38, 39, 42, 47, 94, 100, 126, 173, 174, 175, 211, 217, 224 e 236

Identidade, 125, 147, 222 e 227
IMBCI: ver também Iniciativa Internacional para o Nascimento Mãe-Bebê, 8, 41, 42, 130, 192, 235 e 243
Imersão na água, 194
Impacto:
  autoestima, 83, 146, 148, 218 e 222
  da cesárea, 15, 141 e 144-6
  do PNAC, 181-2
  sobre o casal, 151
  sobre a relação com o bebê, 89, 151 e 154
  psicológico, 144-5
Incisão: tipo, riscos, 40, 50, 52, 53, 72, 81, 83, 89, 90, 111-3, 114-5, 117-9, 197, 206, 246, 255 e 257
Incisão clássica, 50 e 72
Incisão transversal baixa, 40, 52, 53, 112, 197 e 255
Incisão uterina, 40, 50, 52, 53, 72, 81, 83, 89, 90, 111-3, 114-5, 117-9, 197, 206, 246, 255 e 257
Indicações médicas: absolutas, relativas – ver também Cesárea – motivos de indicação, 105-7
Indução artificial do trabalho de parto, 17, 52, 59, 61, 67, 70-3, 75, 82, 83, 101, 118-9, 127, 129, 137, 147, 153, 167, 171, 181, 190, 192, 194, 199, 202, 205, 219 e 250
  oxitocina, 118-9, 127, 129, 137, 147, 153, 167, 171, 181, 190, 192, 194, 199, 202, 205, 219 e 250
  prostaglandinas, 17, 52, 69-70, 71, 82, 88, 89, 119, 190, 199 e 248
  ruptura artificial das membranas, 180, 197 e 202
  sonda de Foley (com balão), 70

ÍNDICE REMISSIVO ▪ 293

Infecção: risco, septicemia, 197-8, 200, 201, 202, 241 e 262
Informação: informar-se, ser informada, 11, 35, 37, 40, 51, 73, 102, 104, 125, 127, 148, 247 e 252
Iniciativa Internacional para o Nascimento Mãe-Bebê, 7, 8, 15, 41, 130, 192, 235 e 243
Institutos Nacionais de Saúde, 31, 40, 67, 76, 90, 109, 111, 114-5, 117, 207,
Instrumentos: ver também Fórceps, Vácuo extrator 16, 17, 19, 38, 50, 71, 109, 122, 143, 171, 177, 181, 192, 196, 202 e 205
Instrumento de ajuda à decisão, 120-3
Integridade, 55, 149, 150, 151, 207 e 226
Internação no hospital: mãe, bebê, 197
Intervalo, 75, 76, 77, 89, 112, 128, 129, 206. 211 e 232
entre a cesárea e o PNAC, 112
Intervenções neonatais, 78 e 84
Intervenções obstétricas, 37, 130 e 284
Intervenções prejudiciais, 216
Intimidade, 19, 37, 130, 153, 156, 160, 196-7, 197-8, 200,201, 202, 204, 206-7 e 284
Intravenosa: ver também Soro, Beber durante o trabalho de parto, 124, 191, 198, 199 e 282

Jejum, 193

Local de nascimento, 76, 117, 165, 206-7 e 220
Luto, etapas, 141, 149, 154, 155-9

Making normal birth a reality, 39 e 249
Má-formação congênita, 86
Massagem – durante o trabalho de parto – do períneo, 59, 92, 193-4 e 220
Maus-tratos: ver também Carta... e violência obstétrica, violência institucional, 41, 126 e 127
Medicalização, 38-9, 64, 217, 235 e 237
Medicamentos analgésicos, 181, 194, 202 e 204
Médico de família: clínico geral, 47, 123, 124 e 254
Médico-legal, aspecto: ver também Medo – de processos, Processos judiciários 53, 56-7, 78-9, 126 e 127

Medo – do parto, de processos 11, 15, 18, 19, 34, 36, 42, 45, 55, 56, 102, 103, 104, 109, 124, 141, 144, 148, 149, 150, 151, 153, 154, 173, 174, 194, 204, 218, 220, 225, 227 e 286; 53, 56, 57 e 78-9, respectivamente
Membranas: ruptura, bolsa, saco amniótico, 180, 197 e 202; 197-8, 204 e 256, respectivamente
Métodos não farmacológicas para aliviar a dor, 205
Ministère de la Santé et des Services Sociaux (Québec, Canadá): ver também MSSS, 48 e 51
Misoprostol: ver também Prostaglandinas, Indução artificial do trabalho de parto, 35, 69, 110 e 248
Mobilidade, 105, 118, 192, 193, 194, 199 e 204
Motivos – ver Cesárea – motivos, indicações, 105-7
Monitor fetal eletrônico (MFE) – ver também Auscultação intermitente, 203
Mortalidade infantil, neonatal, perinatal, materna (da mãe), 47 e 51; 81-2, respectivamente
Morte, 47, 63, 67, 69, 80-6, 90, 122, 151, 178, 180 e 204
MSSS – ver também Ministère de la Santé et des Services Sociaux (Québec, Canadá), 48 e 51

Narcóticos, 204, 205 e 252
Nascer no Brasil, 34 e 247
Necessidades: psicológicas, físicas, 151
NIH – 2010: Conferência de consenso sobre o PNAC– ver também Institutos Nacionais de Saúde, 39-41, 67, 71, 74 e 90,

Organização Mundial da Saúde, 321, 32, 38, 42, 52, 66, 82, 83, 101, 149 e 192
Oxitocina:
natural: ver também *Bonding*, Vínculo mãe-filho, 88 e 101
sintética: ver também Indução do trabalho de parto, Aceleração do trabalho de parto, Syntocinon, 118-9, 127, 129, 137, 147, 153, 167, 171, 181, 190, 192, 194, 199, 202, 205, 219 e 250

Parada cardíaca, 90
Parada do trabalho de parto, 122
Parteiras:
　associações, 39-40, 52, 75, 78 e 199
　durante o trabalho de parto, 130, 180, 182, 214 e 279
　influência sobre as mulheres, 222
　sobre o lugar de nascimento, 218
　vantagens, 180
Parto
　abandono, 223
　abertura, 65, 200 e 226
　benefícios para o bebê, 37
　de baixo risco, 162
　de risco, 87 e 219
　difícil, 14, 141, 144, 150, 153-6, 160, 168, 218 e 222
　dimensões do, 221 e 222-5,
　dirigido, 36,
　espiritualidade, 226-7
　espontâneo, 69, 87, 117, 171, 180 e 255
　fases, 70, 106-7, 119, 128, 192-6, 199, 204-5, 219, 257, 269,
　fisiológico, 39, 42, 190, 192, 217, 218, 226, 237-8, 248,
　induzido, 43, 44, 71, 75, 117-9, 129 e 204
　intimidade, 194, 200 e 226
　maturidade, 226
　modelo biomédico, 170
　normal, 31, 39, 42, 50, 54-5, 75, 77, 78, 90, 103, 110, 124, 127, 133, 141, 170, 172-3, 177, 178, 190, 198, 201, 206, 217, 224, 226, 238 e 244
　poder, 11, 57, 170, 181, 184, 217, 218, 223, 227 e 253
　por via vaginal, 32, 43, 45, 50, 52, 54, 56, 67-9, 74, 83, 86-90, 103-4, 107, 109, 113, 123, 126, 128-9, 144-5, 147, 152, 154, 156, 159, 168, 170, 173, 179, 183, 190, 216, 221, 252 e 286
　psiquismo, 150 e 225
　rito de passagem, 146, 215 e 222
　superação, 227
　vulnerabilidade, 222
Perguntas úteis, 201
Peridural: administração: ver também Dores, Parto, 148, 202 e 204
Perinatalidade4, 5, 8, 43, 129, 265, 280 e 284
Períneo, rompimentos, massagem do, episiotomia, 19, 35, 44, 60, 92, 125, 143, 177, 192, 196, 200, 202, 204, 209, 218, 226 e 246
Peso do bebê: no nascimento, estimativa durante a gestação, 115, 191 e 279
Placenta:
　acreta, 84
　descolamento, 84 e 106
　número de cesáreas, 84 e 90
　prévia, 72, 84, 263 e 264
Plano de parto, 169 e 188
Pneumonia, 83
Política de perinatalidade – aplicação: ver também MSSS, 50, 123, 200 e 253
Posição do bebê: ver também Descida do bebê no canal vaginal, 15, 105, 106, 107, 108, 113, 144, 155, 170, 177, e 194
Posições: de trabalho de parto, deitada, na vertical, na expulsão, 15, 17, 50, 79, 105, 192, 194-6, 200, 202 e 228
Posições oficiais em relação ao PNAC, 75-6
Pós-termomaturidade: ver também Termo, Indução artificial do trabalho de parto, 67, 129 e 178
Práticas prejudiciais, 244
Pré-eclampsia 106 e 116
Prematuridade: ver Prematuro, Preparação mental, 171-2
Prematuro, 16, 19, 34, 72, 73, 74, 84, 85, 94, 113, 116, 125, 129, 131, 202 e 230
Preparação física, 170-1
Problema respiratório, 9, 86, 90, 114 e 122
Processos judiciários: ver também Medo de processos, 53, 56, 57 e 78-9
Profissional: ver também Profissional de saúde, Cuidador
　apoio e atitude, 14, 55, 57, 126, 174, 175, 177, 195, 196, 218 e 226
Profissional de/da saúde: ver também Profissional, Cuidador, 14, 55, 57, 126, 174, 175, 177, 195, 196, 218 e 226
Projeto VBAC Vermont/New Hampshire, 127-9
Prolactina: ver também Hormônios, 83 e 263; 83, 87, 88, 90, 193, 199, 218, 220, 252, 263 e 286
Prolapso do cordão umbilical, 106, 198 e 210

ÍNDICE REMISSIVO ▪ 295

Prostaglandinas: Cytotec, gel de, 17, 52, 69-70, 71, 82, 88, 89, 119, 190, 199 e 248
Protocolos de um PNAC, 201-6

Quarisma, 39, 80, 180, 249, 251 e 260

Reações à cesárea: mãe, pai, bebê – ver também Cesárea – impacto psicológico, 83, 144-5, 151-2, 152-3, 160 e 181
Realização, 224-5
Recém-nascido, 47, 85, 86, 87, 88, 89, 100, 101, 150, 199, 201, 203, 205, 206, 209, 229 e 281
Recuperação 101, 102, 103, 121, 142, 144, 150, 161, 210 e 241
Recusa: de um PNAC, de cesárea, mulher, médico, hospital 32, 44, 54, 57, 76, 100, 123-4, 125-7, 129, 130, 173, 175, 206-07 e 254
Reino Unido 39, 48, 50, 68, 178 e 204
Relações sexuais: ver também Sexualidade 122, 220 e 222
Respeito nos cuidados de maternidade: ver também Carta..., 206 e 245
Restrições ao PNAC, 106-9
Revisão sistemática, 40, 71, 99, 193, 198, 203 e 281
Revisão uterina, 200-1
Risco:
  a curto prazo, 83 e 90
  alto, 74, 106, 110-11, 119, 203, 206, 219,
  baixo, 63, 78, 80, 109-11, 115, 197, 202 e 204
  classificação, 110-11
  clínico, 78
  comparação de, 38, 64, 66-7, 80, 84, 87, 146, 202-3 e 269
  cumulativo, 178
  da cesárea, capítulo 2
  do PNAC, capítulo 2
  fatores de, 14, 74, 87, 89, 102, 128-9, 150, 178, 253 e 259
  médico-legal, 79,
  moderado, 80, 86 e 110-11
  muito alto, 111
  muito baixo, 65, 80 e 111
  nível de, 67, 76, 120, 127-9 e 178,

Ritmo cardíaco do bebê: ver também Monitor fetal eletrônico, Auscultação intermitente, Fetoscópio, 203
Rito de passagem, 146, 215 e 222
Rompimentos, 200, 202 e 205
Rotação externa: ver também Apresentação pélvica, 38, 202 e 205
Rotinas: ver também Protocolos de um PNAC, Intervenções obstétricas, 201-6
Ruptura artificial das membranas: ver amniotomia, 180 e 197
Ruptura uterina:
  assintomática, 68
  risco de, 38, 65-6, 68-70, 73, 89-90, 110-12, 119, 121, 178, 190, 199, 206 e 259
  sinais, 89
  sintomática, 66, 89 e 206

Sangramento: ver também Hemorragia, 18, 67, 83, 89, 106, 199 e 263
Saúde:
  do bebê, 41, 46-7, 63, 65, 68, 70-1, 79-81, 84, 86-9, 89, 100, 102, 105-7, 128, 130, 132, 148, 154, 170, 181, 191, 193, 195 198, 202-5, 209, 264, 268 e 284
  da mãe (materna), 41, 46-7, 63, 65, 68-9, 80-4, 86, 89, 90, 102, 106, 195, 205, 226 e 262
Satisfação das mulheres: ver também Experiência das mulheres, 90, 171, 192, 237 e 275
Segmento uterino – espessura: ver também Incisão uterina, 66, 74, 89, 113, 128, 129 e 178
Segurança, 102, 103 e 224
Separação: da incisão, mãe-bebê – ver também Ruptura uterina, 38, 48, 65, 66, 67, 68, 69, 70, 73, 78, 80, 85, 89, 90, 110, 112, 116, 119, 121, 122, 128, 173, 178, 190, 199, 206 e 241
Síndrome de stress pós-traumático – ver também Trauma, 126 e 150-1
Sistema nervoso: lesões – ver também Cesárea – riscos para as gestações futuras, 171 Sistema Único de Saúde (SUS), 175
Situações:
  ligadas a minha gravidez atual, 115-6
  ligadas ao meu parto anterior, 111-3

ligadas às circunstâncias de meu PNAC, 116-8
ligadas às minhas características, 114-5
que podem influenciar o risco ou o PNAC, 102
Sofrimento fetal, 67, 105, 106, 113, 197, 203, 205, 210 e 268
Sonda de Foley (com balão), 70
Soro – ver Intravenosa, Beber durante o trabalho de parto, Oxitocina sintética, 193
Sucesso: taxa – fatores de, 111-8
Suécia, 48, 74, 87 e 225
Surfactante: ver também Problema respiratório, 9, 86, 90, 114 e 122
Suturas da incisão uterina, 73, 113, 128 e 178
Stress – ver também Adrenalina, Noradrenalina, Hormônios, 219
Syntocinon – ver também Aceleração do trabalho de parto, Indução artificial do trabalho de parto, 118-9, 127, 129, 137, 147, 153, 167, 171, 181, 190, 192, 194, 199, 202, 205, 219 e 250

Taxa:
cesárea, 31-3, 35-6, 39, 43, 47-57, 63, 78-9, 82-3, 86, 105, 106, 174, 176, 177, 204, 216 e 250
PNAC, 50-1, 53, 76, 85, 129 e 252
Técnica de sutura: duas camadas (dois planos), uma camada (um plano) ou monocamada, 73, 113, 128 e 178
Telemetria – MFE portátil, 203
Termo (da gestação), ultrapassado, antes do, 106
Three Rivers Community Hospital Tromboembolia: ver também Coágulo sanguíneo, 122, 241 e 262

Toque vaginal: ver também Exames vaginais, 199-200, 219, 231 e 232
Traçado não tranquilizador– ver também Ruptura uterina – sinais, 71 e 119
Transformação, 221-3
Trauma: ver também Síndrome de stress pós-traumático, SSPT, 126 e 150-1
Trabalho de parto:
aceleração do, 70-2
duração, 198, 107, 118, 124, 179, 181, 192, 198 e 248
espontâneo, 69, 87, 117, 171, 180 e 255
fase ativa, 119, 128, 205 e 257
fase de latência, 199 e 269
fisiologia, 41, 130, 171, 226 e 243
induzido, 43, 44, 71, 75, 117-9, 129 e 204
limites, 107, 198 e 248

Ultrassonografia: ver também Peso do bebê, 115, 116, 124, 132 e 191

Vácuo extrator, 38, 71, 122, 171, 177, 180, 181, 192, 196, 202 e 205
Vantagens
da cesárea, 121-2
de ter uma doula, 19, 179, 180, 182 e 201
do parto por via vaginal para a mãe, 121-2
do parto por via vaginal para o bebê, 121-2
do PNAC, 121-2 (está citado em muitos outros lugares, mas a tabela é bem explicativa)
Vínculo mãe-filho (ver também *bonding*), 141, 146, 153, 181-2, 222 e 226
Visualização: ver também Preparação mental, 171-2
Violência: ver também Maus-tratos, institucional, 41, 126 e 127
obstétrica, 41, 126 e 127